Christiane Bößel

# Small Town Dreams

*Verliebt in den Zwilling*

Rylee hat sich mit dem Schauspielstudium einen Traum erfüllt. Als sie am College den zurückhaltenden Tristan kennenlernt, fühlt sie sich vom ersten Moment an zu ihm hingezogen. Eines Abends flirtet er ungewöhnlich selbstbewusst mit ihr und die beiden landen im Bett. Doch beim nächsten Treffen in der Uni tut Tristan, als wäre nichts gewesen. Rylee ist verwirrt, hält sein Verhalten aber für eine Übung aus dem Schauspielunterricht. Was Sie nicht weiß: Tristan hat einen draufgängerischer Zwillingsbruder und sie hat die beiden verwechselt. Wie kann sie sicher sein, dass die beiden Brüder sie nicht hinters Licht führen?

CHRISTIANE BÖẞEL, geboren 1975, hat ursprünglich als Krankenschwester gearbeitet, bevor sie Germanistik und Philosophie studierte. Sobald sie alle Buchstaben konnte, fing sie an zu schreiben. Mit ihren Erzählungen hat sie mehrmals den Augsburger Poetry Slam und einen Schreibwettbewerb gewonnen und ist in verschiedenen Anthologien vertreten.

Seit 2014 schreibt sie Liebesromane und Fachbücher. Wenn sie nicht neue Geschichten erfindet, unterrichtet sie in der beruflichen Bildung Jugendliche und Erwachsene. Außerdem ist sie büchersüchtig, liebt Nudeln, ihren Garten und skurrile Bildunterschriften im Privatfernsehen. Sie lebt mit Mann, Sohn und zwei Katern als Landei in Bayern.

Christiane Bößel

# Small Town Dreams

Tristan & Rylee

FOREVER

Forever by Ullstein
forever.ullstein.de

MIX
Papier
FSC® C083411

Originalausgabe bei Forever
Forever ist ein Verlag der Ullstein Buchverlage GmbH, Berlin
September 2020 (1)


Umschlaggestaltung:
zero-media.net, München
Titelabbildung: © FinePic®
Innengestaltung: deblik Berlin
Gesetzt aus der Quadraat Pro powered by pepyrus.com
Druck- und Bindearbeiten: CPI books GmbH, Leck

ISBN 978-3-95818-567-8

# Juni

# Tristan

Mit zwei Plastikbehältern und einem Stapel Infomaterial über die Academy und das Studium lief ich zur Aula. Ich war spät dran, weil Morgan die Kuchen unbedingt noch frisch mit Puderzucker hatte bestäuben wollen. Meine Schwester hatte es sich nicht nehmen lassen, für die Bewerber zu backen. Bei meinem Vorsprechen damals hatte es lediglich lauwarmen Kaffee und altbackene Kekse aus der Großpackung gegeben.

Die Theatre Performance Academy lag etwas außerhalb von Minot, im Gebäude eines ehemaligen Ballettstudios. Erst vor zwei Jahren hatte die Acting Academy aus Bismarck einen Ableger in meiner Heimatstadt Minot eröffnet. Was fantastisch war, denn so konnte ich weiterhin zu Hause wohnen und musste nicht jeden Tag die zwei Stunden nach Bismarck pendeln.

In der Aula warteten bereits die ersten Bewerber sichtlich nervös auf ihr Vorsprechen. Heute fand die finale Runde für die Neustudenten statt. Wer es bis hierhin geschafft hatte, konnte sicher sein, dass er oder sie Talent hatte. Die Academy in Minot vergab pro Jahrgang nur zwanzig Plätze, und die wurden sorgfältig in mehreren Vorrunden aus Hunderten ausgewählt. Umso glücklicher und stolzer war ich, dass ich dazuzählte.

Die meisten bewarben sich landesweit an Dutzenden von Schauspiel- und Theaterschulen. Ich nur an dieser. Weggehen kam für mich nicht infrage. Ich konnte meine Familie nicht verlassen. Weil ich an ihr hing und mir nicht vorstellen konnte, ohne sie zu sein. Aber auch aus finanziellen Gründen, so bitter das war. Eine zusätzliche Wohnung konnten wir uns trotz Nates Unterstützung nicht leisten. Wäre ich nicht angenommen worden, hätte ich mich wie mein Bruder Donovan am Minot Community College eingeschrieben. Für Literatur oder Psychologie oder etwas in der Art. Aber nun lebte ich meinen Traum bereits im zweiten Jahr.

Auf der Junior High hatte ich meine Liebe zum Schauspielern entdeckt. Mehr aus Zufall, weil ich mich durch den Wahlkurs Theater von Moms Verschwinden hatte ablenken wollen. Seitdem kam ich nicht mehr davon los.

Ich erinnerte mich an meine unbeschreibliche Aufregung vor den einzelnen Bewerbungsrunden. Das Herzrasen, die schwitzenden und zitternden Hände, das Bauchgrummeln. Wie ich beinahe den Text vergessen hätte, obwohl ich ihn unzählige Male meiner Familie vorgetragen hatte, bis sie ihn selbst mitsprechen konnten.

Die Kuchen stellte ich auf einen der Tische, drapierte die Flyer und Infobroschüren daneben und begrüßte Carl, der mit mir heute zur Bewerberbetreuung eingeteilt war und die Kaffeemaschine befüllte.

»Wow! Du hast Kuchen«, sagte ein Mädchen.

Mit großen Augen strahlte sie mich an und musterte mich, als wäre ich selbst eine lebensgroße Torte.

Sie war etwa in meinem Alter, und – wenn ich sie mit einem einzigen Wort hätte beschreiben müssen – der Hammer. Vor allem ihr Lächeln.

»Ja, möchtest du welchen?« Ich deutete nacheinander auf die beiden Behälter, und sie nickte heftig. »Kürbis oder Apfel?«

»Beide bitte. Du kannst dir nicht vorstellen, wie dringend ich jetzt Kuchen brauche!« Sie seufzte theatralisch. »Ich bin die Nacht durchgefahren, um rechtzeitig hier zu sein. Kann sein, dass ich deswegen ein bisschen aufgedreht bin. Und vor allem hungrig, obwohl ich sonst nicht so die große Frühstückerin bin. Aber da ich nicht geschlafen habe, ist das hier ja quasi kein Frühstück. Gut, dass ich noch nicht dran bin. Auf der Liste bin ich erst die Fünfte.« Sie lachte. Hell und selbstbewusst und auf eine Art, die einen unwillkürlich selbst glücklich machte. »Und ich neige zum sinnlosen Plappern, wenn ich übermüdet bin. Hoffentlich nicht nachher auf der Bühne.« Wieder kicherte sie. »Also wundere dich nicht, wenn ich wie eine durchgeknallte Irre wirke. Das ist alles nur der Schlafmangel.« Sie wirkte tatsächlich ein wenig seltsam, aber auf positive Art. Normale Menschen gab es genug. Die, die anders waren, waren die wirklich interessanten.

»Woher kommst du denn, weil du so weit fahren musstest?«

Ich schnitt von beiden Kuchen ein dickes Stück ab, legte sie auf einen Pappteller und reichte ihn ihr. Sie nahm den Teller entgegen, roch mit geschlossenen Augen am Kuchen und stöhnte genüsslich.

»Riecht das lecker. Hast du die gebacken?«

Ich schüttelte den Kopf. »Meine Schwester.«

Sie schob sich ein Stück in den Mund und kaute. »Mmhh. Sag deiner Schwester, ihr Kuchen schmeckt himmlisch«, nuschelte sie mit vollem Mund.

Unwillkürlich mochte ich sie. Weil sie so unverkrampft und echt war. Abgesehen davon war sie verdammt hübsch. Auf unaufdringliche Art. Mit dunklen, ausdrucksstarken Augen in einem rundlichen Gesicht, einer kleinen Nase und vollen, glänzenden Lippen. Ihre schwarzen Haare mit dem kurzen Pony reichten ihr bis zu den Ohren, sodass ihr schlanker Hals gut zur Geltung kam.

Seit wann gefielen mir Hälse? Bisher hatte ich nie über Hälse nachgedacht.

Das Aussehen einer Frau war mir letztendlich egal. Mir ging es mehr um ihre Art. Das war nicht einfach ein Spruch, es war wirklich so. Ich hatte kein bestimmtes Beuteschema. Sie musste mich einfach faszinieren. Mit ihrem ganzen Wesen.

»Ach so, wegen deiner Frage vorhin«, sagte sie. »Wooster. Ich komme aus Wooster, Ohio. Kennt kein Mensch, also kein Problem, wenn du das noch nie gehört hast. Ist so ein kleines Kaff mit nicht mal dreißigtausend Einwohnern. Das hier«, sie machte eine ausladende Geste, »ist Großstadt dagegen.«

Minot als Großstadt zu bezeichnen, fand ich sehr gewagt.

»Ein Motelzimmer kann ich mir nicht leisten. Deswegen bin ich in einem Stück hierher.« Sie deutete meinen fragenden Blick richtig, denn sie fuhr fort: »Zwanzig Stunden. Einmal habe ich auf einem Rastplatz ein paar Stunden geschlafen. Meine Mom ist nicht sehr begeistert, dass ich ganz allein so weit fahre. Aber ...« Sie zuckte die Schultern, beendete den Satz jedoch nicht. Stattdessen aß sie ihr zweites Stück Kuchen und pickte anschließend die letzten Krümel mit angefeuchtetem Finger auf. Ich sah ihr zu, wie sie schweigend den Apfelkuchen genoss und den Finger anschließend ableckte. »Jetzt habe ich Durst. Gibt's auch Tee? Oder habt ihr nur Kaffee?«

»Carl, haben wir Tee?«, rief ich über die Schulter.

»Yepp«, gab er zurück und zeigte auf eine Thermoskanne.

Ich goss einen Becher voll und schob ihn über den Tisch.

»Danke!« Sie hielt im Greifen inne und sah mich fragend an. »Wie heißt du eigentlich?«

»Tristan.«

»Tristan? Wie der von Isolde?«

»Ich bezweifle, dass meine Eltern daran dachten, als sie mir den Namen gegeben haben.« Erstaunlich, dass sie *Tristan und Isolde* überhaupt kannte. Nicht einmal bei Theaterstudenten war das selbstverständlich. Was ich nicht verstehen konnte. Wenn man Theater studierte, musste man sich mit klassischen Dramen befassen oder sich wenigstens dafür interessieren und sein Wissen erweitern. Aber mit dieser Meinung stand ich oft allein da. Vielen Kommilitonen ging es mehr um Ruhm und Erfolg, denn natürlich studierten hier ausschließlich spätere Hollywoodstars und Oscargewinner. Zugegeben, die Hoffnung, irgendwann vom Schauspielern gut leben zu können, teilte ich. Trotzdem versuchte ich, realistisch zu bleiben.

»Ich bin Rylee. Meine Mom hat schon an eine bestimmte Person gedacht«, erwiderte sie, verriet aber nicht, welche Person das war.

Wieder lächelten wir uns an.

»Was hast du vorbereitet?«, fragte ich sie, während sie an ihrem Tee nippte. Offenbar schmeckte er nicht, denn sie verzog das Gesicht und stellte den Becher zurück auf den Tisch.

»Als etwas Modernes eine Szene aus *Twilight*.« Sie nickte und grinste. »Ich weiß, nicht gerade Autorenkino oder hohe Literatur. Wahrscheinlich wollen sie, dass wir uns etwas von den Großen aussuchen. Und eher Theater als Film.« Sie zuckte die Schultern. »Aber hey, ich bin jung. Warum dann nicht etwas zeigen, was zu mir und zu potenziellen Rollen passt? Siehst du mich etwa als Mutter Courage oder so?«

»Mutig«, gab ich zurück. Aber im Grunde war das eine gute Idee. Im Bewerberverfahren musste man auffallen. Talent half nichts, wenn man nicht in irgendeiner Weise aus der Masse herausstach. Durch Aussehen mit Wiedererkennungswert, eine ungewöhnliche Stimme, Charisma oder eben unkonventionelle Stückeauswahl. »Und klassisch?«

»Eine Szene aus dem *Sommernachtstraum*. Puck natürlich. Ich liebe den kleinen Kerl einfach.«

»*Sommernachtstraum*? Das ist mein Lieblingsstück!«, rief ich so laut, dass Carl sich umdrehte. Das sagte ich nicht nur, um ihr zu gefallen. Auf der Highschool hatte ich auch den Puck gespielt und war seitdem glühender Shakespeare-Fan.

»Schon klar. Bei Shakespeare wurden alle Rollen ausschließlich von Männern gespielt. Auch die Frauenrollen. Und Wesen wie Puck. Und garantiert auch nicht von Halbasiaten. Die haben höchstens hinter der Bühne geputzt.« Wieder lachte sie, ihre Haare wippten hin und her und umspielten ihre feinen Gesichtszüge. »Aber Konventionen sind langweilig.« Plötzlich huschte ein besorgter Ausdruck über ihr Gesicht. »Ich hoffe trotzdem, ich habe mich nicht verkalkuliert.« Sie seufzte. »Ich wäre so gern hier. An den anderen Schulen habe ich nämlich genau das performt, was sie erwarten. Und hat es geklappt?«

Vermutlich nicht, wenn sie das schon so betonte.

»Nein, hat es nicht«, beantwortete sie selbst ihre Frage. »Minot ist meine letzte Chance.« Sie kaute auf ihrer Lippe herum und sah mich an. »Klingt dramatisch, ich weiß. Aber einen Plan B habe ich nicht.«

Wir schwiegen und sahen einer deutlich älteren Frau hinterher, die weinend an uns vorbeirannte. War wohl nicht so gut gelaufen bei ihr. Rylee ließ sich jedoch davon nicht beeindrucken oder es sich zumindest nicht anmerken. Sie hängte sich ihre Tasche über die Schulter und lächelte wieder. Nach diesem Lächeln konnte man süchtig werden.

»Ich mache mich dann mal fertig und bereite mich vor. Danke für die Stärkung! Bist du nachher noch hier?«

Ich nickte. »Ja, bis alle durch sind.«

»Sehr gut. Dann sehen wir uns noch.« Sie drehte sich um.

»Soll ich dir später die Stadt zeigen? Oder dich auf einen Tee einladen, der auch schmeckt?«, fragte ich schnell, bevor sie verschwand. Und bevor mich der Mut verließ. Was Frauen anging war ich kein Draufgänger. Es dauerte meist ewig, bis ich mich traute, jemanden nach einem Date zu fragen. Geschweige denn weiterzugehen. Meine One-Night-Stands konnte ich an einer Hand abzählen. Mit zwei Fingern. »Leider muss ich danach gleich wieder zurück. Ich habe in dem Blumenladen, in dem ich arbeite, nicht so lange freibekommen.« Sie sah ehrlich enttäuscht aus, was mich unwillkürlich freute und mein Herz dazu brachte, plötzlich doppelt so schnell zu schlagen. »Aber falls ich genommen werde, holen wir das nach. Versprochen.«

»*Wenn* du genommen wirst, nicht *falls*«, verbesserte ich sie. Sie strahlte, holte tief Luft, straffte die Schultern und lief dann zu den Waschräumen.

Eine halbe Stunde später kam sie in den geforderten schwarzen Klamotten zurück. Die Academy bestand darauf, dass jeder Bewerber ausschließlich Schwarz trug, damit man sich komplett auf die Performance konzentrieren konnte und nicht von der Kleidung oder zu viel Haut abgelenkt wurde. Wirkliche Ausstrahlung zeigte sich ohnehin immer, egal, wie jemand auftrat. Wie bei Rylee. Ich fragte mich, nach wem ihre Mom sie wohl benannt hatte. Mir fiel keine berühmte Rylee ein.

Mittlerweile war sie nun doch sichtlich nervös. Ihre Stirn gefurcht, sie kaute auf den Fingernägeln, lief unruhig hin und her und redete leise vor sich hin. Vermutlich ging sie ihren Text noch einmal durch. Den Kuchen, den ich ihr anbot, lehnte sie diesmal ab.

»Mir ist schlecht«, jammerte sie. Tatsächlich war sie etwas blass. »Was, wenn ich es vergeige?«

Ich musste mich beherrschen, sie nicht in den Arm zu nehmen und zu trösten, weil sie mir so leidtat. Aber da mussten wir alle durch. Ich selbst hatte vor meinem Vorsprechen tagelang nicht geschlafen und mir fast in die Hosen gemacht vor Angst. Nate hatte mir an dem Tag eine Dosis seiner CBD-Tropfen gegeben. Keine Ahnung, ob es wirklich oder lediglich placebomäßig geholfen hatte, aber auf jeden Fall hatte ich meinen Text fehlerfrei und ohne spontane Ohnmachtsanfälle performen können.

»Rylee Chung?«, rief eines der Jurymitglieder und blickte suchend in die Runde der Wartenden.

»Das bin ich«, gab Rylee mit fester Stimme zurück und meldete sich. Aber ich hörte das leichte Zittern darin. Sie streckte sich, hob das Kinn, atmete tief ein und aus. »Wünsch mir Glück«, flüsterte sie mir zu.

»Viel Glück und toi, toi, toi!«

Sie lächelte gequält. Ich verzichtete darauf, ihr über die Schulter zu spucken, und setzte Donovans Womanizer-Lächeln auf. Es funktionierte, denn sie entspannte sich und folgte Mrs Quentin in den Bühnenraum.

Seltsam nervös wartete ich an meinem Tisch, schenkte Kaffee aus, verteilte Kuchen und Flyer, informierte Interessenten über den Ablauf des Studiums, über Minot, die Schüler und Dozenten. Ganz bei der Sache war ich allerdings nicht, weil ich die ganze Zeit daran denken musste, wie Rylee sich wohl schlug. Eigentlich war ich niemand, der sich auf den ersten Blick verknallte oder nach wenigen Sekunden wusste, ob er mit jemandem Sex haben wollte oder nicht. Aber Rylee hatte etwas, das mich anzog. Ich war neugierig. Auf sie. Auf ihr Leben. Auf ihre Art zu performen. Auf der Bühne und in der Realität.

Die Zeit verging unendlich langsam, bis Rylee endlich fertig war. Plötzlich wurde die Tür aufgerissen, und sie stürmte strahlend heraus, direkt auf mich zu.

»Es war großartig, Tristan. So unglaublich!«, rief sie.

Ein paar Köpfe drehten sich zu ihr, in den Gesichtern die verschiedensten Emotionen.

Lachend rannte sie um den Tisch herum und umarmte mich stürmisch.

Und dann küsste sie mich.

Sicher nur spontan aus dem Überschwang heraus, nicht weil sie mich mochte. Aber das minderte den Kuss und was er in mir auslöste, nicht. Ich war so überrascht von ihrem Überfall, dass ich zuerst nicht reagierte. Aber ihre Lippen waren so weich, ihr Körper schmiegte sich so wunderbar an meinen, dass sich mein Gehirn verabschiedete und mein Körper die Kontrolle übernahm. Ich schlang meine Arme um sie, zog sie fest an mich und erwiderte ihren Kuss. Presste meinen Mund auf ihren. Sie keuchte leise auf. Innerhalb kurzer Zeit wurde aus einem harmlosen Freudenkuss etwas, das ich nicht beschreiben konnte. Ihre Lippen bewegten sich in einer Mischung aus sanft und leidenschaftlich an meinen, sie gab einen leisen Laut von sich, der mir durch und durch ging. Ob aus Überraschung oder aus Erregung konnte ich nicht unterscheiden, und es spielte auch keine Rolle. Wir drängten uns aneinander, ihre Finger vergruben sich in meinem Haar, strichen über meinen Nacken. Obwohl ihr nicht entgangen sein konnte, wie ich hart wurde, stoppte sie weder sich noch mich. Tastete sich mit ihrer Zungenspitze vor, bis sie meine traf. Mit einer Hand griff ich ihren kleinen, festen Po und presste sie an meinen Unterleib, mit der anderen fuhr ich ihren Rücken hinauf, stoppte erst zwischen ihren Schulterblättern. Ihr Herz pochte gegen meins, ihr Atem ging so schnell wie meiner. Erst als Applaus und Johlen und zweideutige Kommentare in meinen Nebel drangen, registrierte ich, dass ich gerade in der Öffentlichkeit ungeniert mit einer Fremden knutschte. Pornofilmknutschen inklusive wildem Gefummel, kein sittsames Freundschaftsküssen.

Atemlos lösten wir uns voneinander. Doch anstatt sich zu schämen oder peinlich berührt zu sein oder wenigstens verlegen, grinste Rylee und verbeugte sich vor der Menge als hätten wir einen Bilderbuch-Theaterkuss präsentiert. Aber das war es nicht gewesen. Was unbedarft begonnen hatte, hatte sich zu etwas Echtem gewandelt. Mit wirklicher Lust und unleugbarer Erregung. Auf der Bühne oder beim Proben bekam ich keinen Ständer. Das lag allein an ihr.

Rylee wirkte aufgeräumt und fröhlich. Ich im Gegensatz stand immer noch verwirrt da und versuchte, meinen Penis unauffällig so zu richten, damit nicht jeder sofort sah, wie bedürftig er und ich waren.

Okay, wir hatten uns geküsst. Menschen machten das ständig. Auch einfach so. Gingen sogar miteinander ins Bett, ohne dass es etwas bedeutete. Aber ich tat das normalerweise nicht. Ich küsste und schlief nur mit Frauen, die mir etwas bedeuteten. Mit denen ich zusammen war.

Aber der Kuss war ja auch nicht von mir ausgegangen. Er hatte sich so ergeben. Ich sollte keine große Sache daraus machen. Ein Kuss, wenn auch ein verdammt genialer, sagte gar nichts. Weder, dass wir ein Paar waren oder wurden, noch, dass das irgendeiner von uns beiden wollte. Oder dass mehr darauf folgen musste. Vielleicht sahen wir uns ohnehin nie wieder.

Das Problem war: Der Kuss hatte sich nicht nach nichts angefühlt.

Sondern nach allem.

Bevor ich auch nur einen vernünftigen Satz denken, geschweige denn formulieren konnte, küsste sie mich auf die

Wange, nahm ihre Tasche, winkte mir zu, drehte sich mit einem »Vielleicht bis September« auf den Lippen um und verschwand.

# September

# Rylee

»Ein Einzelzimmer wäre mir lieber«, sagte ich zu meiner Mom, als wir im Lift zu meinem neuen Zuhause standen. Schon von außen wirkte das Gebäude ziemlich heruntergekommen, und innen war es leider auch nicht besser. Mit Sicherheit gab es bessere Wohnheime in Minot. Welche, in denen ich nicht zehn Stockwerke in einem winzigen, dafür umso mehr stinkenden Aufzug hochfahren musste. Wenn irgend möglich nahm ich die Treppe, weil ich Aufzugfahren hasste. Aber ich konnte ja schlecht meine Koffer und Kisten mit Klamotten, Büchern und dem anderen Kram zu Fuß hier hochschleppen. Erst recht nicht mit meiner Mom, die in etwa so groß und stark war wie ein Katzenbaby.

Das machte mein Erzeuger sicher absichtlich. Schließlich wusste er von meiner Angst vor Fahrstühlen. Vorausgesetzt er hatte auch nur einen einzigen der Millionen Briefe meiner Mom, in denen sie von mir und meiner Entwicklung erzählte, gelesen.

»Du solltest dankbar für das sein, was du bekommst, statt Ansprüche zu stellen«, ermahnte mich Mom. »Wir sind glücklich, dass dein Dad die Studiengebühren und das Wohnheim bezahlt. Du weißt, ich könnte dir das nicht ermöglichen.«

Natürlich wusste ich das. Umso schlimmer, dass ich auf das Geld dieses Mannes angewiesen war. Zumindest wenn ich meinen Traum, Schauspielerin zu werden, verwirklichen wollte.

»Er ist nicht mein Dad, Umma.« Normalerweise nannte ich meine Mom *Mom*. Das koreanische Wort für *Mama* verwendete ich nur selten. Ich war Amerikanerin, hier geboren und aufgewachsen, Englisch war meine Muttersprache. Aber Mom liebte es, wenn ich Koreanisch mit ihr sprach. »Dads kümmern sich um ihre Kinder. Er ist lediglich mein Erzeuger. Ich bin ihm völlig egal.«

»Trotzdem finanziert er dein Leben. Ohne ihn wärst du jetzt nicht hier. Und außerdem bist du ihm nicht völlig egal.«

Aha. Warum meldete er sich dann nie? Oder versuchte, eine Bindung zu mir aufzubauen?

»Ohne *dich* wäre ich nicht hier. *Du* hast Tag und Nacht gearbeitet, um uns durchzubringen und noch nebenbei was fürs College zurückzulegen. Damit ich meinen Traum leben kann. *Du* musstest Opfer bringen. Nicht er. Er hat dich geschwängert, also ist es seine Pflicht, dafür geradezustehen. Vor allem nachdem er dich so hängen gelassen hat.«

Sie senkte den Kopf. »Nenn ihn bitte nicht Erzeuger. Er ist dein Vater. Er ist ein guter Mann. Er liebt dich«, sagte sie leise auf Koreanisch.

Nein, tat er nicht. Es war mir ein Rätsel, wie Mom ihn immer noch verteidigen konnte.

Als sie und mein sogenannter Vater sich kennengelernt hatten, war Mom gerade achtzehn geworden und erst wenige Wochen in den USA gewesen. Dort arbeitete sie als Kindermädchen und Haushaltshilfe beim Bruder meines späteren Erzeugers. Kurz darauf war Mom schwanger geworden, worauf er sich aus dem Staub gemacht hatte.

Seitdem hatte ich ihn genau dreimal gesehen. Beziehungsweise er mich. An das erste Mal kurz nach meiner Geburt konnte ich mich nicht erinnern. Auf jedes einzelne Treffen hätte ich verzichten können, denn er machte keinen Hehl daraus, dass er mich nur als eine Komplikation sah, die beim Sex entstanden war. Nur Mom bemerkte das nicht. Oder wollte es nicht wahrhaben. Allerdings war ich froh, dass er erstaunlicherweise zugestimmt hatte, mein Studium zu bezahlen. Meine Mom hatte ihn in einem langen Brief quasi angebettelt, die Gebühren an der Theatre Performance Academy zu übernehmen. Natürlich tat er es nur unter seinen Bedingungen. Und dazu gehörte, dass er meine Unterbringung organisierte. Möglichst billig und lieblos. Eben genauso, wie er mich schon mein Leben lang behandelt hatte.

Obwohl Mom und er nie offiziell eine Beziehung geführt hatten, vergötterte sie diesen Mann immer noch. In Erinnerung an ihn hatte sie mich Rylee genannt. So hieß er nämlich mit Nachnamen. Gunner Rylee. Ich deswegen also Rylee Chung.

Ich sah auf meine Mom herunter, die wie so oft, wenn sie von Mister Fantastic Gunner Rylee sprach, Tränen in den Augen hatte. Sie tat mir leid, weil sie nicht von ihm loskam. Dabei war sie nur ein Objekt gewesen, an dem er sich befriedigen konnte. Allerdings gab sie sich auch keine Mühe, ihn endlich zu vergessen.

Eine der wenigen Sachen, die mir mein Namensvetter und biologischer Vater vererbt hatte, war die Größe. Ich hatte zwar vom Aussehen her ansonsten eindeutig asiatische Gene, war aber deutlich größer als meine Mom und die meisten anderen Südkoreaner. Aber neben meiner Zwergenmom wirkten alle wie Riesen.

»Und es war kein Opfer, mich um dich zu kümmern. Es war ein Vergnügen. Ist es immer noch«, betonte sie.

Ich zweifelte stark an der Vergnüglichkeit, allein ein ungeplantes Kind großzuziehen, pausenlos in den furchtbarsten Jobs zu arbeiten und der großen Liebe hinterherzutrauern. Trotzdem erinnerte ich mich an eine schöne Kindheit, in die bedingungslose und grenzenlose Liebe meiner Umma gehüllt. Der Abschied von ihr und meinem alten Leben in Ohio fiel mir schwer. Ebenso wie ihr.

Mit einem Ruckeln hielt der Lift im zehnten Stock und gab uns wieder frei. Sobald der Umzug vorüber war, würde ich nur noch laufen. Scheiß auf zehn Stockwerke. Treppensteigen machte wenigstens einen knackigen Hintern. So sparte ich mir das Fitnessstudio. In dieses müffelnde, enge Ding würde ich so schnell nicht mehr einsteigen.

Das Jahr nach meinem Abschluss hatte ich mir zum Arbeiten und für die Bewerbungen an den Acting Schools freigenommen. Mit dem Geld von meinem Erzeuger, dem Ersparten von Mom und dem, was ich selbst verdient hatte, konnte ich eine Zeit lang leben. Nicht ausschweifend, aber wenn ich sparte, kam ich ohne Nebenjob zurecht und konnte mich aufs Studium konzentrieren. Extras wie Fitnessstudio waren allerdings nicht drin.

Vier Koffer, einen Rucksack, zwei Mülltüten und gefühlt tausend Kisten schleppten wir bis ans Ende des dunklen Wohnheimflurs. 10G, das war mein Zimmer. Hoffentlich war meine Mitbewohnerin nett. Und rauchte nicht. Ich konnte vieles ertragen. Selbst Schweißgeruch. Aber Rauch ging gar nicht.

Von drinnen drangen Fernsehgeräusche. Vielleicht auch ein Radio. Mehrere Leute redeten durcheinander, ich hörte Gelächter, gefolgt von Klatschen. Ich klopfte, aber weil niemand öffnete, ging ich einfach hinein. Schließlich war das ab sofort auch mein Zuhause.

Zwar roch es nicht nach Rauch, weder nach altem noch nach frischem, dafür nach Parfüm und Haarspray, was nicht viel besser war. Eine Talkshow lief auf einem Laptop auf voller Lautstärke, aber niemand schaute sie sich an.

Ein wenig verlegen und planlos standen Mom und ich im Zimmer herum. Eins der Betten war eindeutig benutzt, die rosa geblümte Bettwäsche zerwühlt, High Heels lagen davor, mehrere T-Shirts und Blusen (alle in verschiedenen Rosatönen) und ultrakurze Röcke in Weiß, Grau und einem weiteren Rosa waren auf dem Bett und dem Boden verteilt. Die Wände waren mit Fotos und Herzchen-Lichterketten dekoriert.

Eine Tür öffnete sich, und eine Wolke aus Dampf und Duschgelgeruch wehte heraus. Das war also das Badezimmer. Ein Mensch folgte, vermutlich meine Mitbewohnerin. Sie trug einen weiß-rosa karierten Bademantel, die Haare waren in einem Handtuch zu einem Turban gewickelt. Als sie uns entdeckte, erschrak sie so, dass sie kreischte und einen Satz nach hinten machte.

»Oh mein Gott!«, keuchte sie. »Was macht ihr denn da?«

Ich streckte meine Hand aus und trat einen Schritt auf sie zu. »Hi, ich bin Rylee. Deine neue Mitbewohnerin.«

Sie ignorierte meine Hand und mein Lächeln, sah mich skeptisch an und nickte leicht.

»Ach ja, die Wohnheimleitung hat erwähnt, dass jemand Neues einzieht.« Sie wirkte nicht glücklich über diesen Umstand. »Ich hoffe, du schnarchst nicht.«

Ich schüttelte den Kopf. »Nicht, dass ich wüsste.«

Mit hochgezogenen Augenbrauen musterte sie mich von oben bis unten. »Sind deine Klamotten aus der Altkleidersammlung?«

Sie merkte gar nicht, dass sie mich beleidigt hatte. Die meisten meiner Sachen hatte ich selbst genäht und designt. Ich liebte es, auf Flohmärkten oder in Secondhandläden nach Stoffen oder alter Kleidung zu stöbern und daraus Neues zu kreieren. Meine heutige Hose mit riesigen orangen und gelben Blumen hatte ursprünglich als Vorhang gedient, schätzungsweise irgendwann in den Siebzigern des letzten Jahrhunderts. Dazu trug ich eine weiße Bluse mit Spitzenkragen, die unsere Nachbarin in Wooster hatte entsorgen wollen. Textilrettung sozusagen. Ich sparte mir damit nicht nur eine Menge Geld, weil ich kaum etwas Neues kaufte. Es war mein Stil. Normal konnte jeder. Wem das nicht passte, der hatte eben Pech. Wie das Mädchen vor mir, das mich immer noch abschätzig musterte. Obwohl es mir schwerfiel, Gesichter zu lesen, stand in dem meiner Mitbewohnerin deutlich, was sie von mir hielt.

»Ich bin Miss Chung«, stellte sich meine Mom vor. »Rylees Mutter. Und Ihr Name?«

»Cassidy«, sagte die Angesprochene mit spitzen Lippen, aber freundlicher als eben noch. Offenbar war sie höflich genug, sich gegenüber Erwachsenen weniger abweisend zu verhalten.

Ohne weitere Worte ging sie zu ihrem Bett, schlüpfte aus dem Morgenmantel, ließ ihn hinter sich auf den Boden gleiten und stand splitternackt mit dem Rücken zu uns. Moms Wangen verfärbten sich rot, und sie wandte scheu den Kopf ab. Mit Freizügigkeit konnte Mom nicht gut umgehen.

Aus dem Nichts heraus kam mir Tristan wieder in den Sinn. Seit unserem Kennenlernen bei der finalen Auswahlrunde musste ich immer wieder an ihn denken. An seine Lippen auf meinen. Seine blauen Augen und seinen perfekten Körper. Ich freute mich darauf, ihn an der Academy wiederzusehen. Keine Ahnung, warum ich ihn geküsst hatte. Ich hatte es aus einem spontanen Impuls getan, der Freude über das gelungene Vorsprechen geschuldet. Außerdem war Tristan heiß. Da konnte man schon mal die Fassung verlieren. Schließlich war ich auch nur ein Mensch. Wenn ich nicht sofort wieder hätte abreisen müssen, hätte unser Abend vielleicht anders geendet. Nicht zwingend mit Sex, auch wenn ich nichts dagegen gehabt hätte. Ich war nicht so prüde wie meine Mom. Aber wenigstens mit einem Date.

Cassidy zog sich einen winzigen Slip in weißer Spitze und einen passenden BH an und entschied sich dann aus dem Haufen auf ihrem Bett für den weißen Minirock und ein pinkes, bauchfreies Shirt. Am Schluss schlüpfte sie in ihre High Heels, zog das Handtuch herunter und kämmte ihr Haar hingebungsvoll aus. Sie schüttelte ihren Kopf und beugte sich nach unten, knetete Volumen hinein und warf ihre Haare lasziv wieder nach hinten. Sie wirkte wie eine Figur von einem Werbeplakat. Mal sehen, wie sich unser Verhältnis entwickeln würde. Ich war niemand, der Personen nach ein paar Minuten in eine Schublade steckte. Ich hasste das. Meist bekam ich von Fremden den Stempel »extravagant und exotisch«. Dabei war ich nichts davon. Ich war ich. Rylee Chung, neunzehn, mit eigenem Kleidungsgeschmack und festen Vorstellungen vom Leben. Dass manche meine Augen als exotisch betrachteten, nervte mich. Ich kam mir dann vor wie ein Suchbegriff auf einer Pornoseite.

Kurz verschwand Cassidy noch einmal im Bad. Dann kam sie perfekt geschminkt wieder heraus, nahm ihre Handtasche und stöckelte zur Tür.

»Cassidy?«, rief ich ihr hinterher, als sie schon fast draußen war. Sie stoppte und kräuselte ihre kleine Nase. »Ich freue mich darauf, dich kennenzulernen.«

Ein Ausdruck huschte über ihr Gesicht, den ich als Überraschung interpretierte. Und dann lächelte sie tatsächlich.

# Tristan

Ich ließ meine Sporttasche irgendwo im Chaos und mich rückwärts auf mein Bett fallen. Mit einem innerlichen Seufzen schloss ich die Augen, grinste und breitete die Arme aus.

Mein erstes eigenes Zimmer. Seit unserer Geburt hatten Donovan und ich uns eins teilen müssen. Was die meiste Zeit okay gewesen war, schließlich war er mein Bruder. Natürlich liebte ich ihn, aber in vielen Dingen war Donovan das genaue Gegenteil von mir, was das Zusammenleben oft schwierig machte. Zum Beispiel, weil er ständig neue Mädchen am Start hatte und mir seine Dates bis ins kleinste sexuelle Detail erzählte. Obwohl er wusste, dass ich darüber nichts hören wollte. Ihm war das egal, er tat es trotzdem. Nicht, weil er damit prahlen wollte. Er hatte schlichtweg ein großes Mitteilungsbedürfnis. Bereits als Kleinkind war er der ganzen Familie mit seinem ewigen Gerede und Herumgezappel auf die Nerven gegangen.

Wenigstens hatte er keinen Sex, wenn ich mit im Raum lag. Gelegen hatte. Vergangenheitsform. Endlich Privatsphäre. Bisher war die uns nur vergönnt gewesen, wenn Parker oder Morgan auswärts schliefen und Donovan oder ich dann deren Zimmer benutzen konnten. Zweiteres passierte allerdings selten. Weil Morgan immer noch davon überzeugt war, dass sie auf uns aufpassen musste. Nach Moms Verschwinden hatte Morgan die Rolle der Ersatzmom übernommen und schmiss seitdem den Haushalt und versorgte uns Geschwister und Dad. Und seit ein paar Jahren auch ihren Freund Nate. Oft übertrieb sie es allerdings mit ihrem Bemuttern. Sie vergaß gern, dass Donovan und ich mittlerweile bereits zwanzig waren und Parker achtzehn.

Ich öffnete meine Lider, verschränkte die Hände im Nacken und betrachtete die Zimmerdecke. Vor ein paar Tagen hatte ich sie in einem hellen Grau gestrichen, die Wände in einem dunkleren. Einen passenden Teppich für vor dem Bett wollte ich mir die nächsten Tage besorgen.

»Das Bett ist doch noch nicht bezogen, Tristan. Das ist unhygienisch«, sagte Morgan. Wo kam die denn auf einmal her? Hoffentlich klopfte sie in Zukunft an.

»Mir egal«, brummelte ich und grinste vor mich hin. Ich hätte sogar in Stroh geschlafen. Hauptsache endlich allein.

Morgan stellte einen Wäschekorb mit Klamotten und Büchern auf den Boden und setzte sich dann zu mir auf die Matratze. Lächelnd sah sie mich an, strich mir wie früher über den Kopf und küsste mich auf die Stirn. Ihr Blick weich und liebevoll, wie immer, wenn sie sich einem von uns widmete. Selbst wenn sie mit uns schimpfte, merkte man, wie sehr sie uns liebte. Und wie sehr sie wollte, dass wir glücklich waren.

Ich rutschte ein Stück zur Seite, und Morgan verstand mein stummes Angebot und legte sich neben mich.

»Shiva hätte es hier gefallen. Vor allem der große Garten.« Sie seufzte. Unsere Katze Shiva war vor ein paar Monaten im stolzen Katzengreisenalter von zweiundzwanzig Jahren gestorben. Wir vermissten sie alle sehr. »Es ist so schön, dass ihr alle hier mit eingezogen seid. Das ist nicht selbstverständlich«, sagte sie leise.

Sie drehte sich auf die Seite und schob ihre Hände unter die Wangen. Ich rollte mich ebenfalls herum, setzte mein bestes Kleiner-Bruder-Lächeln auf und stopfte mir ein Kissen unter den Kopf. Sie hatte recht. Selbstverständlich war es tatsächlich nicht. Viele in meinem Alter wollten so schnell wie möglich von zu Hause weg. Ich nicht. Donovan auch nicht. Darin waren wir uns ausnahmsweise einmal einig.

Ich hob die Augenbrauen. »Das muss man doch ausnutzen, wenn man kostenlos wohnen kann. Außerdem: Du und Nate allein in dem großen Haus, das geht gar nicht.«

Mit dem Fuß stieß sie gegen mein Schienbein. »Quatschkopf.« Sie schmunzelte. »Nate hat das Haus für uns alle gekauft. Weil er wollte, dass wir zusammenbleiben können. Ihr seid ihm wichtig. Er wusste von Anfang an, dass es mich nur als Familie gibt.«

»Ich weiß.«

Sie nahm meine Hand und drückte sie leicht, strich mit dem Daumen über meine Knöchel. »Ich wünsche dir so sehr, dass du als Schauspieler mal so erfolgreich wirst wie Nate als Schriftsteller. Mindestens.«

Seine Tantiemen hatten uns dieses Haus eingebracht. Ich gönnte es ihm, denn es gab genug andere Dinge in seinem Leben, die nicht glattliefen. Und er hatte für seinen Erfolg hart gearbeitet.

Wie aufs Stichwort betrat Nate mit einem weiteren Karton mein Zimmer. Er sah müde aus, humpelte mehr als sonst, und selbst vom Bett aus konnte ich erkennen, wie seine schlimme Hand zitterte und dass er Mühe hatte, den Karton zu halten. Wahrscheinlich übernahm er sich mal wieder und würde es die nächsten Tage ausbaden müssen. Aber er war erwachsen. Und stur wie sonst niemand, den ich kannte. Deswegen ließen wir ihn alle.

»Wo soll das hin?«, fragte er. Auch an seiner verwaschenen

Stimme merkte man seine Erschöpfung. Morgan verzog besorgt die Lippen, hielt sich aber mit Ratschlägen oder Kommentaren zu seinem Gesundheitszustand zurück. Stattdessen rappelte sie sich auf, strich ihre Kleidung glatt und band sich den Zopf neu. Ihre typischen Übersprungshandlungen, um ihren Freund nicht doch noch zu bemuttern.

Ich setzte mich ebenfalls auf und wedelte mit der Hand ins Zimmer hinein. »Irgendwohin, wo Platz ist. Ich weiß noch nicht, wo alles hinkommt.«

Ganz stimmte das nicht. Natürlich hatte ich mir Gedanken gemacht, wie ich mein Zimmer einrichten wollte. Aber das wollte ich allein umsetzen.

Nate stellte die Kiste auf den Schreibtisch am Fenster und lehnte sich dann laut ausschnaufend dagegen. Kurz schloss er die Augen und gähnte, rieb sich übers Gesicht und streckte sich. Ich hörte ein leises Knacken und ein unterdrücktes Ächzen.

»Nur noch ein paar Kisten, dann ist der Lkw leer. Morgen noch die Sachen aus meiner Wohnung, und dann sind wir endlich fertig. Und alle zusammen. Hat ja lange genug gedauert.«

Morgan und Nate hatten die letzten Jahre die meiste Zeit bei uns gelebt. Aber unser altes Haus war schlichtweg zu klein für sechs Erwachsene.

Morgan eilte zu Nate, trat zwischen seine Beine und kuschelte sich an ihn. Sofort schlang er die Arme um sie und küsste sie auf den Kopf. So verharrten sie eine Weile. Ein perfektes Bild von Liebe und Harmonie. Ich wünschte, ich würde so etwas auch irgendwann erleben.

Dad und Donovan kamen dazu, jeder mit einem Möbelstück in den Händen. Donovan trug meinen Schreibtischstuhl, Dad zwei Schubladen meiner Kommode. Parker folgte nur wenige Schritte dahinter mit einer weiteren Schublade. Damit waren wir komplett, und mein eigentlich großzügiges Zimmer wirkte auf einmal sehr eng.

»Ich dachte, ich habe hier im neuen Haus endlich meine Ruhe«, jammerte ich.

Donovan setzte den Stuhl ab und kickte ihn mit dem Fuß weg, sodass er zum Schreibtisch rollte und dagegenknallte, nur wenige Zentimeter von Nate und Morgan entfernt.

»Falsch gedacht, Brudi«, erwiderte er ungerührt, nahm Anlauf und schmiss sich neben mich aufs Bett. Ich hasste es, wenn er mich so nannte. Ich war doch keine acht. Aber genau deswegen machte er es, nämlich um mich zu ärgern. Ohne zu fragen, griff er sich mein Kissen, drapierte es am Kopfende und fläzte sich mit übergeschlagenen Füßen hin, die Hände auf dem Bauch gefaltet. »Deine Matratze ist viel zu hart«, beschwerte er sich und sah mich anklagend an. Zur Demonstration seiner Aussage ruckelte er mit dem Po hin und her und wippte mit dem Unterkörper.

Ich zuckte die Schultern. »Du musst ja nicht darauf schlafen.«

»Allerdings«, sagte er, blieb aber liegen. So unbequem konnte mein Bett also nicht sein.

Dad und Parker lehnten beide ihre Schubladen an die Wand.

»Was wird das hier? Familienzusammenrotten?«, fragte Parker mit gewohnt genervter Stimme. »Ich hau ab. Ich treffe mich noch mit Gwen.«

Morgan seufzte. »Muss das unbedingt heute sein? Wir haben hier noch so viel zu tun.«

»Kann sein. Aber das muss ja nicht alles heute erledigt werden, oder?« Weil Morgan nichts erwiderte, wiederholte Parker: »Oder?«

Unsere große Schwester seufzte wieder und schüttelte den Kopf. »Nein, muss nicht heute sein. Aber komm nicht zu spät.«

»Mo, morgen ist keine Schule, und sie ist achtzehn. Lass sie los, du Glucke«, mischte sich Dad jetzt ein. Er erinnerte Morgan regelmäßig daran, dass wir keine Kinder mehr waren. Nate sah zwischen uns allen hin und her und grinste schief. Selbst nach vier Jahren amüsierte er sich immer noch über uns.

Morgan warf uns allen einen bösen Blick zu, stieß sich von Nate ab und verschränkte die Arme vor der Brust. »Dann macht euren Scheiß eben allein!« Sichtlich angepisst stampfte sie aus dem Zimmer.

Donovan zog die Augenbrauen hoch. »Was ist denn mit der los? Kriegt sie ihre Tage?«

Nate wirkte verwirrt und hob eine Schulter. »Keine Ahnung. Vielleicht wird ihr alles zu viel.« Er lächelte gequält. »Ist nicht eure Schuld. Ihr kennt sie doch. Sie will eben alles perfekt und heimelig machen.« Dann stemmte er sich vom Tisch ab und lief ihr hinterher. Ich hörte, wie er auf sie einredete, wie sie schluchzte und eine Tür geschlossen wurde.

Schnaubend kniff Parker die Augen zusammen und deutete auf ihren Bruder. »Du bist so ein Arsch, Don! Nur weil eine Frau mal schlecht drauf ist, hat sie noch lange nicht zwingend ihre Tage. Das ist echt beschissen sexistisch! Ich sag ja auch nicht, dass du Spermastau hast, wenn du nervst. Wahrscheinlich hat sie von euch Vollpfosten einfach die Schnauze voll!«

»Weil du ja immer so ein Lamm bist und nie Scheiße baust«, meinte Donovan berechtigterweise. Tatsächlich verursachte Parker das meiste Chaos, indem sie schwänzte, sich in der Schule mit jedem anlegte, die schlimmsten Typen anschleppte oder sich von ihnen abschleppen ließ und grundsätzlich nie ihren Dreck aufräumte.

»Könnt ihr nicht alle mal aus meinem Zimmer verschwinden?«, versuchte ich mir Gehör zu verschaffen. Aber niemand achtete auf mich. Donovan und Parker stritten weiter, während Dad aus dem Fenster blickte und winkte.

Auf einmal drehte er sich herum und klatschte in die Hände. »Auf, Jungs! Nicht rumliegen. Es ist nicht mehr viel. Ich werde das sicher nicht alles allein ausräumen. Ihr seid noch jung, also nicht schwächeln. Wofür zahl ich euch das Fitnessstudio?«

»Ich kann als Angestellter dort kostenlos trainieren, und Tris zahlt schon ewig selbst, Dad. Also stress nicht rum«, maulte Donovan, setzte sich aber in Bewegung und verließ mein Zimmer. Dad und ich folgten ihm, Parker bog in ihr Zimmer ab.

Vor dem Haus kletterte Don auf die Rampe des gemieteten Lkws und schob eine der Kisten in meine Richtung. »Hier, die ist sauschwer. Das ist auf jeden Fall deine. Mit deinem Intellektuellenzeug. Die kannst du selber tragen.« Das *Intellektuellenzeug* waren meine Bücher fürs Studium. Ich las wenig Romane, besaß aber viel Literatur zu Themen wie Theatergeschichte, Acting und Sprachtheorie. Und eine antiquarische Gesamtausgabe von Shakespeare, meinem Lieblingsdramatiker. Morgan und Nate hatten sie mir zu meinem achtzehnten Geburtstag geschenkt. »Hi, Kermit«, fügte Donovan hinzu und hielt die Hand zum Gruß von jemandem hoch. Dann setzte er sich mit einer Dose Coke, die er im Lkw gefunden hatte, an den Rand der Rampe und baumelte mit den Beinen. Ich drehte mich um und begrüßte ebenfalls Donovans besten Freund, der nun auch unser Nachbar war. Eigentlich hieß er Tanner, den Spitznamen Kermit hatte er sich in der Pubertät eingehandelt, weil er während seines Stimmbruchs wie Kermit geklungen hatte. Vom Aussehen her glich er allerdings eher Fozzie-Bär. Tanner erwiderte die Grußgeste und steckte seine Hand dann wieder in seine Hosentasche. »Wie immer super Timing zum Arbeiten. Sind nämlich fast fertig«, sagte Donovan noch, grinste aber. Mein Bruder nahm nur selten anderen was übel, das schätzte ich an ihm.

»Heute war doch die große Familienzusammenführung mit Dads neuer Freundin.« Tanner verdrehte die Augen. »Per Skype. Weil sie in Chicago wohnen. Also musste ich eine Stunde brav mit einer Fremden und ihren Töchtern Konversation machen. Dabei lerne ich sie früh genug kennen. Dad will sie ja herholen. Eine ist in unserem Alter, bisschen jünger, glaube ich. Die anderen zwei erst zehn und acht oder so. Meine zukünftigen Stiefschwestern sozusagen.« Er schnaubte. Donovan sprang von der Laderampe. Dabei schwappte Cola aus der Dose und auf seine Hand. Er wischte sie an seiner Hose ab und trank noch einen Schluck. »Ist sie heiß?«

Tanner zog das Kinn zurück und sah seinen Freund entgeistert an. »Dads Freundin? Was geht denn bei dir? Seit wann stehst du auf alte Frauen?«

»Die ältere deiner Stiefschwestern, Hohlbirne. Ich bin doch nicht pervers.« Das war Ansichtssache. Er grinste dämlich. »Stiefschwester-Pornos mag ich am liebsten.«

»Du bist echt ekelhaft, Don. Das weißt du, oder?«, entgegnete Tanner.

Der zuckte nur die Schultern. Über solchen Bemerkungen stand er drüber. »Und? Ist sie jetzt heiß?«

»Keine Ahnung. Kann ich nicht beurteilen.« Tanner klang genervt. Kein Wunder. Mein Bruder konnte einen problemlos zur Weißglut bringen.

Donovan seufzte übertrieben. »Das hat man davon, wenn man einen stockschwulen Freund hat. Kein Auge für die Schönheit der Frauenwelt. Dann musst du mich nächstes Mal eben zum Skype-Familientreffen mitnehmen.«

»Träum weiter«, murmelte Tanner. Er sah mich Hilfe suchend an. »Ist er schon mal getestet worden? Der ist doch nicht normal.«

Eine ehrliche Antwort erwartete er ohnehin nicht, deswegen entgegnete ich nichts, hob meinen Karton vom Lkw und flüchtete nach drinnen. Dabei stieß ich beinahe mit Parker zusammen, die auf dem Weg nach draußen war. Sie hatte sich umgezogen, trug nun schwarze Leggings in Lederimitat, dazu ein langes, zerfetztes Longsleeve, das einen grellroten BH und eine nackte Schulter zeigte. Als guter Bruder hätte ich ihr befehlen sollen, so nicht rauszugehen. Aber sie ließ sich ohnehin nichts sagen. Seit Jahren schon. Seit Mom weg war, genauer gesagt. Seitdem war sie eigentlich durchgehend schlecht gelaunt, ihre Aura eine undurchdringliche schwarze Wolke. Ihre Augen waren dick schwarz umrahmt, die Lippen so farblos oder mit irgendwas abgedeckt, dass sie beinahe krank aussah.

»Pass doch auf!«, blaffte sie, bevor sie sich an mir vorbeidrängelte und die Haustür hinter sich zuwarf.

»Dir auch einen schönen Abend«, murmelte ich, obwohl sie mich nicht mehr hörte.

Eine Stunde später war der Lkw tatsächlich leer geräumt. Jetzt saßen wir im Wohnzimmer auf den wenigen freien Plätzen und erholten uns vom Schleppen. Für die letzten Teile hatte sich noch Tanner zu uns gesellt, der nun mit Donovan auf dem Boden hockte und sich an die Wand lehnte. Nate und Morgan lümmelten auf der Couch, Dad kauerte auf einer Holzkiste, die eigentlich in den Gartenschuppen gehörte, und ich lag auf der Küchentheke.

Zur Feier des Tages bestellten wir uns Pizza und aßen sie direkt aus der Packung ohne Besteck. Das Haus sah aus wie eine Messiewohnung. Überall standen Sachen herum, man konnte kaum gehen, weil alles so voll war. Selbst in den Badezimmern stapelten sich die Kisten und Tüten. Wie hatte das alles in unserem alten, viel kleineren Haus Platz gehabt?

Dieses Haus war mehr als doppelt so groß, besaß sechs Schlafzimmer, fünf Bäder und sogar ein Gästezimmer unter dem Dach. Dazu ein großes Wohn- und Esszimmer, das an eine offene Küche grenzte. Donovan und ich mussten uns weiterhin ein Bad teilen, das zwischen unseren beiden Zimmern lag. Wenn die Badtüren offen waren, konnten wir uns also gegenseitig in die Schlafzimmer schauen. Der Rest hatte jeweils ein eigenes.

Bereits um zehn verzogen wir uns alle in unsere Zimmer, Tanner ging nach Hause. Sogar Donovan verzichtete trotz Wochenende darauf, noch einmal rauszugehen. Mit meinen Klamotten warf ich mich bäuchlings aufs Bett, überlegte kurz, ob ich noch nach Bettwäsche suchen sollte, entschied mich aber dagegen, weil ich einfach zu müde war. Zog nur meine Schuhe und meine Jeans aus, legte mein Handy neben mich auf die Matratze und warf die nackte Decke über mich.

Am Montag begann das neue Semester. Ich freute mich darauf. Das Spielen fehlte mir. Das Eintauchen in andere Welten. In andere Gefühle und Situationen. In andere Personen. Das Proben. Die Vorführungen. Die Theoriekurse. Selbst das Textlernen.

Wie so oft in den letzten Monaten musste ich an Rylee denken und dass sie seit Langem die erste Frau war, die mich interessierte. Ich erinnerte mich an ihre fantastischen Augen und ihre ausdrucksstarke Stimme. Wenn sie nicht genommen worden war, würde der Academy etwas entgehen. Auf den ersten Blick hatte ich ihr Talent erkannt. Und ihre Individualität. Was nicht allein an ihrem eigenwilligen Kleidungsstil lag. Unkonventionelles Auftreten war unter Schauspielern nicht selten. Sie wollten auf diese Weise zeigen, wie kreativ und anders sie waren. Und kapierten nicht, dass sie sich damit im Grunde wieder gleich machten. Jede

Gruppe hatte ihre Uniformierung. Unter Künstlern war es eben das. Möglichst auffällig und extravagant. Ich stach mit meinen Jeans und Hoodies regelrecht heraus.

Bei Rylee dagegen hatte es nicht aufgesetzt oder affig gewirkt, sondern authentisch. Sie gefiel mir. Ohne dass ich genau ausmachen konnte, wieso. Und vor allem konnte ich unseren ungeplanten, aber unglaublichen Kuss nicht mehr vergessen.

In ein paar Tagen würde ich wissen, ob ich Rylee in Zukunft öfter begegnen würde. Die Aussicht ließ mich lächeln. Ich hatte gerade einmal ein oder zwei Stunden mit ihr verbracht, aber das hatte gereicht, damit sie mir durch den Kopf spukte.

Im Haus war es still. Ungewohnt still. In unserem alten Zuhause hatte man immer irgendwelche Geräusche gehört. Fernseher, Waschmaschine, Holz knarzen, Leben. Hier war es, als wäre ich vollkommen allein.

Leise stand ich auf, lief zur Badezimmertür, öffnete sie, durchquerte das Bad und schob die Tür auf Donovans Seite ebenfalls einen Spalt auf, sodass Donovans vertrautes Atmen zu mir drang.

Dann schlich ich zurück, legte mich wieder hin und schlief beinahe sofort ein.

# Rylee

Cassidy war schon wach und frisch geduscht, als ich mich aus dem Bett quälte. Die erste Hälfte der Nacht hatte ich mich unruhig herumgewälzt. Die andere Hälfte war mit wirren Träumen aus einem Mix verschiedener Theaterstücke, Filme und realem Leben gefüllt gewesen. Doch das lag nicht nur an der Aufregung, weil endlich die Academy startete. Vor allem Tristan war schuld daran. Die Aussicht, ihn wiederzusehen, ließ mein Herz stolpern.

Seit Wochen dachte ich an nichts anderes als an ihn und diesen Kuss. Verrückt. Ich kannte das nicht von mir. Vielleicht idealisierte ich ihn einfach nur. Meine Freundin Jasmin hatte sich einmal in einen Typen von einer Datingplattform verliebt. Wochenlang schrieben sie miteinander, sie sprach sogar von Liebe. Bis sie sich im realen Leben trafen. Dann war von der Liebe, den guten und tiefsinnigen Gesprächen plötzlich nichts mehr übrig. Bestimmt war Tristan im wahren Leben auch nur eine Mogelpackung. Ein Fake, wie so viele Männer.

»Guten Morgen«, murmelte ich. Zwar antwortete Cassidy nicht, aber ich bildete mir ein, ein angedeutetes Lächeln zu erkennen. Immerhin. Während Cassidy augenscheinlich topfit und perfekt gestylt ihre Tasche packte, schlappte ich gerädert und sicher nicht einen Bruchteil so gut aussehend ins Bad. Dort roch es nach einer Mischung aus Parfüm, Duschgel, Haarspray, Zahnpasta und Toilette, weshalb ich das Fenster aufriss und erst einmal frische Luft hereinließ. Ich stellte mich ans Fenster, schloss die Augen und holte tief Luft. Versuchte, wach zu werden und mich für den Tag zu wappnen. Meinen ersten Tag in meinem neuen Leben. Auf der Academy in Minot.

Weil ich ohnehin schon spät dran war, duschte ich in Rekordzeit und putzte meine Zähne. Dann zog ich aus meinem Koffer mein grünes Lieblingsshirt, auf das ich ein rotes Samtherz genäht hatte, dazu meine Blumenhose von gestern. Cassidy rümpfte bei meinem Outfit die Nase, sparte sich aber einen Kommentar.

»Musst du noch nicht los?«, fragte ich, schlüpfte in meine Schnürstiefel und zog die Bänder fest. Sie schüttelte den Kopf, legte sich seitlich auf ihr Bett und blätterte in einer Zeitschrift. »Bist du auch an der Academy?«

»Oh Gott, Nein!«, rief sie, als wäre es das Abartigste der Welt, Schauspiel zu studieren. »Ich studiere Frühpädagogik.«

Das hatte ich nicht erwartet. So konnte man sich in Menschen täuschen. Ich kannte das. Die Leute steckten mich wegen meiner Klamotten gern in eine Schublade.

Kurz überlegte ich, ob ich vorschlagen sollte, dass wir uns später auf einen Kaffee trafen. Aber ich verzichtete. Cassidy schien ohnehin nicht begeistert zu sein, dass sie das Zimmer nicht mehr für sich allein hatte.

Das Wohnheim lag zwar auf dem Campus, allerdings am normalen College. Deswegen brauchte ich mit dem Bus fast eine Stunde, bis ich endlich aus der Stadt raus und an der Academy war. Gut, dass ich mir bereits gestern die Fahrpläne und meinen Stundenplan angesehen hatte. Der war an der Academy so geregelt, dass man neben einigen wenigen Pflichtveranstaltungen für Erstsemestler selbst bestimmen konnte, welche Fächer man wann belegte. Man musste nur bis zur Abschlussprüfung eine

Mindestanzahl an Credits vorweisen. So kamen Studenten verschiedener Jahrgänge zusammen und bereicherten sich gegenseitig. Gleichzeitig konnte jeder sich auf das konzentrieren und spezialisieren, was ihm am meisten Spaß machte. Ebenso war es bei den Stücken, die im Laufe eines Semesters inszeniert wurden. Aus dreien, jeweils eins aus Antike, Klassik und Moderne, konnte man wählen. Hauptsache war, man belegte jede Epoche während des Studiums mindestens einmal.

Den Weg zu meinem ersten Seminarraum fand ich erst nach längerem Suchen und Durchfragen, dann endlich trat ich aufgeregt durch die Tür. Die Tische waren in U-Form aufgestellt, das Dozentenpult einzeln an der offenen Seite. Ich setzte mich in die Mitte eines der Seitenschenkel und beobachtete die anderen Studenten, die nach und nach eintrudelten. Einige wirken genauso planlos und nervös wie ich, andere souveräner. Tristan war leider nicht dabei.

Ich begegnete ihm den ganzen Vormittag nicht, auch nicht in der Mittagspause in der Mensa. Das Essen dort schmeckte okay, aber ich würde es mir nicht leisten können, mir jeden Tag etwas zu kaufen. Ich plauderte ein wenig mit anderen Erstsemestlern, dann räumte ich mein Tablett weg und ging mit meinem Getränk nach draußen. Dort setzte ich mich auf eine Bank etwas abseits der anderen Menschen, reckte mein Gesicht zum Himmel und schloss die Augen. Ich genoss, wie die Sonne meine Haut erwärmte. Ich liebte Sonne und Wärme, am liebsten hätte ich in Florida gewohnt, nicht im nasskalten Norden. Aber nun hatte es mich eben hierher verschlagen.

Ein Schatten fiel auf mein Gesicht, und ich öffnete die Augen und blinzelte, um zu sehen, wer mir die Sonne genommen hatte.

Tristan.

Er lächelte mich breit an.

»Rylee?« Die obersten zwei Knöpfe seines Hemds waren offen, sodass man ein Stück seiner Haut erkennen konnte. Keine Brusthaare. Sehr gut. Obwohl es mir egal sein konnte. »Ich wusste, dass sie dich nehmen!«, rief er und streckte dabei beide Daumen hoch.

Ich rückte ein Stück zur Seite, und ohne zu zögern, rutschte er neben mich. Er roch gut. Sauber und männlich und nach Sonne und Leben.

Ich legte den Kopf ein wenig schief. »Warum warst du dir so sicher?«

Plötzlich wirkte er schüchtern. Er hob eine Schulter und sah zu Boden. »War so ein Gefühl.«

Unwillkürlich musste ich grinsen. In dem Satz schwang noch etwas anderes mit, ich wusste nur nicht, was. Ich musterte ihn, versuchte in seinem Gesicht zu lesen. Aber es gelang mir nicht, denn er hatte sich wieder im Griff. Das war das Fatale, wenn man sich mit Schauspielern umgab. Man wusste nie wirklich, was echt und was gespielt war. Außerdem war ich allgemein nicht gut im Deuten von Gesichtsausdrücken. Gefühle oder Gedanken anderer zu spüren, selbst bei guten Freundinnen, fiel mir schwer. Als Schauspielerin war das durchaus hinderlich, aber ich hoffte, diese Fähigkeiten im Laufe des Studiums verbessern zu können. Schließlich war keiner von Anfang an perfekt. Auch wenn das manche von sich selbst dachten.

»Was ist so lustig?«, fragte er. Völlig neutral. Keine Chance, herauszufinden, was in ihm vorging. Er war sicher ein verdammt guter Schauspieler.

»Nichts. Ich freue mich, dich zu sehen.«

Er lächelte und wurde ein wenig rot, was süß war, denn ich kannte keine Männer jenseits von dreizehn, die wegen so eines Satzes verlegen wurden.

»Dann sehen wir uns ja in Zukunft öfter«, sagte er leise. Er hatte ungewöhnlich ausdrucksstarke Augen. Blau wie der Himmel am heutigen Tag, die einen interessanten Kontrast zu seinen schwarzen Haaren bildeten. Mit diesen Augen musste er berühmt werden.

Die nächste Stunde über unterhielten wir uns über die Academy. Er erzählte von seinen Kursen, den Dozenten, anderen Studenten, dass er auch eben erst umgezogen war, er aber im Gegensatz zu mir Minot nie verlassen hatte. Ich hörte ihm zu, spürte die Leidenschaft für das Schauspielen, das Eintauchen in andere Welten. Er lebte für all das hier. Und er schämte sich nicht, zu zeigen, wie sehr er seine Familie liebte, mit der er immer noch zusammenwohnte. In keinem seiner Worte steckten Arroganz oder Überheblichkeit. Nicht einmal besonders viel Selbstbewusstsein, eher Bescheidenheit.

Meiner Erfahrung nach existierten hauptsächlich zwei Bühnentypen, egal ob in der Musik, dem Tanz oder dem Schauspiel: Die Angeber mit übersteigertem Selbstbild, die sich für ein Geschenk der Menschheit hielten und das nach außen trugen wie eine Trophäe bis hin zum Narzissmus. Und solche wie Tristan. Im echten Leben scheu und introvertiert, die nur auf der Bühne wirklich aus sich herausgehen konnten. Dafür aber umso eindrucksvoller. Ich war irgendwo dazwischen. Und bevorzugte eindeutig Letzteres.

Ich ertappte mich, wie ich ihn neugierig musterte. Vielleicht schmachtete ich auch ein wenig. Hoffentlich hatte er das nicht mitbekommen.

»Was hast du nach der Mittagspause?«, wollte er wissen und sah mich mit seinen unglaublich blauen Augen an.

Wusste der Kerl eigentlich, wie sexy er war? Falls ja, stellte er es zumindest nicht zur Schau. Typen, die zu sehr von sich selbst überzeugt waren, oder Machos konnte ich nicht leiden. Vor allem solche, die ständig demonstrativ ihr Testosteron versprühen mussten. Natürlichkeit war mir lieber. Tristan war kein Aufreißer. Er war nett. Und höflich. Und zurückhaltend, beinahe schüchtern, aber nicht verklemmt oder unsicher. Auf eine süße Art. Trotzdem wirkte er nicht wie jemand, der keine Ahnung oder keine Erfahrung hatte. Garantiert war er keine Jungfrau mehr. Nicht bei diesem Aussehen. Falls ich allerdings in Erwägung ziehen sollte, mich näher mit ihm – oder seinem definitiv fantastischen Körper – zu beschäftigen, musste vermutlich ich die Initiative ergreifen.

»Charakterstudien«, beantwortete ich seine Frage. Ein Seminar, das einmal im Monat stattfinden würde und jeweils vier Stunden dauerte. Ich mochte so lange Einheiten, weil man dann intensiver in die Übungen eintauchen konnte.

Er nickte und lächelte. »Ich auch. Dann können wir zusammen hin. Ich brauche ohnehin noch eine Partnerin.« War das ein Flirtversuch?

»Was muss ich denn als Partnerin so alles tun? Muss ich irgendwas beachten?«, fragte ich herausfordernd.

Er beugte sich zu mir, hob seine Finger und strich mir unheimlich zart den Hals hinab und übers Schlüsselbein. »Du darfst keine Angst vor Berührungen haben«, raunte er. Sein Atem kitzelte auf meiner Haut, die feinen Härchen in meinem Nacken und an meinen Armen stellten sich auf. Er war mir ein Rätsel. In einem Moment war er schüchtern und zurückhaltend, im nächsten scheute er sich nicht, mich anzufassen. Als könnte er auf Knopfdruck zwischen dem realen Tristan und dem Schauspieler umschalten. Faszinierend.

»Ist das nicht allgemein Voraussetzung beim Schauspielern?«, fragte ich. Weil meine Stimme plötzlich rau war, räusperte ich mich.

»Mmh«, brummte er bloß. Seine Hand lag immer noch auf meinem Brustbein, hob und senkte sich mit jedem Ein- und Ausatmen. Ich war mir seiner Berührung so bewusst, als würden seine Finger aus glühendem Eisen bestehen. »Wäre von Vorteil«, sagte er leise. »Manchmal muss man sich sogar küssen. Oder sich streicheln.« Doch statt seine Worte mit Taten zu veranschaulichen, zog er sich leider wieder zurück. Ich unterdrückte ein Seufzen. Zu sehr erinnerte ich mich an unseren Kuss von damals. Doch keiner von uns beiden sprach es an. »Manchmal muss man sogar Sex haben.«

Ich kicherte. »Ich wusste nicht, dass ich an einer Pornoakademie gelandet bin.« Die Spannung von eben war verschwunden, was ich augenblicklich bedauerte.

»Okay, Sex ist übertrieben«, gab er lachend zu und zog seine Hand weg. Zurück blieben brennende Haut und ein pochendes Herz. »Normalerweise tun Schauspieler vor der Kamera oder auf der Bühne nur so, als hätten sie Sex. Obwohl es da natürlich auch Ausnahmen gibt.«

»Das nennt man Pornodarsteller.«

Er schüttelte den Kopf, verschränkte die Hände im Nacken und lehnte sich zurück. Sein Anblick wirkte wie ein Werbeplakat für ein College. *Hier gibt es schöne, glückliche und lässige Menschen, schreiben Sie sich bei uns ein, und werden Sie einer davon.* »Täusch dich da mal nicht, Rylee. Im Film- und Theatergeschäft gibt es so einiges, was wir als Zuschauer nicht mitbekommen. Oder was sie als zum Spiel gehörig interpretieren.«

Ich riss die Augen auf. »Im Ernst? Es gibt Schauspieler, die tun es wirklich vor Publikum? Live? Wie diese Leute, die mit Webcams Geld verdienen?«

Er nickte. Unwillkürlich fragte ich mich, ob er auch so weit gehen würde. Ich stand auf jeden Fall nicht auf Sex in der Öffentlichkeit oder vor Zuschauern. Als prüde hätte ich mich nicht bezeichnet, aber Sex gehörte für mich ins Private, wenn auch nicht unbedingt in ein Bett. Diesbezüglich war ich flexibel.

»Aber ich gehe davon aus, dass Professor Lambert einfach nur harmlose Partnerübungen mit uns machen wird. Sich spiegeln, improvisieren und solche Dinge. Sex-Performances müssen wir zu Hause üben.« Wieder lachte er. Es machte Spaß, mit ihm Zeit zu verbringen. Unabhängig davon, ob er heiß war und ich mich freiwillig als Übungsobjekt für seine Sex-Performances zur Verfügung gestellt hätte.

»Willkommen im Kurs Charakterstudien!«, begrüßte uns Professor Lambert. In den Achtzigern hatte er in unzähligen Liebesschnulzen mitgespielt. Als er älter und sein Hintern schlaffer geworden war, war er nach und nach von der Bildfläche verschwunden. Nach einer kurzen, aber heftigen Karriere als Alkoholiker, die von den Medien natürlich ausgiebig verfolgt worden war, war er von der neu eröffneten Academy angeworben worden. Das hatte mir Tristan vorhin erzählt. Und tatsächlich erkannte ich in dem faltigen, verbrauchten Gesicht den Frauenschwarm aus Moms Taschentuch-Sonntagnachmittagsfilmen. »Wir beginnen heute mit ein paar Sensibilisierungsübungen«, erklärte er. »Sie sollen Ihnen helfen, sich in andere hineinzufühlen und ihre Intuition zu fördern.« Das brauchte ich dringend. Intuition zählte nicht zu meinen Stärken. Hoffentlich würde mir das auch helfen, Tristan besser entschlüsseln zu können. »Intuition ist ein wesentlicher Bestandteil des Schauspielens. Denn ohne Empathie und Intuition werden wir niemals andere Charaktere überzeugend darstellen können. Jeder von uns ist mehr oder weniger intuitiv begabt. Wir achten nur oft nicht darauf. Ich will aber nicht zu lange auf die Theorie zu Sinn und Zweck der Intuition eingehen, das können Sie alles im Skript nachlesen, das Sie online abrufen können.« Er sah in die Runde. »Herrschaften, das ist prüfungsrelevant. Also laden Sie sich die Unterlagen herunter, und befassen Sie sich damit. Ich nehme mir heraus, jederzeit unangekündigte Leistungsabfragen zu machen.« Ein Kerl neben mir stöhnte leise. »Aber jetzt wollen wir direkt in die Übungen einsteigen.« Lambert rieb sich die Hände. »Jeder sucht sich einen Partner oder eine Partnerin.« Tristan und ich grinsten uns an. »Hat jeder einen?« Zwei Frauen und zwei Männer standen etwas verloren herum, konnten sich aber offenbar nicht entscheiden, wen sie wählen sollten. »Ihr beide.« Er zeigte auf eine Latina und einen farblosen Typen mit Schnauzer. »Und ihr zwei.« Ein Mädchen, das aussah wie von der Middleschool und ein wesentlich älterer und etwa doppelt so großer Schwarzer mit hüftlangen Dreadlocks traten aufeinander zu. Lambert klatschte. »Gut, dann können wir anfangen. Wir starten mit einer Bewegungsübung. Das lockert Körper und Geist gleichermaßen. Stellen Sie sich bitte hinter Ihren Partner oder Ihre Partnerin. Es ist egal, wer anfängt, weil Sie beim nächsten Mal ohnehin die Plätze tauschen werden.«

Ich trat hinter Tristan. So konnte ich während der Übung seinen knackigen Po bewundern.

»Die Übung läuft folgendermaßen ab: Der oder die Vordere läuft im Raum herum. In seinem ganz normalen, natürlichen Gang. Ob schnell oder langsam, gezielt oder nicht, hängt von Ihnen beziehungsweise Ihrem persönlichen Bewegungsmuster ab. Sie laufen einfach. Ohne nachzudenken. Der Hintermann oder die Hinterfrau folgt und versucht, sich Schritt, Tempo, Bewegungsart anzupassen. Je länger Sie laufen und den anderen imitieren, umso mehr werden Sie in dessen oder deren Gang hineinfinden. Wenn Sie das geschafft haben, dann fühlen Sie sich hinein. Wie fühlt es sich an, auf diese Weise zu gehen? Was empfinden Sie dabei? Unweigerlich werden Bilder oder Gedanken oder Gefühle in Ihnen aufsteigen. Lassen Sie diese zu. Zensieren Sie nichts. Dann werden Sie das Ihrem Partner beziehungsweise Ihrer Partnerin rückmelden. Wir machen das nicht in der Gruppe, weil manchmal sehr persönliche Dinge dabei zutage treten. Bitte hören Sie sich die Eindrücke nur an, und kommentieren Sie sie nicht. Erst recht keine Rechtfertigung oder dergleichen. Hier gibt es kein Richtig oder Falsch. Es gibt nur Sie beide als Individuen und ihre jeweiligen Gefühle und Bilder. Danach machen wir eine kleine Pause.« Er blickte in die Runde. »Alles verstanden?«

Alle nickten.

Ohne Ankündigung lief Tristan los. Es fiel mir schwer, mich rein auf seinen Gang zu konzentrieren. Jetzt verstand ich, warum Lambert die Paare so unterschiedlich eingeteilt hatte. Es ergab wenig Sinn, sich in einen Menschen hineinzufühlen, der einem zu ähnlich war. Nur wenn wir uns mit ganz anderen Persönlichkeiten oder Bewegungsmustern auseinandersetzten, entwickelten wir uns weiter. Empathisch und als Schauspieler.

Zuerst dachte ich, Tristan würde ziellos durch den Raum laufen, aber je länger ich ihm folgte, umso mehr erkannte ich seine Vorgehensweise. Er wählte stets den Weg, wo am wenigsten andere Studenten waren, vermied Körperkontakt, auch zufälligen, wich geschickt und unauffällig den anderen aus. Er maß jeden Zentimeter des Raumes mit langen, sicheren Schritten. Bei jedem Meter, den wir zurücklegten, gelang es mir, mich ihm immer mehr anzupassen. Ich imitierte seine Haltung, aufrecht, ohne dabei verkrampft zu wirken, geschmeidig in der Hüfte und trotzdem fest verwurzelt. Entspannte meine Schultern, bis meine Arme so locker herabhingen wie seine. Schob mein Becken ein wenig vor, öffnete die Knie ein Stück weiter, federte bei jedem Schritt ab. Ein männlicher Gang, aber nicht einer der aufgesetzt coolen Art. Das hatte Tristan nicht nötig. Und passte nicht zu ihm. In seinen Schritten fühlte ich mich ebenfalls männlicher. Sofern das als Frau möglich war. Seine Hände folgten kaum merklich dem Rhythmus seiner Füße. Wir liefen zügig ohne Hast, ohne getrieben zu sein. Zielstrebig und trotzdem entspannt. Jeder für sich und in sich selbst, ohne dabei die anderen zu ignorieren. Tristan war nicht egoistisch, er konzentrierte sich auf sich selbst, hatte dabei aber immer ein Auge auf seine Umwelt. Normalerweise ließ ich mich schnell ablenken, aber durch Tristan schaffte ich es, mich zu fokussieren, mich auf ihn und diese Übung einzulassen. Mich fallen zu lassen in seine Person. Lambert hatte recht. Das war regelrecht intim. Weil man einen Menschen auf eine Weise kennenlernte, die tiefer ging als bei Konversation. Man *war* ein Stück weit dieser Mensch. Trotzdem war ich froh, als die Aufgabe zu Ende war.

»Und, wie war es, sich wie ich zu bewegen?«, fragte Tristan danach. Wir saßen auf dem Boden in einer Ecke des Raums, ich im Schneidersitz, er hatte ein Bein angewinkelt, das andere aufgestellt und die Hände um das Knie gefaltet. Er lächelte schüchtern, seine blauen Augen musterten mich neugierig und achtsam.

»Es war gut«, sagte ich wahrheitsgemäß nach kurzem Überlegen. »Wenn auch ungewohnt.« Er verzog keine Miene, wartete, bis ich weitersprach, wie Lambert es von uns verlangte. »Du bist zielstrebig. Und dein Gang ist locker. Dein ganzer Körper war so locker. Das war am schwersten für mich. Ich wusste gar nicht, wie verspannt ich bin. Dass ich meine Schultern so hochgezogen hatte.«

Wieder kommentierte er meine Eindrücke nicht. Was er dachte oder fühlte, konnte ich nicht in seinem Gesicht lesen. Allgemein schien er mir auch abseits dieser Übung wie ein Mensch, der sich anderen gegenüber eher verschloss. Als wollte er nicht, dass man zu viel von ihm erfuhr. Dass er etwas preisgeben musste, was er nicht wollte. Er baute nicht bewusst eine mysteriöse Atmosphäre um sich herum auf, weil er sich damit interessant machen wollte, sondern öffnete sich dann, wann er bereit war, und nur den Menschen, denen er vertraute.

Ein paar Minuten lang hörte er mir zu, wie ich ihm von meinen Gedanken erzählte, und am Ende schlich sich doch noch ein kleines Lächeln in seine undurchdringlichen Züge.

Professor Lambert kam herüber, kniete sich neben uns und reflektierte mit uns die Übung. Ich mochte ihn. Er war ein Lehrer, bei dem man merkte, dass ihm wirklich an uns und unserer Entwicklung, unserem Wachsen als Mensch und als Schauspieler lag. Wir waren die Letzten, die er besuchte.

»Tristan, fühlt sich das, was Rylee über Sie gesagt hat, richtig an? Finden Sie sich in Ihren Worten wieder?«

Tristan antwortete nicht gleich, dachte lange über die Frage nach. Dann nickte er. »Im Grunde hat sie mich gut beschrieben, denke ich«, stimmte er zu. Sein Lob freute mich und machte mich stolz.

»Sehr schön. Dann war die Übung bei Ihnen ja erfolgreich«, stellte Lambert fest. »Der nächste Schritt wird sein, dass Sie ohne direktes Vorbild das Bewegungsmuster einer Figur annehmen. Das werden wir immer wieder üben.« Er klopfte sich auf die Schenkel. »Gut gemacht.« Nacheinander gab er uns die Hand. »Zehn Minuten Pause«, rief er über die Schulter, rappelte sich leise stöhnend auf und klopfte sich unsichtbaren Staub von der Hose.

Während die Studenten quatschend den Raum verließen oder sich in Grüppchen zusammenfanden, blieben Tristan und ich noch eine Weile sitzen, allerdings ohne uns anzusehen. Auf einmal fühlte ich mich gehemmt.

»Ich gehe auf die Toilette«, sagte Tristan in die Stille und rettete uns damit aus der verkrampften Situation. Ohne dabei die Hände als Hilfe zu benutzen, stemmte er sich hoch und eilte schneller als vorhin bei der Übung aus meiner Sichtweite.

»Sie bleiben in den Konstellationen von vorhin«, wies uns Lambert an, als wir uns nach der Pause wieder zusammenfanden. »Die Person, die vorhin hinterhergelaufen ist, ist diesmal der aktive Part.« Jemand kicherte und wiederholte »aktiver Part« mit zweideutigem Unterton. Lambert ging nicht darauf ein, verdrehte aber leicht die Augen, bevor er weitersprach. »Bei dieser Übung geht es um das Abrufen von Gefühlen. Stichwort zum Beispiel: auf Kommando weinen. So weit müssen Sie heute noch nicht gehen, das bedarf mitunter jahrelanger Übung.« Ein Mädchen verzog das Gesicht, schob die zitternde Unterlippe vor, und eine Sekunde später rannen Tränen wie Sturzbäche aus ihren Augen. Dazu schluchzte sie jämmerlich. Lambert lachte und nickte. »Manche sind auch Naturtalente in diesen Dingen.«

Wieder von einem Moment auf den anderen stoppte das Mädchen und zuckte die Schultern. »Fünf große Brüder«, antwortete sie, als wäre damit alles gesagt. »Da muss man seine Strategien finden, um Aufmerksamkeit zu bekommen.«

»Für die, die das nicht einfach so abrufen können: Denken Sie an eine besonders traurige Situation, das hilft Ihnen, sich in die erforderliche Stimmung zu versetzen«, fuhr Lambert fort. »Die Aufgabe des jeweils anderen ist zu trösten. Zumindest das sollte kein Problem sein. Und ... Start.« Er schwenkte eine unsichtbare Fahne, und die Gruppe verteilte sich im Raum.

Krampfhaft überlegte ich, welche traurige Erinnerung ich für diese Aufgabe wachrufen könnte, aber mir fiel spontan keine ein. Obwohl Mom und ich alleine und quasi immer pleite gewesen waren, hatte ich meine Kindheit als sehr glücklich empfunden. Ich hatte nie jemanden an den Tod verloren, nie eine schlimme Trennung von einem Typen durchstehen müssen. Das Ende war immer im gegenseitigen Einverständnis erfolgt. Ich hatte nie ein Tier beerdigen müssen, meinen Lieblingspulli verloren und nie bei traurigen Filmen geweint. Das Einzige, was in meinem Leben nicht schön war, war mein Arschloch-Dad. Aber ihm gegenüber verspürte ich eher Wut oder Abscheu oder überhaupt keine Gefühle statt Trauer.

»Ich weiß nichts«, flüsterte ich Tristan zu. Er grinste verhalten und sah sich um. Reihum heulten die Leute, die einen mehr, die meisten jedoch weniger glaubwürdig.

»Unverbesserliche Optimistin, oder?«, raunte er zurück.

Ich nickte unauffällig und lächelte ebenfalls. »Und jetzt?«, flüsterte ich.

Er breitete die Arme aus. »Ich tröste dich trotzdem, dann erfüllen wir wenigstens einen Teil der Aufgabe. Wir verraten es einfach niemandem, dass wir schummeln.« Er zwinkerte.

Ohne zu zögern, trat ich einen Schritt vor und schmiegte mich an ihn. Er umfasste mich fest, streichelte mit einer Hand über meinen Rücken, mit der anderen presste er meinen Kopf an seine Schulter. Ich musste ein Seufzen unterdrücken, als ich meine Arme fester um ihn schlang. Er roch so gut, und sein Körper fühlte sich so unglaublich an. Muskulös, und trotzdem spiegelte sich die Weichheit seines Charakters darin. Schade, dass ich nicht wirklich traurig war, denn er war ein hervorragender Tröster. Er sollte das beruflich machen, damit könnte er reich werden. Ich schmolz in seiner Umarmung, gab mich dem Gefühl hin, von ihm beschützt zu werden. Dann spürte ich sein Kinn auf meinem

Scheitel. Spürte seinen regelmäßigen Herzschlag, wie er langsam und tief atmete, wie seine Finger meine Haut wärmten und mich sanft berührten, beinahe zärtlich. Lange standen wir so da, ohne uns zu bewegen, und ich genoss seine Nähe. Ob er das nur aus Pflichtbewusstsein tat, weil er die Übung erfüllen wollte? Oder hatte er das gleiche Bedürfnis nach Nähe wie ich? War er nur ein guter Schauspieler, oder empfand er tatsächlich etwas für mich? Denn so fühlte es sich an. Er hielt mich, wie ein Mann eine Frau hält, die ihm wichtig ist.

Viel zu schnell beendete Lambert die Übung, und diesmal teilten wir unsere Eindrücke und Erfahrungen im Stuhlkreis. Tristan und ich hielten uns beim Sprechen zurück. Meine Gefühle wollte ich für mich behalten, sie in mir konservieren, damit ich sie später wieder abrufen konnte. Umarmung und Trost to go sozusagen. Warum reagierte ich so auf ihn?

»Sie bekommen noch eine Hausaufgabe«, sagte Professor Lambert am Ende des Kurses, als wir alle bereits unsere Sachen zusammenpackten. Die ersten waren schon aus dem Raum, drehten sich aber bei Lamberts Stimme noch einmal um. Tristan und ich standen verlegen nebeneinander, sahen zu Boden, vermieden Blickkontakt. Offenbar war ich nicht die Einzige, die von der unerwarteten Innigkeit von vorhin überfordert war. »Überlegen Sie sich eine Person«, erklärte Lambert. »Eine, die ganz anders ist als Sie selbst. Egal in welcher Hinsicht. Im Verhalten, im Denken, im Charakter, im Kleidungsstil, im Aussehen, in allem. Fühlen Sie sich ein in diese Person. Wie vorhin bei der Gangübung. Überlegen Sie: Wie bewegt sie sich? Wie spricht sie? Wie verhält sie sich gegenüber anderen Menschen? Was macht sie, wenn sie allein ist? Welche Hobbys hat sie? All diese Dinge, die einen Menschen ausmachen. Leben Sie diese Person. Nicht nur in Ihrer Vorstellung. Es geht dabei nicht um eine andere gesellschaftliche Rolle. Wir alle nehmen verschiedene soziale Rollen im Leben ein, in denen wir uns anders verhalten, zum Teil so, wie wir wollen, zum Teil so, wie es die Gesellschaft von uns erwartet. Wir alle sind Sohn, Tochter, Liebhaber, Vater, Mutter, Schüler, Vereinsmitglied, was auch immer. Aber das sind im Ganzen immer noch wir. Ihre Aufgabe ist es, jemand völlig Neuen zu kreieren. Nicht zu spielen. Sondern diese Person zu *sein*. Gehen Sie wie sie. Bewegen Sie sich wie sie. Sprechen Sie wie sie. Verhalten Sie sich wie sie. Entdecken Sie sich neu. Tun Sie das mindestens die nächsten Tage, besser Wochen. Nur so können Sie sich wirklich einfühlen. Sie werden merken, wie schnell Sie sich anders wahrnehmen. Wie anders Sie von anderen wahrgenommen werden. Die Übungen heute waren nur der Anfang.« Er sah uns nacheinander in die Augen. »Leben Sie diese Fiktion«, wiederholte er. »Nur dann wird sie zu einem realen Menschen. Gute Schauspieler spielen nicht nur. Sie verwandeln sich. Das Schwere daran ist, sich dabei nicht selbst zu verlieren. Nicht zu vergessen, wie man wirklich ist.« Er lächelte uns ermutigend zu. »Falls Sie Probleme bekommen oder Sie merken, dass Sie nicht mehr zwischen Realität und Fiktion unterscheiden können, dann holen Sie sich Hilfe. Sofort. Das ist keine Bitte, sondern eine Anweisung. Verstanden?« Als wir alle nickten, schloss er kurz die Augen, klatschte in die Hände und wedelte damit Richtung Tür. Sein ständiges Klatschen ging mir jetzt schon auf die Nerven. »Ab mit Ihnen. Allen einen schönen, inspirierenden Nachmittag. Gehen Sie in sich, und gebären Sie einen neuen Menschen. Nächstes Mal sprechen wir über Ihre Erfahrungen. Aber wichtig: Sie dürfen bis dahin weder mit mir noch mit jemand anders aus dieser Gruppe und erst recht nicht außerhalb dieser Gruppe über Ihre andere Identität sprechen. Lassen Sie alles auf sich wirken. Beobachten Sie, wie Sie sich verändern, wie sich die anderen verändern. Wir sehen uns in vier Wochen wieder. Erst dann werden wir uns über die Hausaufgabe austauschen.«

Damit entließ er uns.

Endlich sah mich Tristan an und machte eine Geste in meine Richtung. Öffnete den Mund, schloss ihn aber wieder. »Ich muss zum Arbeiten«, sagte er schließlich mit rauer Stimme.

Gute Vorlage zum Themenwechsel und um von uns abzulenken.

»Was arbeitest du denn?«, fragte ich deswegen.

»Ich helfe im Buchladen meiner Schwester.« Wenn das mal nicht hervorragend passte. Er kratzte sich am Nacken. »Kannst mich ja mal dort besuchen.« Wieder sein unwiderstehliches Lächeln, das ich so gern wieder küssen würde.

»Das werde ich sicher tun. Berätst du mich dann auch?«

Er nickte und wurde tatsächlich ein wenig rot, als hätte ich ihn gefragt, ob er mir Erotikromane verkaufen könnte.

# Rylee

Ein paar Tage sahen Tristan und ich uns nicht an der Academy. Ich suchte auch nicht nach ihm. Die Kurse, mein Zimmer endlich einzuräumen und mich im neuen Umfeld und Alltag zurechtzufinden, hielten mich auf Trab. Über die Hausaufgabe und die Person, die ich sein wollte, hatte ich mir noch keine Gedanken gemacht. Ich vermisste meine Mom. Nicht so sehr, dass ich vor Heimweh weinend im Bett lag. Aber wir waren noch nie länger als ein oder zwei Tage getrennt gewesen. Das war ungewohnt. Meine beste Freundin seit dem Kindergarten Jasmin war letztes Jahr an ein College am anderen Ende des Landes gezogen und meine Cousine Sumi vor ein paar Monaten ihrer großen Liebe Chiron nach Seoul gefolgt. Hier war ich allein.

Und dann war da noch Cassidy, mit der ich mich arrangieren musste. Ich hatte nicht erwartet, dass wir beste Freundinnen werden würden, aber ich hatte gehofft, wir würden wenigstens miteinander sprechen. Uns einen guten Morgen wünschten zum Beispiel. Small Talk. Aber von ihrer Seite aus kam gar nichts. Sie war nicht unfreundlich oder unverschämt, sondern behandelte mich schlichtweg wie Luft. Umso mehr wunderte ich mich, als sie mich eines Tages fragte, ob ich sie und ihre Freundinnen auf eine Studentenparty ins beFive begleiten wollte. Weil ich ohnehin nichts

Besseres zu tun hatte und es als eine Art Friedensangebot interpretierte, sagte ich zu.

»So kannst du aber nicht gehen«, bestimmte sie, als wir uns fertig machten. »In diesem Aufzug nehme ich dich nicht mit.«

Ich sah an mir herab. Ich war heute sogar relativ konventionell gekleidet, mit dunkler Jeans, wenn auch mit extremem Schlag, und einem meiner bunten, selbst designten Oberteile.

»Das bin nun mal ich.« Kann sein, dass das ein wenig trotzig klang.

Sie seufzte. »Mag sein. Aber ...« Sie fuchtelte unbestimmt in meine Richtung.

»Ich bin dir peinlich«, stellte ich fest.

Sie nickte.

Zuerst wollte ich sie daran erinnern, dass es doch bekanntlich immer auf die inneren Werte eines Menschen ankam und dass ich nun mal keine typische Frau wie sie war, entschied mich aber dagegen, weil ich die Gelegenheit genauso gut für meine Hausaufgabe nutzen und als jemand anders ausgehen konnte. »Kannst du mir etwas leihen?«, fragte ich deshalb.

Quietschend klatschte sie in die Hände und rannte zum Schrank. Noch eine Klatscherin. War das in Minot Mode? Kurz darauf zwängte ich mich in einen eng anliegenden silbernen Rock, der eigentlich mehr ein breiter Gürtel war. Dazu in ein bauchfreies Glitzeroberteil in Rosa, das aufgrund meiner kleinen Oberweite wenigstens nicht so viel zeigte wie bei Cassidy. Dazu meine einzigen High Heels, die ich mir zu meinem Abschlussball geleistet hatte, aber selten trug. Mein Gesicht bemalte sie mit etlichen Grau- und Rosatönen. Danach war ich wirklich nicht mehr Rylee Chung. Wer, das würde sich herausstellen.

Ich versuchte, mich Cassidys Art zu bewegen anzupassen, wackelte aufreizend mit meinem Po und streckte meine Brüste heraus. Kicherte, wie sie kicherte, und warf schwungvoll meine Haare zurück. Total albern und fremd kam ich mir vor. Aber das war der Zweck der Aufgabe. Ich musste mich nur einfinden. Dann würde es schon gehen.

Wir trafen uns mit ihren Freundinnen, die allesamt ähnlich wie Cassidy und ich gekleidet waren und sich auch so benahmen, in einer Bar nicht weit von unserem Wohnheim entfernt. Kaum hatten sie uns überschwänglich und mit lautem Gegacker begrüßt, mussten wir auch schon den ersten Shot trinken. Dass keine von uns einundzwanzig war, störte hier offenbar niemanden. Die Bar war vollgestopft mit Menschen, wobei die meisten davon bereits betrunken waren. Während Cassidy sich mit ihren Freundinnen ans andere Ende des Raums verzog, wo ich sie nicht mehr sehen konnte, stand ich allein mit meinem Longdrink herum und beobachtete die Leute. Mehrere Stunden beachtete mich niemand, was mich aber nicht störte. Ich war nicht zwanghaft auf der Suche nach neuen Bekanntschaften. Außerdem war ich nicht schüchtern, hätte also problemlos selbst jemanden ansprechen können. Wollte ich aber nicht. Ich mochte es, andere Menschen beim Leben zu beobachten, und weder langweilte ich mich, noch fühlte ich mich einsam.

»Hey, schönes Mädchen«, raunte mir auf einmal jemand ins Ohr. Ich kannte die Stimme, sie gehörte Tristan, allerdings klang sie rauer als sonst und passte nicht zu den dazugehörigen Worten. So flirty war er normalerweise nicht. »Ich habe dich noch nie hier gesehen. Bist du neu? Du wärst mir sonst garantiert aufgefallen.«

Tristan strich mir mit frechem Grinsen eine Strähne hinters Ohr. Seine Finger blieben auf meiner Wange liegen und streiften zart über meine Haut. Ich erschauderte.

Mich verwirrte sein Verhalten. Dann kombinierte ich, dass er vermutlich ebenso im Hausaufgabenmodus war wie ich. Vielleicht war er in ein anderes, selbstbewussteres, offensiveres Ich geschlüpft. Ich war mir nicht sicher, wie ich diese Tristan-Version finden sollte. Seine Haare waren auf Out-of-Bed-Bad-Boy-Art zerzaust, die ihm einen wilden Touch verlieh. Statt seiner üblichen Hemden oder Hoodies trug er ein ärmelloses Shirt einer Heavy-Metal-Band, die ich nicht kannte, dazu an den Knien zerrissene Jeans und derbe Boots. Sogar einen Dreitagebart hatte er sich wachsen lassen. Genauso hatte ich Tristan eingeschätzt: Wenn er etwas machte, dann richtig und bis ins kleinste Detail durchdacht und ausgearbeitet. Mit der Hand fuhr er in meinen Nacken, dazu gab er ein leises Brummen von sich.

»Du bist heiß.« Er war heiß, denn wo er mich berührte, brannte meine Haut. Als er sich zurückzog, fror ich sofort an der Stelle, an der eben noch seine Hand gelegen hatte. Ich beschloss mitzuspielen.

»Ich bin Donovan«, stellte er sich vor.

»Danbi«, nannte ich ihm spontan den Namen meiner Tante.

»Danbi«, wiederholte er mit dunkler Stimme und machte ein Geräusch, als würde er etwas Leckeres schmecken. Er legte den Kopf schief, betrachtete mich. »Klingt schön. Hat das irgendeine Bedeutung?«

»Es bedeutet *süßer Regen* auf Koreanisch.«

Er knurrte leise. Echt jetzt? Damit übertrieb Tristan meinem Geschmack nach ein wenig. Kein echter Mann knurrte, das war affig. Oder kannte ich nur die falschen Typen? Dummerweise machte mich sein Verhalten wirklich an, obwohl er mich auf billigste Art anbaggerte. »Das passt. Du bist nämlich verdammt süß.« Seine Zunge schnellte heraus und leckte über seine Lippen. »Darf ich mal kosten?«

Ohne auf meine Antwort zu warten, beugte er sich vor und drückte seine Lippen an meinen Hals. Er zog eine feuchte Spur meinen Hals hinauf, bis zu meinem Ohrläppchen, an dem er anschließend knabberte. Es schüttelte mich leicht, allerdings auf äußerst angenehme Art. Was machte er da? Und warum ließ ich es zu? Aber es fühlte sich zu gut an, um ihn aufzuhalten. Als Rylee hätte ich nie erlaubt, dass mich jemand ohne meine Zustimmung ableckte. Danbi dagegen ging auf sein Flirten, das einen eindeutigen Zweck verfolgte, ein. Danbi war ein williges Mädchen. Eins wie Cassidy. Eins, das sich nur zu gern erobern und verführen ließ. Und Rylee genoss es zugegebenermaßen auch sehr. Wem gefiel es nicht, umgarnt und begehrt zu werden?

Tristans Hände strichen von meinem Nacken an meiner Seite abwärts bis zu meiner Taille, wo er fest zupackte und mich an sich zog. Seine Daumen streichelten meinen Bauch. Seine Lippen erkundeten immer noch meinen Hals. Ab und zu raunte er Komplimente in mein Ohr. Keine besonders einfallsreichen, aber das war mir egal. Das hier war ein Spiel. Eins, das sich allerdings verdammt echt anfühlte. Wie weit würde Tristan gehen? Wie weit würden Donovan und Danbi gehen? Ich beschloss, die Dinge einfach laufen zu lassen und zu improvisieren. Das war es schließlich, was wir tun sollten. Die andere Person leben. Mit allem, was dazugehörte. Danbi zu sein, machte außerdem wirklich Spaß. Auch deswegen, weil Tristan es mir als Donovan leicht machte, mich in diese andere Person fallen zu lassen. Und mich ihm beziehungsweise Donovan hinzugeben. Tristan als Donovan war gut. Richtig gut. So gut, dass ich ihm seine Bad-Boy-Masche anstandslos abnahm. Er war wirklich ein fantastischer Schauspieler.

»Lass uns tanzen«, flüsterte er. Leider ließ er dabei von mir ab und trat einen Schritt zurück.

*Ich hasse tanzen*, dachte Rylee. Danbi nickte und legte folgsam ihre Hand in Donovans.

Zielstrebig bahnte er uns einen Weg durch die Menge, grüßte immer wieder nach links und rechts, grinste selbstbewusst.

Danbi hatte keine Probleme mit One-Night-Stands. Na gut, Rylee auch nicht. Aber momentan war ich nicht Rylee. Ich war Danbi. Und die hatte Lust auf Sex mit einem fremden, verdammt heißen Typen, der mich wollte und mir das auch deutlich zeigte. Mich zwang niemand, das hier zu tun. Selbst als Danbi würde ich mich niemals zu etwas hinreißen lassen, das ich als Rylee später bereuen würde. Und Tristan würde sicher nie so weit gehen, mich zu etwas zu überreden, was ich nicht wollte. Egal, in welcher Rolle wir agierten. Allerdings steckte nicht nur Danbi mittlerweile zu tief drin, um einfach aufzuhören. Ich wollte Tristan auch. Nicht im Spiel, sondern in echt. Ich sehnte mich nach ihm und seinen Berührungen. Ich wollte nicht nur davon träumen, wie es war, mit ihm zu schlafen.

Er zog mich an seinen muskulösen Körper, und automatisch schlang ich meine Arme um ihn. Mit ihm musste ich nicht nachdenken, mein Körper – ich – reagierte instinktiv auf ihn.

»Eigentlich will ich gar nicht tanzen«, gab er zu und grinste zweideutig. »Eigentlich wollte ich nur einen nicht ganz so platten Grund, dich anzufassen. Ich will dich, Danbi. Also, warum groß drum herumreden?«

»So, du brauchst also einen Vorwand, um mich anzufassen?«, neckte ich ihn. »Kam mir vorhin nicht so vor.«

Er lachte. »Ich bin nicht so ein Prolet, wie du vielleicht denkst.« Momentan konnte ich fast gar nicht mehr denken, weil er im Rhythmus der Bässe seinen Unterleib an meinem rieb. Er war hart. Gut, dass Erregung bei Frauen nicht ganz so offensichtlich war. Denn ich war mittlerweile auch ziemlich angetörnt. »Sonst würde ich dich aufs Klo oder irgendwo anders hin zerren und dich dort einfach nehmen. Aber so bin ich nicht. Ich habe

Stil. Und du auch. Du hast was Besseres als einen schnellen Klofick verdient, süßer Regen. Danbi.« Wie er meinen Rollennamen aussprach, klang, als flösse warmer Honig meinen Körper hinab, der sich in meinem Schritt sammelte.

Sollte ich ihn spontan mit zu mir nehmen? Cassidy würde sicher noch eine Weile hierbleiben. Also hatte ich sturmfrei. Außerdem war noch gar nicht sicher, ob wir es wirklich durchziehen würden. Vielleicht begleitete er mich auch nur nach Hause, und dann würden wir die Sache abbrechen und uns über unsere sexgeilen Hausaufgaben-Ichs kaputtlachen. Andererseits durften wir ja nicht mit anderen über unsere Aufgabe sprechen. Ich auf jeden Fall würde keinen Rückzieher machen. Dazu wollte ich ihn viel zu sehr. Als Danbi und vor allem als Rylee. Vielleicht war Donovan der Weg für Tristan, sich ohne Umweg über sein kompliziertes Gehirn auf mich einzulassen. Mir sollte es recht sein. »Können wir zu dir? Ich bin eben erst umgezogen, und alles ist Chaos.« Er verzog entschuldigend das Gesicht. Die Ausrede war denkbar unglaubwürdig. Echte Donovans wollten niemanden mit nach Hause nehmen, um sich leichter aus dem Staub machen zu können, nicht weil nicht aufgeräumt war. Im Kopf erstellte ich mir eine Liste, was ich Tristan bei der Auswertung unserer Hausaufgabe rückmelden würde.

Tristan wartete draußen am Ausgang auf mich, die Hände lässig in den Hosentaschen vergraben, an die Wand gelehnt, einen Fuß abgestützt. Wir grinsten uns breit an, und er stieß sich von der Mauer ab und trat zu mir. Stand so dicht vor mir, dass ich seinen heißen Atem auf meiner Haut spürte und ich den Kopf in den Nacken legen musste, um ihn anzusehen. Obwohl er mich nicht anfasste, flimmerte die Luft zwischen uns. Dabei mochte ich Typen wie Donovan in der Realität nicht einmal besonders gern. Aber das hier war Tristan. Hoffentlich war das nicht nur ein Spiel für ihn. Konnte ein Penis lügen? Schauspieler machten ja eine Menge in ihrem Charakter, wenn es die Rolle forderte. Sie weinten, wenn sie nicht traurig waren, lachten, wenn sie nicht fröhlich waren, rauchten und tranken, obwohl sie Drogen ablehnten, küssten Frauen, auch wenn sie in Wahrheit schwul waren oder umgekehrt, aßen hundertmal den gleichen Kuchen, bis eine Aufnahme endlich im Kasten war. Aber waren sie auch auf Knopfdruck erregt? Vorausgesetzt, sie waren keine Pornodarsteller. Ich jedenfalls nicht.

Sein Blick glitt zu meinen Lippen, aber er fasste mich nicht an, was die Spannung und Vorfreude nur noch erhöhte. Langsam senkte er seinen Mund auf meinen, küsste mich tief und wild und ganz anders als der Tristan beim Vorsprechen im Juni. Ich hielt mich an seinen Oberarmen fest, um nicht zu straucheln, denn er küsste mich so leidenschaftlich, dass ich mich kaum auf den Beinen halten konnte. Nach einer Ewigkeit und trotzdem viel zu früh löste er seine Lippen von meinen.

»Wo wohnst du? Ich hoffe, es ist nicht weit.« Er schluckte, und selbst im Halbdunkeln konnte ich erkennen, wie groß seine Pupillen waren und wie sich seine Erektion unter seiner Hose abzeichnete. Ich nahm seine Hand und zog ihn fort von der Bar und in Richtung meines Wohnheims.

Unbeholfen fummelte ich den Schlüssel ins Schloss der Eingangstür. Offenbar ging es Tristan nicht schnell genug, denn er presste sich an meinen Rücken und umarmte mich von hinten, biss mich leicht in die Schulter. Endlich schaffte ich es aufzusperren, und wir stolperten in den Flur. Er drängte mich zum Aufzug und drückte hektisch auf die Knöpfe, sein Mund an meinem Hals vergraben.

»Können wir bitte die Treppe benutzen?«, keuchte ich. Das Letzte, was ich momentan wollte, war, dass mir meine Klaustrophobie in die Quere kam. Nichts war abturnender als eine Panikattacke.

Tristan richtete sich auf und verzog das Gesicht. Selbst ich erkannte, dass er nicht begeistert war. »Wieso?«

»Der bleibt manchmal stecken«, log ich. Man warf seinem zukünftigen Sexpartner keine psychischen Störungen vor die Füße.

Doch anstatt meine Bitte ernst zu nehmen, schob er mich rückwärts in die Kabine, deren Tür sich gerade geöffnet hatte. »Na und? Wir werden uns schon die Zeit vertreiben.« Anzüglich wackelte er mit den Augenbrauen und grinste. »Ich wollte schon immer mal Sex im Aufzug.«

Ich nicht. Aber jetzt war es zu spät. Also drückte ich den Knopf zu meinem Stockwerk und konzentrierte mich auf meine Atmung.

»Alles klar?«, fragte er. »Du schaust auf einmal nicht mehr so überzeugt.« Er klang tatsächlich besorgt und ehrlich an meinem Befinden interessiert.

»Ich fahr nicht gern Aufzug«, gab ich dann zu. Er kommentierte es nicht, entschuldigte sich aber auch nicht, dass er mich gezwungen hatte einzusteigen, umarmte mich dafür und hielt mich, bis wir endlich oben ankamen.

In meinem Zimmer packte er mich, wirbelte mich herum, drängte mich gegen die Wand und drückte seine Lippen auf meine. Damit war die Frage, ob er jetzt einen Rückzieher machen, Donovan ablegen und wieder Tristan sein würde erledigt. Gut so.

Doch auf einmal stoppte er, zog seinen Kopf so weit zurück, dass er mich ansehen konnte. »Du weißt, es geht nur um Sex, oder? Ich will keine Beziehung. Das hier ist kein Versprechen auf irgendwas.«

Der im Grunde berechtigte Satz versetzte mir unwillkürlich einen Stich. Nicht einen Moment fiel er aus seiner Rolle. Danbi stimmte Donovan in allem zu. Rylee jedoch war sich nicht so sicher, ob sie nicht doch mehr wollte.

»Nichts anderes war geplant«, bestätigte Danbi, woraufhin er strahlte und mich noch einmal küsste.

Das alles hier mit Tristan beziehungswiese Donovan war anders als erwartet. Hemmungslos und ungezwungen. Entweder täuschte ich mich in ihm, oder er war – ich konnte es nur wiederholen – preisverdächtig gut im Schauspielern.

Sobald er angefangen hatte, mich zu berühren, und anschließend zuerst mir, dann sich selbst die Kleider regelrecht vom Leib gerissen hatte, verschwand Danbi vollständig, und ich war nur noch Rylee. Hausaufgaben oder andere Charaktere waren mir egal. Ich wollte das hier als ich erleben. Genießen. Das konnte Rylee nämlich wesentlich besser als Danbi.

Mit frechem Grinsen und blitzenden Augen schubste er mich aufs Bett und krabbelte über mich, verlor dabei nie den Kontakt mit meiner Haut. Entweder durch seine Zunge, seine Lippen oder seine gekonnten Finger. In seinen Berührungen spürte ich seine Erfahrung, und ehrlich gesagt erstaunte es mich ein wenig, *wie* erfahren es sich anfühlte. *Stille Wasser sind tief und so.* All diese Gedanken schob ich in einen Teil meines Gehirns, der momentan die Klappe halten sollte, und gab mich der Situation hin. Keiner von uns redete, vielleicht aus Angst, dass doch noch die Vernunft über die Situation siegen würde. Es war egal, wer wir waren. Wir begehrten einander, wollten uns so nah wie möglich sein, jetzt und hier in dem schmalen Wohnheimbett.

Mit den Knien öffnete er meine Schenkel, ich ließ es bereitwillig zu, seine Erektion pulsierte an seinem Bauch, hinterließ feuchte Spuren auf meiner erhitzten Haut. Wieder küsste er mich, schob seine Zunge in meinen Mund, stieß zu, im gleichen Rhythmus wie sein Unterkörper. Mit einer Hand stützte er sich über mir ab, mit der anderen streichelte er meine hungrige Brust, zwickte leicht in meinen Nippel. Der Schmerz und die Lust fuhren direkt in meine Mitte. Wir schliefen noch nicht einmal miteinander, trotzdem stand ich kurz vor einem Orgasmus.

»Oh, Danbi! Du bist der Wahnsinn!«, keuchte er.

Von mir aus konnte er jetzt mit dem Spiel aufhören und mich bei meinem richtigen Namen nennen, aber ich war zu erregt, um zu widersprechen oder gar das hier abzubrechen. Halb rollte er sich von mir herunter, angelte nach seiner Jeans und holte ein Kondom aus der Hosentasche. Aha, dann hatte er das wohl geplant. In gewisser Weise enttäuschte mich das. Allerdings hatten Bad Boys grundsätzlich Kondome dabei, insofern passte es wieder zu seiner Rolle.

Zum Zweifeln hatte ich keine Zeit – und keine Lust mehr –, denn er rollte sich das Kondom über und senkte sich wieder auf mich. Reizte meine Spalte mit seiner Spitze. Griff zwischen uns und stimulierte meine Klitoris, fuhr mit zwei Fingern in mich und bewegte sie in genau der richtigen Intensität. Wenig später verkrampfte ich mich um ihn, stöhnte an seine Schulter, zitterte vom Orgasmus. Als ich die Augen wieder öffnete, sah er mich lächelnd an und küsste mich auf die Stirn, zog seine Finger aus mir und leckte sie ab. Noch etwas, was ich Tristan nie zugetraut hätte. Mit den Unterschenkeln holte ich ihn zu mir und ließ ihn endlich in mich hinein. Sofort fing er an, sich in mir zu wiegen, und die nächste halbe Stunde vögelten wir, als wären wir die zwei Fremden, die wir vorgaben zu sein.

Irgendwann wachte ich von einem Rumpeln und einem leisen Fluchen auf. Ich öffnete ein Auge, sah im fahlen Licht eines erleuchteten Handydisplays, wie Tristan versuchte, in seine Jeans zu schlüpfen, und wie er seinen zweiten Schuh suchte. Doch ich hielt ihn nicht auf und stellte mich schlafend. Beobachtete durch einen Spalt meiner Lider, wie er sein Shirt, Schuhe und seine Lederjacke unter den Arm klemmte und sich hinausschlich.

Was hatte ich anderes erwartet? Dass er sich nach unserem großartigen Sex einfach in Tristan zurückverwandelte und mir ewige Liebe gestand? Viel wahrscheinlicher war, dass Tristan klar geworden war, was Donovan angestellt hatte und er sich jetzt schämte. Oder es bereute, dass er es so weit hatte kommen lassen. Dass unsere Geilheit die Vernunft ausgeschaltet hatte. Oder beides. Zumindest entsprach das wieder dem Bild, das ich von Tristan hatte, mehr als unser gemeinsamer Abend.

Trotzdem schade.

Seufzend drehte ich mich auf die Seite, zog die Decke bis zum Kinn, wickelte mich ein und versuchte, wieder einzuschlafen.

# Tristan

»Wo ist Donovan schon wieder? Kannst du ihn mal bitte wecken?«, bat mich Morgan, während sie uns allen Porridge kochte.

Ich ließ mich auf den Stuhl neben Parker, die irgendwelche letzten Hausaufgaben hinkritzelte, sinken und goss mir Kaffee aus der Thermoskanne ein. Mit nacktem Oberkörper, barfuß und in Jogginghose kam Nate gähnend und die Haare trocken rubbelnd ebenfalls in die Küche. Das Handtuch hängte er über die Lehne seines Stammplatzes, lief zu Morgan an den Herd, umarmte sie von hinten und küsste sie auf den Nacken. Sie kicherte.

»Guten Morgen, Schöne«, raunte er. Sie neigte den Kopf, damit er besser an ihrem Hals knabbern konnte. Erst nach einer Ewigkeit ließ Nate meine Schwester los, trat ein paar Schritte zurück und lehnte sich mit der Hüfte an den Kühlschrank. »Guten Morgen, Kinder«, fügte er grinsend hinzu, obwohl er genau wusste, wie Parker sich über diese Bezeichnung ärgerte. Als er zu unserer Familie gestoßen war, waren wir tatsächlich alle noch halbe Kinder gewesen, Parker erst dreizehn, Donovan und ich fünfzehn. Es kam mir wie eine Ewigkeit vor.

»Tristan, du solltest doch deinen Bruder wecken«, erinnerte mich Morgan. Sie zog den Topf von der Platte, rührte Honig und Zimt in den Haferbrei und schnitt Obst in kleine Würfel, drapierte es auf einem Teller und stellte alles auf den Tisch. »Wann ist er eigentlich gestern Nacht nach Hause gekommen?«

»Keine Ahnung«, antwortete ich und zuckte die Schultern. Wenig begeistert stemmte ich mich hoch, dann lief ich zu seinem Zimmer und hämmerte gegen seine Zimmertür. »Don. Aufstehen!«, brüllte ich.

Ich hörte von drinnen ein Stöhnen und »Hau ab!« als Antwort.

»Du musst arbeiten. Rami bringt dich um, wenn du nicht pünktlich bist.«

Wieder nur ein undefinierbarer Laut. Also öffnete ich die Tür, schaltete das Licht ein und zog die Rollläden hoch. Er drückte das Gesicht ins Kissen und zischte wie ein Vampir, der bei Sonne zu Staub zerfällt. Aber ich hatte kein Mitleid und riss seine Decke weg. Wie immer schlief er nackt, sodass mir sein Hintern entgegenleuchtete. Sein Hinterteil und damit – als eineiiger Zwilling – auch meins, konnte man, ohne anzugeben, durchaus als knackig bezeichnen. Zumindest hatte sich noch kein Mädchen darüber beschwert. Seit Donovan im Fitnessstudio arbeitete und deswegen öfter trainierte als ich, waren seine Schultern allerdings ein wenig breiter als meine, seine Arme eine Spur muskulöser. Außenstehenden fiel das kaum auf. Die meisten konnten uns nicht einmal angezogen unterscheiden, obwohl wir verschiedene Frisuren trugen und einen völlig anderen Klamottenstil bevorzugten. Und uns auch sonst unterschiedlich benahmen. Vermutlich schauten die Leute einfach nicht genau genug hin, denn das hätte bedeutet, zu erkennen, dass wir eben nicht nur »die Twins«, sondern eigenständige Personen waren.

Grummelnd rollte sich Donovan herum und präsentierte mir ungeniert seine Morgenlatte. Das war das Los, wenn man sich ein Leben lang ein Zimmer geteilt hatte. Zwischen uns gab es quasi keine Schamgrenzen. Obwohl meine theoretisch immer ein wenig höher als Donovans gelegen hätte. Er kratzte sich am Bauch, rappelte sich umständlich hoch und setzte sich breitbeinig an den Bettrand. Dann stützte er seine Ellbogen auf die Knie und gähnte laut und mit offenem Mund. »Uhrzeit?«, fragte er.

»Kurz nach sieben.« Er stieß Luft aus und rieb sich übers Gesicht. »Gestern spät geworden?« Er nickte. Bei mir auch. »Und? War's wenigstens gut?«

Sein Gesichtsausdruck war Antwort genug. Auch beim Thema Frauen unterschieden wir uns. Er hatte kein Problem mit One-Night-Stands, ich bevorzugte Beziehungen. Allerdings war ich für beides zu feige. Wenn man es nicht einmal schaffte, ein Mädchen anzusprechen, bekam man weder das eine noch das andere. Außerdem war schneller Sex ohne Gefühle nicht zu vergleichen mit Sex mit jemandem, in den man verliebt war. Trotzdem fragte ich mich immer, wie es wohl war, so sorg- und zwanglos wie Donovan zu sein.

Die Hausaufgabe war eine hervorragende Gelegenheit, das auszuprobieren. Ich würde einfach Donovan sein, konnte ihn eins zu eins kopieren. Gleich gestern Abend war ich deswegen als er ausgegangen. Es ging schließlich nicht nur um neue Erfahrungen, sondern auch um Noten und Credits. Und ich war nun mal ehrgeizig, wenn es um meinen Traumberuf ging. Um als Schauspieler erfolgreich zu werden, musste man hart arbeiten und sich in Figuren hineindenken, die das Gegenteil von einem selbst darstellten. Äußerlich hatte ich nur in seine Klamotten schlüpfen müssen, mich auch wie er zu verhalten und zu denken war weitaus schwieriger gewesen. Und anstrengend. Aber gleichzeitig erstaunlich leicht, weil es wie von selbst gelaufen war. Mich hatten Leute sogar als Donovan angesprochen, und ich hatte sie nicht über ihren Fehler aufgeklärt. Genau das hatte ich ja gewollt. Dass man mir meine Rolle zu hundert Prozent abnahm. Ich hätte mich gern mit anderen Kursteilnehmern über diese Erfahrung ausgetauscht, aber das war ja verboten. An solche Anweisungen hielt ich mich grundsätzlich, weil unsere Ausbilder schon wussten, was und warum sie etwas entschieden. Ein Stück weit war es auch befreiend gewesen, Donovan zu sein. Von ihm konnte ich lernen, loszulassen und einfach zu genießen. Auch beim Thema Sex.

»Und wie war's bei dir? Warst du noch weg?« Donovan sah mich erwartungsvoll an. Ich würde ihm sicher nicht erzählen, dass ich gestern als er unterwegs gewesen war und was ich getrieben hatte. Deswegen schwieg ich und zuckte die Schultern, konnte mir aber ein Grinsen nicht verkneifen.

»Was ist los, Brudi? Hast du etwa jemanden flachgelegt?« Mein Grinsen wurde noch breiter. Er erwiderte es. Es war, wie in einen Spiegel zu schauen. Andere hätten das vielleicht seltsam gefunden, wir kannten es nicht anders.

»Tristan Jones, ich bin stolz auf dich«, sagte Donovan in anerkennendem Ton und nickte.

»Es gibt Porridge«, informierte ich ihn. Damit konnte man meinen Bruder zuverlässig aus dem Bett locken. Ich wollte nicht weiter über gestern reden, sonst fragte er noch nach Details.

Aber er lehnte ab. »Ich muss erst mal duschen.«

Er hievte sich hoch, schlappte zum Bad, und kurz darauf hörte ich das Wasser rauschen.

»Er ist wach und im Bad«, sagte ich, als ich zurück in der Küche war, zu Morgan, die mittlerweile selbst aß. Nate säuberte genüsslich seinen Teller mit den Fingern, und Parker war verschwunden. Aber der halb leere Teller zeigte, dass sie wenigstens ein bisschen Nahrung zu sich genommen hatte. Das war immerhin mehr als an manch anderen Tagen. Ich machte mir Sorgen um sie, aber das war, seit Mom uns verlassen hatte, Dauerzustand. Wir anderen kamen mit unserer momlosen Situation mittlerweile relativ gut klar. Aber Parker nicht. Sie litt immer noch, auch wenn sie sich eher die Zunge abgebissen hätte, als das zuzugeben.

Morgan wollte etwas erwidern, vermutlich irgendetwas Pädagogisches, dass Donovan mehr lernen und weniger feiern sollte oder etwas in der Art, aber Nate legte seine Hand auf ihren Arm und schüttelte stumm den Kopf. Seufzend schloss sie ihren Mund wieder. Wir waren erwachsen, da kam Erziehung ohnehin zu spät. Im Großen und Ganzen hatte Morgan ihren Job als Ersatzmutter fantastisch erledigt, obwohl sie damals selbst noch so jung gewesen war. Dass Donovan immer auf Spaß und ein leichtes Leben aus war, Parker in den letzten Jahren meist wütend gewesen war und ich nur in anderen Rollen aus mir herausgehen konnte, war nicht Morgans schuld. Und auch nicht Dads. Beide hatten alles gegeben, damit wir möglichst unbeschadet aufwachsen konnten. Was uns an Geld gemangelt hatte, hatten sie mit Liebe mehrfach aufgewogen.

Ich gab eine Handvoll Obst auf meinen eigenen Haferbrei und begann zu frühstücken. Ein paar Minuten später schlurfte Donovan frisch geduscht, aber immer noch sehr müde aussehend, in die Küche und plumpste auf seinen Platz. Automatisch sprang Morgan auf und reichte ihm einen Teller und eine Tasse Kaffee. Wenigstens lächelte er sie zum Dank an.

»Kannst du mich mit zum Studio nehmen?«, wollte Donovan von Nate wissen.

»Nein, sorry. Ich fliege heute nach New York und treffe mich da mit meinem Agenten. Wegen der neuen Reihe«, erklärte er.

»Ach ja, da war was«, murmelte Donovan und schaufelte weiter seinen Brei in sich hinein. In unserer Familie interessierte er sich am wenigsten für Nates Schriftstellerkarriere. Ich dagegen fand es großartig, einen Autor in der Familie zu haben. Wenn eines seiner Bücher irgendwann verfilmt werden sollte, wollte ich unbedingt eine Rolle darin spielen.

»Was steht bei dir heute an, Tristan?«, fragte Nate, warf seine üblichen Morgenmedikamente in den Mund und spülte sie mit einem großen Schluck Wasser hinunter.

»Heute müssen wir uns für das Semester-Stück eintragen, in dem wir mitspielen wollen.«

»Für was hast du dich entschieden? Antike oder Moderne? Du kannst ja schlecht schon wieder Shakespeare nehmen.« Er grinste und zwinkerte.

»Ich bin mir noch nicht sicher«, gestand ich.

Er legte den Finger an die Lippen und beugte sich ein wenig vor. »Was steht denn zur Auswahl?«

»*Die Vögel* von Aristophanes und so eine Art Spin-off von *The Walking Dead*. Das Drehbuch dazu hat die Drehbuchklasse in Bismarck geschrieben.«

»Cool«, kommentierte Donovan schmatzend. »*The Walking Dead* ist super. Du wärst ein super Zombie. Das Aussehen passt schon mal.« Er kicherte dämlich. »Oder ist es dir zu gruslig, Brudi?«

»Dir ist schon klar, dass du dich selbst auch beleidigst, wenn du mich als Zombie bezeichnest?«, erinnerte ich ihn.

Donovan zuckte die Achseln. »Ich war schon immer der Schönere von uns beiden.«

»Ihr seid eineiige Zwillinge. Also genau gleich«, sagte Morgan unnötigerweise, als wäre das eine völlig neue Information für uns.

»Zombiiieee«, zischte Donovan, legte den Kopf schief, streckte seine Arme aus und gab grässliche Ächzgeräusche von sich. Morgan schlug ihm auf den Arm, aber er reagierte nicht, keuchte laut in meine Richtung und wackelte mit dem Oberkörper hin und her wie ein Zombie mit Hospitalismus. So gut es ging, ignorierte ich ihn und widmete mich wieder Nate.

»Ich sehe dich eher in der Antike. Aristophanes *Vögel* ist ein hochinteressanter Stoff«, warf dieser ein. »Und immer noch politisch brisant.«

Donovan seufzte übertrieben. »Werde ich nicht mal morgens von eurem intellektuellen Gelaber verschont?«, fragte er in normaler Menschenstimme.

Aber keiner antwortete.

»Ich weiß noch nicht«, gab ich vage zurück. Ich brauchte ohnehin alle Epochen. Mich reizten beide Stücke, und ich wollte es von den Mitspielern abhängig machen. Von Rylee zum Beispiel. Hoffentlich wählte sie nicht Shakespeare. Gemeinsam an einem Stück zu arbeiten, wäre eine unverfängliche Gelegenheit, mehr Zeit mit ihr zu verbringen.

Warum war ich nur so ein verdammter Schlappschwanz? Oder *verklemmt*, wie Donovan es ausdrückte.

»Nimm das, was dir besser gefällt«, riet Morgan, wie gewohnt pragmatisch. »Du triffst sicher die richtige Entscheidung.«

Morgan glaubte immer an uns. Sie war davon überzeugt, dass ich mal berühmt werden würde. Hollywood. Mindestens.

Nach dem Essen half ich Morgan, das Geschirr in die Spülmaschine zu räumen, und wischte den Tisch ab, während Nate sich für seinen Kurztip nach New York fertig machte und Donovan sich einfach verzogen hatte.

Morgan wrang den Lappen aus, hängte ihn zum Trocknen an den Haken über der Spüle und drehte sich zu mir um. »Was gibt es Neues an der Academy?«

»Nichts Besonderes«, log ich, obwohl Rylee mehr als *besonders* war. Und obwohl ich das erste Mal seit Jahren einen One-Night-

Stand gehabt hatte. Also, nicht ich, sondern Donovan. Mann, war das verwirrend.

»Keine neuen Projekte? Komm schon, ich bin neugierig, was ihr dort alles so macht. Sonst erzählst du doch auch. Ist etwas passiert?«

Ja, Rylee ist passiert. Aber ich wollte mit meiner Schwester nicht über Frauen sprechen.

Um sie zufriedenzustellen, erzählte ich ihr deswegen von meiner Hausaufgabe, allerdings nur von den Rahmenbedingungen natürlich.

Sie nahm sich ein Glas aus dem Hängeschrank, füllte es mit Wasser aus dem Hahn und trank. Beobachtete mich über den Rand und hörte mir aufmerksam zu. Ich sah, wie es in ihrem Kopf ratterte. Als ich fertig war, ließ sie das Glas sinken. »Klingt spannend. Wer willst du sein? Hast du dir schon eine Figur ausgedacht?«

»Wir dürfen nicht drüber sprechen.«

Sie klopfte mir auf die Schulter. »Egal, was oder wer. Ich bin sicher, dass du das hinkriegst. Du bist gut. Du schaffst alles.« Sie umarmte mich kurz, küsste mich auf die Wange und verließ dann die Küche.

Mit dem Fahrrad brauchte ich zwar länger zur Academy als mit dem Bus, aber ich liebte die Bewegung und die frische Morgenluft. Fürs Fitnessstudio fehlte mir während des Semesters leider meist die Zeit.

Ich stellte mein Rad in den überdachten Fahrradparkplatz vor der Academy, schloss es an und zog meinen Helm vom Kopf. Weil ich so schnell gefahren war, war ich verschwitzt und außer Atem. Deswegen fummelte ich aus meinem Rucksack ein Taschentuch, wischte mir damit über die Stirn und roch an meinen Achseln.

Gut, dass ich immer ein Ersatzoberteil dabeihatte. Das holte ich ebenfalls heraus, legte es auf den Sattel, griff in meinen Nacken und zerrte an meinem Shirt. Wegen des Schwitzens war es feucht und klebte unangenehm auf der Haut, sodass ich Mühe hatte, es auszuziehen.

Jemand gluckste. »Brauchst du Hilfe?«

Durch den Stoff hörte sich die Stimme dumpf an, aber ich hätte sie trotzdem unter allen Stimmen der Welt erkannt.

Endlich schaffte ich es, mich von dem widerspenstigen Oberteil zu befreien, und grinste Rylee an. An dieser Stelle hätte ein anderer Kerl sicher einen passenden Spruch aus dem Ärmel geschüttelt und zu flirten angefangen. Aber ich war nur Tristan, und deswegen fiel mir nichts ein, was nicht lahm geklungen hätte. Vielleicht sollte ich mich wirklich bei dem Improkurs anmelden. Wobei ich auf der Bühne und als Schauspieler – oder als Donovan – keinerlei Probleme mit spontanem Handeln und Sprechen hatte. Nur Tristan stellte sich so peinlich unbeholfen an. Also sagte ich gar nichts.

Rylee strahlte mich an, als wäre ich der Weihnachtsmann höchstpersönlich, ihr Blick wanderte meinen Oberkörper hinab. So fantastisch war mein Körper nun auch nicht, und ich konnte mir nicht vorstellen, dass sie außerhalb ihres Schlafzimmers noch nie einen halb nackten Typen gesehen hatte. Ich wusste ja bereits aus eigener Erfahrung, dass sie nicht prüde war. Freute sie sich derart, mich zu treffen? Das machte mir Hoffnung auf mehr. Sie knetete ihre Hände, als müsste sie sich zurückhalten. Höflicher wäre gewesen, mich nicht so anzustarren. Aber wer brauchte schon Höflichkeit und Anstand? Allerdings wurde es mir nach langen Sekunden stummen Betrachtens dann doch unangenehm. Verlegen knüllte ich das frische T-Shirt zusammen und räusperte mich. Dass ich es auch einfach hätte anziehen können, um diese seltsame Situation zu beenden, kam mir in dem Moment nicht in den Sinn. Auf einmal runzelte sie die Stirn und zeigte auf eine Stelle seitlich unterhalb meines Bauchnabels.

»Die Narbe habe ich noch gar nicht gesehen. Blinddarm?« Ich nickte und schaute auf meinen Unterbauch, als wäre mir die Existenz meiner Narbe völlig neu.

So standen wir eine Weile. Langsam wurde mir verdammt kalt. Meine Nippel zogen sich zusammen, und Gänsehaut breitete sich über meinen Oberkörper aus.

»Vielleicht solltest du dir wieder was drüberziehen«, riet sie mit rauer Stimme und wandte endlich ihren Blick ab. Schluckte.

Unbeholfen schlüpfte ich in mein Longsleeve und zerrte es am Bund so weit nach unten wie möglich. Das verschwitzte Teil stopfte ich in meinen Rucksack.

»Wegen gestern«, sagte sie plötzlich leise.

»Gestern?«

Sie musterte mich. Wirkte verwirrt. Und irgendwie traurig. Fast sehnsüchtig. Dann nickte sie langsam. »Okay. Verstanden. Wir halten uns an die Regeln. Nicht darüber sprechen. Mit niemandem.« Sie verzog die Lippen zu einem gequälten Grinsen. »Du hast ja recht.« Sie lachte verlegen und nervös.

Je länger ich sie kannte, umso besser konnte ich sie lesen. Was aber auch nicht schwer war, denn ihr standen die Gefühle deutlich ins Gesicht geschrieben und waren in ihren Gesten und der Körperhaltung zu erkennen. Sie sollte lernen, sich besser zu kontrollieren, wenn sie nicht alles preisgeben wollte. Übrigens auch eine wichtige Eigenschaft, die man als Schauspieler beherrschen sollte.

Ich öffnete meinen Mund, aber sie hob die Hand und stoppte mich. »Nein, schon in Ordnung. Ich werde keine Regeln brechen. Hat ja alles seinen Sinn.« Sie holte tief Luft, ließ sie langsam entweichen und richtete sich auf. »Also, für welches Stück hast du dich entschieden? Wir müssen uns ja heute in die Listen eintragen.«

Erst jetzt bemerkte ich, was sie heute trug. Ein knielanges Kleid aus weißem Stoff mit roten Kirschen darauf, im Stil der Fünfzigerjahre. Die enge Taille und der ausgestellte Rock ließen sie kurviger erscheinen als sonst. Das gefiel mir. Strumpfhosen hatte sie keine an, sodass mir ihre glatte Haut entgegenstrahlte. Ich hätte sie so gerne dort gestreichelt. Und anderswo auch. Erinnerungen an ihren Mund stiegen in mir auf. Um mich abzulenken, lief ich Richtung Academygebäude los. Rylee folgte mir und schloss zu mir auf. Wir gingen dicht nebeneinander, ab und zu berührten sich unsere Arme, aber wir fassten uns nicht bewusst an.

Wegen des Stückes wollte ich mich nicht festlegen, bevor ich wusste, was sie plante. »Wofür schreibst du dich ein?«, fragte ich deswegen.

Sie kaute auf ihrer Lippe herum und musterte mich. »Ich dachte mir, ich schreibe mich bei dem Zombie-Ding ein«, sagte sie dann, allerdings so, als wäre sie nicht sicher. »Klingt total spannend. Ich kenne die Serie, die habe ich immer mit meiner besten Freundin Jasmin angeschaut.« Ein trauriger Ausdruck verschattete ihr hübsches, sonst so fröhliches Gesicht. »Mir ging es weniger um die Zombies an sich, die sind furchtbar, und ehrlich gesagt hatte ich anfangs auch Albträume davon. Sondern um die Konstellation der Menschen. Ihr Interagieren. Wie die verschiedenen Leute mit der Apokalypse umgehen. Wie sie versuchen zu überleben. Verstehst du?«

Ja, zu einhundert Prozent. »Ging mir genauso.« Donovan schaute die Serie ausschließlich wegen der Zombies. Ich konzentrierte mich auf die Geschichte und die Entwicklung der einzelnen Figuren. Manchmal gesellten sich auch Nate oder Dad zu uns. Das war eine Art Männerding zwischen uns vieren. »Ich habe die Serie mit meinem Dad, dem Freund meiner großen Schwester und meinem Bruder geschaut. Meine kleine Schwester wollte auch, aber sie durfte nicht.« Ich erwähnte bewusst nicht, dass mein Bruder nicht nur ein normaler Bruder, sondern mein eineiiger Zwilling war. Ich wollte nicht »der von den Twins« sein. Damit war ich aufgewachsen, und ich hatte die Schnauze voll davon. Sie sollte mich als Individuum kennenlernen und nicht als den Teil einer zufälligen Konstellation, entstanden durch eine Laune der Natur. Außerdem sollte Rylee nicht wissen, dass Donovan mein reales Vorbild für mein zweites Ich darstellte.

»Wow, du hast also drei Geschwister? Das ist großartig. Ich habe leider keine. Mein Dad hat meine Mom vor meiner Geburt sitzen gelassen, und seitdem hatte sie keinen anderen Mann mehr.«

»Das tut mir leid.« Schließlich wusste ich gut, wie es sich anfühlte, von einem Elternteil verlassen zu werden.

Sie schüttelte den Kopf. »Das muss es nicht. Um sich ein reines Gewissen beim Karma zu erkaufen, bezahlt er das alles hier.« Sie machte eine Handbewegung über den Campus und zum Gebäude, meinte aber vermutlich die Studiengebühren. »Außerdem habe ich meine Mom. Und Jasmin, meine beste Freundin. Und meine Cousine Sumi.«

»Leben sie noch in Wooster?« Mittlerweile waren wir am Eingang angekommen. Ich öffnete die Tür und hielt sie Rylee auf. Sie lächelte, machte einen kleinen Knicks und ging hindurch. Dabei streifte ihr Körper meinen. Ganz leicht nur, aber die harmlose Berührung fuhr bis in meinen Schwanz. Drinnen deutete sie auf eine der Bänke, die an der Wand aufgereiht waren. Wir setzten uns, und sie stellte ihre Handtasche auf den Boden neben sich.

»Jasmin ist letztes Jahr zum Studieren nach Seattle gegangen. Sumi hat geheiratet und ist mit ihrem Mann zurück nach Seoul. Nur meine Mom ist noch da. Ganz allein.« Sie seufzte. »Aber es gibt ja Skype.« Sie packte eine Metalldose aus, klappte sie auf und nahm eine Banane und einen Bagel heraus. Beides hielt sie mir hin, aber ich lehnte ab. »Hab noch nicht gefrühstückt«, erklärte sie, schälte die Banane und biss hinein. War es albern oder notgeil, dass mich die Art, wie sich ihre Lippen um die Banane schlossen, anmachte? »Ich krieg morgens nichts runter und das Essen in der Mensa ist mir auf Dauer zu teuer. Deswegen.« Sie hielt die Box hoch. »Selbst ist die Frau.«

»Meine Schwester Morgan macht für uns alle Frühstück und, wenn wir wollen, auch Lunchpakete. Abends kocht sie immer«, sagte ich. Das klang, als wäre ich ein unselbstständiges Kindergartenkind. Ging es noch dämlicher?

Sie fuchtelte mit der Banane herum. »Hör auf, sonst werde ich neidisch.« Sie grinste. »Oder ich komme zu euch zum Essen.«

»Wir wohnen ein ganzes Stück weg von hier.« Wegen des erneuten bescheuerten Kommentars schüttelte ich innerlich den Kopf. Das wäre *die* Gelegenheit gewesen, sie einzuladen.

Sie zuckte nur ungerührt mit den Schultern. »Egal. Dann muss ich eben bei euch schlafen.«

Was sollte ich darauf antworten? *Hallo, Spontanität und Schlagfertigkeit, wo seid ihr?* Donovan würde so etwas nie passieren. Er hätte sie mit offenen Armen zu einer Pyjamaparty empfangen.

»Oh, die Listen werden aufgehängt.« Sie deutete mit dem Bananenrest auf einen Lehrstuhlmitarbeiter, der etwas am schwarzen Brett befestigte. Den letzten Bissen stopfte sie sich in den Mund, kaute und verstaute die Box in ihrer Handtasche. Dann griff sie meine Hand und zog mich mit sich zu den Listen, vor denen schon ein paar andere Studenten warteten und die Beschreibungen lasen. Aus ihrer Rocktasche fischte Rylee einen Kugelschreiber und drängelte sich mit mir im Schlepptau durch die Menge. Ohne sich noch einmal rückzuversichern und ohne mich loszulassen, schrieb sie meinen Namen auf die *Walking Dead*-Liste, setzte ihren darunter und zog mich wieder von den Leuten weg. Im letzten Moment schnappte ich mir eins der darunterhängenden Infoblätter. Dann führte sie mich ein paar Meter abseits. Leider ließ sie nun doch meine Finger los, nahm mir das Papier weg und studierte es mit zusammengekniffenen Augen.

»Ah, okay. Erste Vorproben um vier. Alles klar.« Sie sah mich an und gab mir den Zettel zurück. »Dann sehen wir uns da? Ich bin schon wieder spät dran. Muss zu einem Erstiseminar.«

Ich nickte. Sie lächelte wieder ihr umwerfendes Lächeln, winkte und rauschte davon.

Die Frau machte mich fertig. Ehrlich. Meine Oma hätte sie als Wirbelwind bezeichnet. Einen modernen Ausdruck fand ich für sie nicht. Sie war eben Rylee. Lebendig, klug, fröhlich und unfassbar sexy. Nicht nur ihr Aussehen, sondern alles, was sie tat. Selbst wenn sie etwas in eine Liste schrieb. Ich bewunderte ihr Selbstbewusstsein.

Ich konnte es nicht schönreden.

Ich war total in Rylee verknallt.

# Rylee

Kurz vor vier, also ausnahmsweise pünktlich, betrat ich eine der drei Probebühnen der Academy. Einige Studenten warteten bereits, Tristan entdeckte ich nirgends. Ein Mann um die fünfzig, vermutlich unser Regisseur, trat mit einer Kiste unter dem Arm aus einem Nebenraum. Hinter ihm erschien Tristan, der ebenfalls einen Karton trug. Beide stellten ihre Ladung am Bühnenrand ab. Der Mann bedankte sich bei Tristan, der nickte, sich umwandte und zwischen die anderen Studenten stellte. Mich beachtete er nicht, oder vielleicht hatte er mich nicht gesehen. Hoffentlich war er wegen meiner Anspielung auf gestern nicht sauer. Er wollte die Schweigeregel nicht brechen, und ich sollte mich ebenfalls daran halten. Ich musste allein damit klarkommen, dass ich mit ihm – nein mit Donovan! – geschlafen hatte. Trotzdem komisch, dass er heute so tat, als wäre nichts passiert. Faszinierend, wie problemlos er zwischen Donovan und Tristan wechseln konnte. Ich konnte das nicht. Auch wenn es Danbi gewesen war, die auf das Flirten von Donovan eingegangen war, war letztendlich ich – Rylee – mit Tristan ins Bett gegangen. Auch wenn ich kein Recht dazu hatte, verletzte mich sein Verhalten. Dabei hatte Donovan mir nichts versprochen, sondern von Anfang an klargestellt, dass unsere Nacht nichts zu bedeuten hatte.

Wie dachte Tristan über die Sache? War ich ihm als Mensch

ebenso gleichgültig wie Donovan? Mir schwirrte der Kopf. Die zwei Tristan-Versionen verwirrten mich. Gestern noch der draufgängerische Bad Boy und heute wieder der zurückhaltende Good Guy. Das war ja wie bei einer multiplen Persönlichkeitsstörung. Multiple Orgasmen wären mir mit Tristan lieber gewesen. Selbst schuld, wenn man mit einem Typen Sex hatte, von dem man eigentlich mehr wollte. Das konnte ja nur nach hinten losgehen.

Dem Prof hörte ich nur mit halbem Ohr zu.

»Wie heißt er noch mal?«, flüsterte ich meiner Nachbarin zu.

»Reginald«, gab die leise zurück.

»Ich bin Rylee«, stellte ich mich vor. »Erstes Semester.«

Sie lachte laut auf. Weil sich alle zu ihr umdrehten und Reginald missbilligend den Kopf schüttelte, presste sie sich die Hand auf den Mund und wurde rot, kicherte aber gedämpft weiter.

Erst als Reginald wieder zu reden begonnen hatte, beugte sie sich zu mir. »Monica. Drittes Semester.«

»Ruhe die Damen!«, ermahnte uns Reginald. »Kann eine von euch beiden Tratschtanten wiederholen, was ich gerade gesagt habe?« Er zog die Augenbrauen hoch, vermutlich in der Erwartung, dass wir nicht zugehört hatten. Was in meinem Fall auch stimmte. In Monicas offensichtlich nicht, denn sie zählte auf: »Die Serie wurde im Drehbuchkurs in Bismarck für die Bühne adaptiert. Es gibt fünf Hauptrollen und fünf tragende Nebenrollen, der Rest spielt Zombies oder Wanderer, die für die Dynamik in der Hauptgruppe keine Rolle spielen, dem Zuschauer aber die Verhältnisse des postapokalyptischen Settings veranschaulichen. Insgesamt wird das Stück etwa zweieinhalb Stunden dauern. Drei Aufführungen werden hier stattfinden, eine in einem ehemaligen Bahnhofsgebäude vor der Stadt und eine in Bismarck. Und zwar am Ende des Semesters. Innerhalb der beiden Schwester-Academys wird es einen gemeinsamen Gesamtsieger geben, der von allen Studenten und der Lehrerschaft gewählt wird. Der Gewinn ist ein Flug nach Los Angeles mit Übernachtung für das gesamte Ensemble. Heute und morgen laufen die ersten Vorübungen und Vorproben. Nächste Woche wirst du die Besetzung bekannt geben. Das Manuskript bekommen wir am Ende der heutigen Probe. Hausaufgabe ist, es komplett durchzulesen und Unklarheiten zu markieren. Es wird ein Probenwochenende in Bismarck stattfinden, das verpflichtend für alle Mitspieler ist. Wir werden dort in Zimmern des angeschlossenen Gästehauses untergebracht. Wer nicht daran teilnehmen kann, wird vom Stück ausgeschlossen. Terminprobleme gelten nicht. Krankheit auch nicht. Dafür gibt es Medikamente. Wir müssen Prioritäten setzen.«

Der Prof und ich starrten Monica entgeistert an. Respekt. Multitasking war sicher ihre geheime Superkraft. Ich hatte gerade einmal mitbekommen, dass es mehrere Hauptrollen gab. Mit einer Person reden und gleichzeitig einer anderen zuhören, überstieg eindeutig meine Fähigkeiten.

Reginald räusperte sich und nickte. »Danke für die Zusammenfassung.« Monica verbeugte sich leicht und lächelte zufrieden. »Ich allein entscheide, wer welche Rolle bekommt«, fuhr er fort. »Ihr könnt also keine Wünsche äußern oder euch beschweren, wenn euch meine Auswahl nicht passt. Das ist keine Schikane. Das ist im Business so. Ihr könnt euch eure Rollen nicht immer aussuchen und müsst mit dem zufrieden sein, was ihr bekommt. Das könnt ihr hier üben.« Ein paar fingen an zu murmeln, schwiegen aber sofort, als Reginald eine Hand hob. »Ich weiß, manche meiner Kollegen handhaben das anders. Auch daran müsst ihr euch gewöhnen. Das sind nun mal meine Bedingungen. Ansonsten habt ihr jetzt die Möglichkeit, in einen anderen Kurs zu wechseln.« Keiner bewegte sich. »Gut, das wäre dann geklärt«, sagte er nach einer Minute Schweigen. »Dann beginnen wir mit den Vorübungen.« Er stieg die vier Stufen zur Bühne hoch. »Alle hoch zu mir.« Im Gänsemarsch erklommen wir die Treppe, nur einer kletterte daneben hoch. »Stellt euch in zwei Kreisen auf. Die Frauen innen, die Männer außen herum.« Ein Getümmel bildete sich, als wir alle uns formierten. Dann stand ich Schulter an Schulter mit Monica, auf der anderen Seite ein Mädchen, das ich von meinem Einführungsseminar kannte. Mir gegenüber der Kerl, der sich, ohne die Stufen zu benutzen, auf die Bühne gezogen hatte. Er war lang und dünn wie ein Regenwurm. In etwa so sexy war er auch. Aber er lächelte freundlich und offen und zeigte dabei eine Reihe weißer, gerader Zähne.

»Im Stück wird es ein Liebespaar geben«, erklärte Reginald, als endlich Ruhe eingekehrt war. »Das sich auch küssen wird.«

»Uuhh!«, johlte jemand. Ich konnte nicht erkennen wer, weil ich mit dem Rücken zur Stimme stand. Tristan war es auf jeden Fall nicht. Der stand gegenüber einer Blondine. Schon vorhin hatte ich beobachtet, wie sie ihn anhimmelte und seine Nähe suchte. Ohne dass ich etwas dagegen tun konnte, stieg Eifersucht in mir hoch.

»Leute! Ihr seid erwachsen«, erwiderte Reginald genervt. Der Johler lachte leise, blieb aber sonst still. »In den nächsten Minuten veranstalten wir eine Art Speed-Dating. Nur dass es dabei rein ums Küssen geht. Sprich, ihr küsst euer Gegenüber dreißig Sekunden lang, dann gebe ich ein Zeichen. Ihr könnt kurz durchatmen, und auf mein erneutes Zeichen geht der äußere Kreis jeweils eine Person nach links. Dann wieder von vorn. Ich beobachte dabei den Spirit zwischen euch. Liebespaare ohne Dynamik sind ein Graus. Das geht gar nicht. Ihr kennt ja sicher Filme oder Theaterstücke, in denen man den Liebespaaren weder ihre Liebe noch die sexuelle Anziehung abnimmt. Wir wollen es besser machen.«

Spontan fielen mir tatsächlich eine Menge Filme ein, in denen die Protagonisten in ihrer Liebesbeziehung wirkten, als wären sie zwei zufällig in eine Packung gesteckte Schwämme.

»Widerspricht sich das nicht damit, dass man sich seine Rollen nicht aussuchen kann?«, warf Monica ein. »Es kann also immer passieren, dass man einen Co-Darsteller an der Seite hat, bei dem es überhaupt nicht funkt.«

»Da hast du natürlich recht«, stimmte Reginald zu. »Aber ich habe auch gesagt, dass ich die Rollen verteilen werde. Ihr sollt euch nicht über meine Auswahl beschweren, was nicht heißt, dass ich nicht die bestmöglichen Konstellationen zusammenstellen werde. Ist kein Gefühl zwischen zwei Schauspielern spürbar, hat der Regisseur oder derjenige, der die Rollen besetzt hat, keine gute Arbeit geleistet.« Monica nickte. »Ihr wollt doch auch gewinnen, oder? Ich nämlich schon.« Wir alle bejahten. »Außerdem sollt ihr lernen, wie es ist, jemanden zu küssen, den man im Real Live vielleicht nicht mal mit der Kneifzange anfassen würde. Sich überwinden und trotzdem drauf einlassen und eine gute Performance liefern. Es trotzdem wie den heißesten Kuss aussehen zu lassen, ist eine Herausforderung. Aber auch kein Hexenwerk. Manchmal passen Menschen im Spiel hervorragend zusammen, von denen man es vorher nicht erwartet hätte.« Mein Gegenüber sah mich erwartungsvoll grinsend an und leckte sich die Lippen. Ich konnte mir Schöneres vorstellen, als einem Regenwurm für eine halbe Minute meine Lippen aufzudrücken. Hoffentlich wusste er, dass man für authentische Filmküsse nicht zwingend die Zunge einsetzen musste. »Bevor ihr beginnt, stellt euch eurem Partner kurz vor«, fügte Reginald noch hinzu. »Und kein Anfassen. Nur küssen. Die Hände bleiben in den Hosentaschen oder auf dem Rücken. Es geht allein um den Kuss.« Das beruhigte mich ein wenig. Wenigstens war Fummeln verboten. Vier Kerle musste ich überstehen, bis der an der Reihe war, den ich eigentlich als Einzigen küssen wollte. »Uuund!« Ein Gong ertönte. Woher hatte er auf einmal die Triangel? »Los!«

»Burt«, sagte der Lange und trat einen Schritt vor.

Ich hatte das »Rylee« noch gar nicht ganz ausgesprochen, da presste Burt auch schon seinen Mund auf meinen. Eklig feucht und warm. Instinktiv ruckte ich zurück und wischte mir über die Lippen. Burt folgte mir mit dem Oberkörper, aber ich schüttelte den Kopf, und er verzog frustriert die Lippen und ließ mich in Ruhe. Zwischen uns gab es eindeutig keinen Spirit.

»Kein vorzeitiger Abbruch«, schimpfte Reginald. Ich sah mich um. Auch andere standen mit angewidertem Gesichtsausdruck und zurückgelehnt da. Wenigstens ging es mir nicht allein so. Ein paar wenige knutschten ungeniert. Mein Blick suchte Tristan, der gerade die Blondine küsste. Oder sie ihn. Wer wusste das schon. Seine Schultern waren hochgezogen, die Finger bewegten sich in seinen Hosentaschen. Es sah nicht so aus, als würde er die Situation genießen. Allerdings war er im Gegensatz zu mir professionell genug, nicht abzubrechen. »Wechsel«, rief Reginald, und Burt trat einen Schritt nach links. Tristan kam also näher. Mein Herz klopfte. »Der erste Versuch war Schonzeit. Jetzt gibt es keinen Rückzieher mehr. Wer kneift, fliegt und kann sich ein Stück ohne Küssen suchen. Sollte aber gleichzeitig bedenken, ob Schauspielerei dann für ihn das Richtige ist.« Harte Regeln. Wieder das Klingen der Triangel. »Und los.«

»West.«

»Rylee.«

Die ganze Situation war absurd.

West küsste um einiges besser als Burt, wenn auch nicht berauschend. Nicht wie Tristan, den ich mittlerweile ja schon mehrmals geküsst hatte. Aber zumindest so, dass es auszuhalten war.

Ebenso Tim, der als Nächstes dran war. Küssen am Fließband würde eindeutig nicht mein neues Hobby werden. Ich kam mir vor wie auf einer Orgie. Außerdem war es komisch, quasi dadurch immer auch indirekt Monica zu küssen, weil sie ja immer eins vor mir mit den jeweiligen Typen zugange war. Dafür war es mit Kevin umso schlimmer. Mit geschlossenen Augen hätte ich nicht zwischen einer nassen Qualle mit Riesenlippen und ihm unterscheiden können. Innerlich schüttelte ich mich, hielt aber tapfer die dreißig Sekunden durch.

Die anschließende Fünfminutenpause brauchte ich dringend, um Kevins Geschmack rauszuspülen und mich innerlich darauf vorzubereiten, dass Tristan der Nächste war. Ich war aufgeregt wie vor meinem ersten Kuss.

Dann standen wir wieder in unseren Kreisen auf der Bühne. Tristan und ich sahen uns an. Was in seinem Kopf vorging, konnte ich nicht deuten. Als der Profi, der er war, ließ er sich natürlich nichts anmerken. Ich hasste ihn dafür, dass er sich so unter Kontrolle hatte. Warum gelang mir das nicht?

»Tristan«, sagte er.

Nun konnte er sich ein Grinsen doch nicht verkneifen. Seine Mundwinkel zuckten, seine Augen funkelten, seine breite Brust hob und senkte sich, seine Oberarmmuskeln spannten und entspannten sich. Gott, war er attraktiv und sexy. Und seine Stimme erst. Wenn er sprach, vibrierte mein Körper. Das mussten irgendwelche nicht bewusst wahrnehmbaren Frequenzen sein. Wie bei Elefanten, die Töne hörten, die uns Menschen verborgen blieben. Anders konnte ich mir das nicht erklären. Mein Mund war trocken, obwohl ich vorhin mindestens einen halben Liter Wasser aus dem Hahn in der Toilette getrunken hatte. Dabei küsste ich Tristan nicht zum ersten Mal. Gestern hatten wir noch ganz andere Dinge getan. Genau deswegen war ich so nervös. Weil ich wusste, wie fantastisch es sich anfühlen würde. Die Vorfreude machte mich ganz kribbelig.

»Rylee.« Meine Stimme zitterte, weil ich sie momentan genauso wenig im Griff hatte wie meinen Körper und mein Herz und meine Gedanken.

Auf Reginalds Kommando verschränkten die Männer ihre Hände hinterm Rücken und traten einen Schritt vor. Als Tristans Lippen meine berührten, keuchte ich unwillkürlich auf. Instinktiv kam ich ihm entgegen, schmiegte mich in seinen Kuss, spielten meine Lippen mit seinen. Er brummte leise, was kitzelte und wie ein Stromschlag Erregung durch meinen Körper jagte. Ohne meine Kontrolle bewegten sich meine Beine nach vorn, bis ich mich endlich in ganzer Länge an meinen aktuellen Kusspartner drängen konnte. Seine Zunge stieß gegen meine Lippen, öffnete sie, verharrte aber, als fragte er um Erlaubnis. Diese Zurückhaltung hatte er gestern nicht gezeigt. Allerdings war das hier Tristan, der echte, wahre Tristan. Nicht seine Figur Donovan. Was den Kuss noch eine Million Mal besser machte. Weil in ihm so viel mehr lag.

Gefühle vielleicht?

Ich wollte mehr, viel mehr. Plötzlich lagen seine Finger in meinem Nacken, umfassten mein Gesicht, seine Daumen strichen über mein Kinn, hielten mich fest und hinderten mich daran, mich von ihm zu lösen. Allerdings hatte ich das auch nicht vor. Stattdessen schob ich meine Arme unter seinen hindurch und umschlang ihn.

Den Gong hörten wir nicht. Oder vielleicht ignorierten wir ihn auch. Wir küssten uns weiter, als hinge unser Leben von diesem einen Kuss ab. Als müssten wir einen Preis gewinnen. Für mich war Tristans Kusstalent ohnehin preisverdächtig. Kurz schlichen sich Zweifel in meine Gedanken, ob er sich wohl bei allen Spielpartnerinnen so ins Zeug legte. Aber das ließ ich nicht zu. Ich wollte glauben, dass er nur mich so küsste. Weil er etwas für mich empfand. Nicht, weil er es musste.

»Aufhören! Ihr sollt sofort aufhören!«, rief Reginald. Aber wir reagierten nicht. Versanken ineinander und in diesem Moment. Egal, wie viele Leute uns gerade zusahen.

Jemand tippte mir auf die Schulter und zerrte an meinem Arm. »Ihr solltet echt aufhören, sonst schmeißt er euch raus!«, wisperte mir Monica ins Ohr.

Jemand johlte, jemand anders klatschte, Reginald fluchte. Nur unter Anstrengung zog ich meinen Kopf zurück. Tristan gab ein Geräusch von sich, das ich als Frustration interpretierte. Mit dunklen Augen sah er mich an. Sein Brustkorb bebte, seine Lippen waren feucht und geschwollen.

»Was war das denn?«, fragte Monica und sprach damit das aus, was ich selbst dachte. Sie wedelte vor ihrem Gesicht herum und keuchte. »Bei euch beiden wird einem ja ganz anders. Ich werde ganz wuschig.« Sie lachte. Dann sah sie zu unserem Prof.

»Ich glaube, wir haben das Paar mit dem besten Spirit gefunden.«

»Das gilt nicht, die treiben's sicher miteinander«, beschwerte sich Burt und verschränkte die Arme vor seiner Hühnerbrust.

»Tun wir nicht«, korrigierte ihn Tristan. Nun, zumindest nicht Tristan und Rylee. Über unsere anderen Ichs durften wir ja nicht sprechen. Seine Stimme klang rau. Und ein wenig sauer. Wieso? Vielleicht bildete ich mir das auch nur ein.

Der Typ nach Tristan mischte sich ein. Mit überzeugter Miene schüttelte er den Kopf. »Die sind sicher kein Paar. Tris ist viel zu verklemmt und strebermäßig für eine Freundin. Und rumvögeln tut er im Leben nicht.« Er blickte seinen Nebenmann Tristan an und klopfte ihm auf die Schulter. »Vielleicht ist er sogar schwul. Stimmt's, Tris?«

Der verdrehte die Augen. »Ich heiße Tristan.« Die anderen Aussagen kommentierte er nicht.

»Ja. Wenn wir losziehen, bleibt er immer zu Hause«, ergänzte ein anderer.

»Ich denke auch, dass er wirklich schwul ist«, vermutete eine Studentin, Lilly glaube ich. Sie war in meinem Filmsemiotikkurs, groß und kurvig und der Typ Frau, bei dem die Männer Schlange standen. Vermutlich konnte sie es sich einfach nicht vorstellen, dass jemand, der sich nicht an sie ranmachte, hetero war.

»Müssen wir jetzt überhaupt noch mit der doofen Übung weitermachen?«, wollte ein Mädchen hinter mir wissen. Hoffentlich nicht.

Reginald fuhr sich mit den Händen übers Gesicht und schnaufte dramatisch. »Warum tue ich mir das immer noch an?«, brummelte er zwischen seinen Fingern hindurch. »Ich hätte einfach an meinem kleinen, unbedeutenden Theater bleiben können. Aber nein, ich muss ja nervige Teenager unterrichten.« Wir waren alle über achtzehn, also sicher keine Teenager mehr, auch wenn wir uns momentan so benahmen. Mit den Fingern in seinen Haaren sah er uns an, schwieg aber. Erst nach einer Weile rührte er sich wieder. »Also gut. Wir brechen die Übung für heute ab. Noch mal fünf Minuten Pause, dann treffen wir uns wieder hier. Gesittet und zivilisiert. Noch sind wir nicht in der Apokalypse.« Die beiden Kreise lösten sich nach und nach auf. »Auch wenn es sich manchmal so anfühlt«, fügte er so leise hinzu, dass ich es nur hörte, weil ich gerade an ihm vorbeiging.

Ich sah mich nach Tristan um, aber der war auf einmal verschwunden, also setzte ich mich an den Bühnenrand, baumelte mit den Beinen und wartete, dass die Pause zu Ende ging. Dabei versuchte ich, meinen immer noch rasenden Puls zu beruhigen.

Wieder ertönte das Klingen der Triangel. Mich nervte das Gebimmel schon jetzt. »Pause vorbei. Bitte alle wieder auf der Bühne einfinden.«

Als Tristan wiederkam, stellte er sich am weitesten von mir entfernt hin. Mied meinen Blick, sah stattdessen zu Boden und schrieb mit seinen Zehen unsichtbare Kreise in imaginären Sand. War ihm unser Ausbruch peinlich? Wir hatten beide die Kontrolle verloren, aber ich hatte ihn nicht vergewaltigt. Wenn einer schuld war, dann Professor Reginald. Auf den sollte er sauer sein. Mich verletzte sein Verhalten. In einem Moment vögelte er mich um den Verstand, und im nächsten konnte er mir nicht einmal in die Augen sehen, nachdem wir uns geküsst hatten? Da konnte einem ja nur schwindlig werden.

Die kommenden Stunden verbrachten wir mit verschiedenen Übungen, mussten unsere Version eines Zombies vorführen, mit einer Gewehrattrappe zuerst einen Zombie, dann einen Menschen erschießen und in Gruppen zu vier Leuten einen Plan zur Absicherung unseres Lagers vor Angriffen erstellen. Ziel dabei war, herauszufinden, wer in sozialen Gruppen welche Rolle einnahm. Normalerweise tendierte ich bei solchen Übungen dazu, mich zurückzuhalten, heute jedoch steigerte ich mich regelrecht hinein, übernahm die Führung und delegierte die Aufgaben an meine Mitstreiter. Alles nur, um mich von den Gedanken an Tristan und seine verwirrenden Signale abzulenken. Der überließ das Geschehen in seiner Gruppe dem Kerl, der ihn vorhin im Kreis quasi als Lusche bezeichnet hatte, und wirkte ebenfalls ungewohnt unkonzentriert.

Tristan

Frustriert warf ich mich zu Hause auf die Couch, legte die

Füße hoch und schloss die Augen. Ich war so erbärmlich. Es brauchte eine lächerliche Theaterübung, damit ich mich traute, Rylee zu küssen. Was dann völlig aus dem Ruder gelaufen war. Und danach hatte ich nicht mal die Eier besessen, mich der Situation, dass wir beide eindeutig Interesse aneinander hatten, zu stellen und Rylee meine Gefühle zu beichten. Stattdessen hatte ich sie gemieden, als hätte sie Mundgeruch. Dabei hatte sie das nicht. Sie schmeckte fantastisch. Allein bei der Erinnerung an ihre Lippen stieg Sehnsucht in mir hoch. Mein Schwanz regte sich, weshalb ich mir in den Schritt griff, um meinen Penis bequemer auszurichten.

»Willst du dir gerade einen runterholen? Hier? Geh in dein Zimmer, verdammt! Ich musste mir das lange genug anschauen.«

Musste er nicht. Ich hatte mich immer zurückgehalten und gewartet, bis ich allein war, oder hatte mich ins Bad verzogen. Trotzdem widersprach ich Donovan nicht. Er dachte ohnehin, was er wollte.

»Kommst du mit rüber zu Tanner? Sein Dad ist weg, und er schmeißt eine kleine Party. Emily und Omar kommen auch.«

»Muss ich?« Eigentlich hatte ich keine Lust auf Gesellschaft. Ich wollte mich lieber in meinem Selbstmitleid suhlen.

»Yepp. Musst du.« Er stieß mir mit dem Fuß in die Rippen. »Komm! Aufstehen!« Weil ich nicht reagierte, schnaufte er und setzte sich auf meine Beine. »Was ist los, Tris?«

Wir konnten voreinander nicht verheimlichen, wie es uns ging. Dazu kannten wir uns zu gut.

Ich zuckte die Schultern.

»Scheiß Tag an der Academy?«

Ich schüttelte den Kopf. Nickte. Zuckte wieder die Schultern.

»Etwa Frauenstress?«

Diesmal bewegte ich mich nicht, schnaufte nur tief aus.

»Trink erst mal ein oder zwei oder fünf Bier, und dann sieht die Welt schon wieder anders aus.« Er patschte auf mein Schienbein. »Frauen können echt die Hölle sein. Aber ohne sie wär's auch Hölle.« Ein Lachen folgte, das ich mit einem abfälligen Geräusch und einem Schnauben beantwortete. »Ach komm schon, Brudi. Lach auch mal.« Ich verzog mein Gesicht, als er mir in den Bauch boxte. »Nicht wie Joker. In echt. Sonst mach ich mir Sorgen.« Also tat ich ihm den Gefallen, packte meine Schauspielkünste aus und versuchte mich an einem überzeugenderen Lächeln. »Geht doch«, sagte er zufrieden, obwohl er sicher bemerkte, dass es immer noch nicht ehrlich war. »Jetzt hiev deinen Arsch hoch und komm mit. Oder muss ich dich rübertragen?«

Kurz überlegte ich, ob ich es drauf ankommen lassen wollte. Aber weil mir Ablenkung tatsächlich nicht schaden würde, wälzte ich mich herum, rappelte mich auf und folgte meinem Bruder zum Nachbarhaus.

Die angekündigte Party war keine wirkliche Party, sondern lediglich eine Zusammenkunft von Menschen. Nicht einmal zehn Leute waren da. Dafür die, die ich am meisten mochte. Tanner, Emily, Omar und ich – und natürlich auch Donovan – kannten uns schon seit der Grundschule. Im Grunde schon früher, weil man in einer Kleinstadt wie Minot zwangsläufig miteinander aufwuchs. Wir wussten quasi alles voneinander, Gutes wie Schlechtes, und waren immer füreinander da.

Tanner knutschte in der Küche mit einem mir unbekannten Typen, Emily und Omar teilten sich einen Sessel, was nicht ungewöhnlich war. Emily hatte keine Probleme mit Körperkontakt, umarmte auch mich ständig oder kuschelte sich an mich, wenn wir einen Film schauten oder ein Café besuchten oder shoppen gingen oder einfach nur rumhingen. Genau wie bei Omar. Nur heute war etwas anders. Die beiden wirkten seltsam intim, als wären sie plötzlich ein Paar. Meine beste Freundin saß auf dem Schoß meines besten Freundes, er hatte seine Hände auf ihren Hüften, allerdings nicht wie sonst über, sondern unter ihrem Shirt. Omars Finger streichelten ihre Haut, er flüsterte ihr etwas ins Ohr, und sie kicherte ungewohnt mädchenhaft, errötete und küsste ihn auf den Mundwinkel. Offenbar hatte ich etwas nicht mitbekommen.

Ich setzte mich auf den Sessel ihnen gegenüber und beobachtete die beiden, wie sie miteinander flirteten. Von Emily kannte ich das, Omar dagegen war eher zurückhaltend wie ich. Vor Monaten hatte er mir betrunken erzählt, dass er in Emily verliebt sei, sich aber nicht traue, ihr das zu gestehen. Offenbar hatte er es jetzt geschafft. Ich bewunderte ihn für seinen Mut. Die beiden hatten sich verdient. Ich freute mich für sie, und für einen Moment vergaß ich meinen Liebeskummer.

»Seit wann geht das zwischen euch?«, fragte ich grinsend.

»Seit zwei Wochen. Als ich diese Erkältung hatte und Omar mich besucht hat«, gab Emily zu und senkte den Kopf. Sie schaffte es tatsächlich, auszusehen, als hätte sie ein schlechtes Gewissen.

Omar zwinkerte. »Wenn du auch halb nackt im Bett liegst …«

»Zwei Wochen? Und warum erfahre ich davon nichts?«

»Wir wussten nicht, wie du es aufnimmst«, murmelte Omar.

»Hä? Dachtet ihr, ich flippe aus? Weswegen denn?«

Emily holte tief Luft und biss auf ihrer Unterlippe herum. »Vielleicht nicht gerade ausflippen. Aber …« Sie lächelte gequält. »Wir wollten nicht, dass du denkst, wir hätten jetzt keine Zeit mehr für dich. Wir wollen nicht, dass du dich wie das fünfte Rad am Wagen fühlst.«

Ich schüttelte den Kopf. »Ihr spinnt doch! Danke für euer Vertrauen.«

»Siehst du«, sagte Omar zu Emily. »Ich hab doch gesagt, du sollst kein Drama draus machen. Er ist viel cooler, als du denkst.«

Was sollte das nun wieder heißen?

Donovan, der mit zwei Bier in der Hand auftauchte, prustete. »Tristan und cool in einem Satz?«

»Ihr könnt mich alle mal«, motzte ich, riss Donovan eins der Biere aus der Hand und trank in großen Schlucken. Dann setzte ich die Flasche ab. »Zufällig freue ich mich für euch. Wurde ja auch mal Zeit mit euch beiden.«

»Du bist also nicht sauer?«, hakte Emily nach. Sie nahm sich mein Bier und trank einen Schluck, gab es mir aber nicht mehr zurück, sondern klemmte es zwischen die Schenkel.

»Nein. Höchstens darüber, dass du mich so falsch eingeschätzt hast.« Sie reichte Omar die Bierflasche, stemmte sich hoch, kam zu mir herüber und machte eine wedelnde Handbewegung. Ich rutschte ein Stück zur Seite, um ihr Platz zu machen, und sie ließ sich neben mir nieder und legte ihren Kopf auf meine Schulter.

»Ich hab dich lieb, Trissischatz.« Sie küsste mich auf die Wange.

»Ja, ja«, entgegnete ich und seufzte. »Wenn ich auf jemanden sauer bin, dann auf mich selbst. Weil ich so ein Idiot bin.«

Donovan leerte seine Flasche und stellte sie neben sich auf den Boden. »Das ist ja nichts Neues.« Er nahm sich ein weiteres Bier, öffnete es und hielt es mir hin, aber ich schüttelte den Kopf.

Emily streichelte meine Finger und sah mich mit ihrem verständnisvollen Freundinnenblick an. »Was ist los? Willst du drüber reden?«

Nein, wollte ich nicht.

»Er hat Stress mit einer Frau. Das ist los. Nur dann hängt er so durch und heult rum«, posaunte mein Verräterbruder heraus.

»Ich heule nicht rum.«

Er zeigte mit der Bierflasche auf mich. »Aber du würdest gern. Vielleicht heulst du nicht äußerlich, aber innerlich fließt ein Wasserfall.«

So dramatisch war es auch nicht, aber es kam ungefähr hin.

»Erzähl«, forderte mich Omar auf und beugte sich vor.

»Da gibt es nicht viel zu erzählen.« Meine Freunde glotzten mich erwartungsvoll an. Wenn ich jetzt nicht mit der Sprache rausrückte, würden sie mich den ganzen Abend nerven. »Da ist so eine Erstsemesterin, Rylee«, sagte ich also resigniert.

»Die, die dich bei den Auswahlgesprächen einfach geküsst hat?«, warf Emily ein.

Ich nickte. »Sie wurde tatsächlich genommen. Wir haben ein paar Kurse zusammen und sind beim gleichen Stück eingeschrieben.«

Emily drehte ihr Handgelenk, um mich zum Weitersprechen aufzufordern. »Und?«

»Mann, quäl ihn nicht so. Er ist verknallt. Sieht man doch«, sprach mein doofer Bruder die Wahrheit aus.

Emily schien ehrlich verwirrt. »Und wo ist das Problem? Hat sie einen Freund? Oder ist lesbisch? Oder Amish oder so?«

Ich seufzte. »Nichts davon. Glaube ich zumindest.«

»Dann schnapp sie dir, Brudi.«

Wenn das so einfach wäre. Donovan konnte sich eine Frau schnappen. Tristan konnte das nicht.

Emily sah meinen Bruder rügend an und wandte sich dann wieder an mich. »Frag sie erst einmal nach einem Date«, riet sie mir.

Toller Vorschlag! Wäre mir nie von alleine eingefallen.

Ich schwieg.

»Du traust dich nicht«, stellte Omar fest. Er verstand mich. »Wovor hast du Angst? Dass sie dich abblitzen lässt?«

Zum Beispiel. Schließlich war das gar nicht so abwegig.

»Wer lässt wen abblitzen?«, fragte Tanner. Er und der Typ kamen Arm in Arm zu uns geschlendert und fläzten sich auf den Boden, auf dem Decken und Kissen zu einer kuschlig aussehenden Liegewiese ausgebreitet waren.

»Tristan ist scharf auf eine Rylee, ist aber zu feige, sie sich zu nehmen«, fasste mein Bruder in nicht sehr eloquenten Worten die Situation zusammen.

»He, wir wollen erobert, nicht genommen werden«, warf Emily berechtigterweise ein. »Wir sind doch keine Ware.«

»Ist doch egal. Mein Bruder macht sich wieder mal viel zu viel Kopf. So klappt das nie. Nicht so viel nachdenken, spontan handeln ist viel effektiver.«

»Vielleicht fühlt sie gar nicht wie ich«, gab ich zu bedenken. Vielleicht küsste sie jeden Typen so wie mich heute Nachmittag. Vielleicht steigerte ich mich in etwas hinein, das nicht existierte. Allerdings hatte sich unser Kuss nicht so angefühlt. Er war echt gewesen. Niemand konnte so spielen.

Emily kraulte meinen Nacken und drückte ihre Wange an meine. Tröstete mich, weil ich nun mal war, wie ich war. »Das findest du nur raus, indem du es versuchst.«

Plötzlich erschöpft sackte ich in mich zusammen und atmete laut aus. »Keine Ahnung.«

»Du bist ein Weichei. Nimm dir an mir ein Beispiel. Wenn ich eine will, sage ich es ihr ganz freiheraus. Deswegen bin ich so entspannt. Weil ich regelmäßig Sex habe.« Er schlug mir so fest auf den Oberschenkel, dass es klatschte.

Genervt wischte ich seine Hand weg. »Im Gegensatz zu dir, bedeutet es mir etwas, wenn ich mit jemandem schlafe.« Rylee bedeutete mir etwas. Das war ja das Problem. »Können wir bitte das Thema wechseln?«

Zwar wusste ich, dass die anderen noch lange nicht fertig waren, aber vorerst ließen sie mich in Ruhe und wandten sich anderen Gesprächsthemen zu.

»Hab nicht immer solche Angst«, flüsterte Emily mir zu, als die anderen nicht mehr zuhörten. Mittlerweile hatte ich mein viertes Bier geleert, und langsam setzte eine angenehme Schwere und Gleichgültigkeit ein. »Es gibt keinen Grund, schüchtern zu sein. Du bist genauso heiß wie Donovan. Wenn nicht sogar heißer, weil du auch noch schlau und höflich bist.«

»Don ist auch schlau«, widersprach ich.

»Ja, schon klar. Aber bei ihm merkt man es leider nicht. Zumindest nicht immer.« Sie nahm mein Gesicht in ihre Hände und drückte es zusammen, sodass ich sie mit einem Fischmund anglotzte. »Zurückhaltung ist auch sexy. Aber nur bis zu einem gewissen Grad. Stell dir vor, das Leben ist eine Bühne, und du spielst die Hauptrolle. Hol dir den Oscar! Hol dir die Prinzessin, du Ritter in weißer Rüstung!«

»Ich spiele dieses Jahr Moderne«, murmelte ich durch die zusammengepressten Lippen.

»Ich habe zwar keinen Plan, wovon du redest, aber das macht nichts. Du hast verstanden, was ich meine.«

Ich nickte ergeben. Meine Freunde wollten nur das Beste. Aber das war alles nicht so einfach, wenn man ich war.

Erst weit nach Mitternacht schleppten Donovan und ich uns nach Hause. Im wahrsten Sinne des Wortes, denn allein laufen konnte keiner mehr so wirklich. Donovan schaffte es nicht einmal mehr in sein eigenes Zimmer, sondern fiel bäuchlings in mein Bett, wo er sofort einschlief und zu schnarchen anfing. Ich streifte mir lediglich meine unbequemen Jeans ab, krabbelte neben ihn, zerrte die Decke unter meinem Bruder hervor und deckte uns beide zu. Es war angenehm vertraut, neben ihm zu liegen, sein regelmäßiges Atmen und Schmatzen lullte mich in tiefen, traumlosen Schlaf.

Ich wachte auf, weil mir jemand die Luft abschnürte. Donovan hatte wie eine Riesenkrake seine Arme und Beine um mich gewickelt und erstickte mich beinahe. Schon als Kind hatte er immer Nähe beim Schlafen gesucht, mir war das zu viel. Ich schob ihn weg, aber er wachte nicht auf, brummelte nur und wälzte sich auf die andere Seite. Er hatte heute erst später Vorlesungen, zumindest wenn sich sein Stundenplan nicht geändert hatte. Ich dagegen musste bereits um acht antanzen. Deswegen duschte ich nur kurz und trank ein Glas Wasser, mehr verkraftete mein katergeplagter Magen noch nicht. Morgan fragte mich besorgt, ob ich krank wäre, aber ich verneinte. Nate grinste nur mit gesenktem Kopf, schließlich hatte er Donovan und mich letzte Nacht sturzbetrunken hereinwanken gesehen. Wegen seiner Schmerzen schlief er oft schlecht und tigerte dann im Haus herum, sah fern oder schrieb.

»Pass auf dich auf und ruf an, wenn ich dich abholen soll, weil es dir schlechter geht«, rief mir meine Helikopterschwester noch hinterher, als ich schon halb draußen war, aber ich reagierte nicht darauf.

Obwohl ich ein paar Minuten zu spät zu meiner ersten Vorlesung zum Thema *Theater und sein Stellenwert in der heutigen Gesellschaft* kam, hatte der Kurs noch nicht angefangen. Mrs M, wie wir sie alle nannten, kam selbst meist nicht pünktlich.

Ich rutschte auf den Platz neben Carl.

»Kommst du heute Abend auch?«, wollte er wissen.

Ich holte meinen Block und meinen Kugelschreiber aus dem

Rucksack und legte beides auf den Tisch neben Carls Macbook und sein neuestes iPhone. Beides würde ich mir in hundert Jahren nicht leisten können. Meine Mitschriften machte ich immer noch auf Papier. »Was ist heute Abend?«

»Hast du deine Mails noch nicht gelesen?«

»Nein, bin noch nicht dazu gekommen.« In dem Moment betrat Mrs M den Raum, stiefelte zur Tafel und begann ohne Begrüßung mit ihrem Vortrag. Unter dem Tisch zog ich mein Handy aus der Hosentasche und öffnete mein Mailprogramm.

*Liebe Studierende des Kurses Charakterstudien,*
*in den letzten Tagen erreichten mich immer wieder Mails von Teilnehmer*innen, die mit der ihnen gestellten Hausaufgabe mehr Probleme haben, als von mir erwartet. Offenbar fällt es einigen schwer, sich ein anderes Ich zu erschaffen, sich hineinzufinden und, vor allem, es nach außen zu tragen. Bei vielen besteht eine Scheu, sich als jemand anders in der Öffentlichkeit zu präsentieren. Was ich im Übrigen seltsam finde, da Sie ja alle Schauspieler werden wollen. Aber sei's drum.*
*Deswegen werde ich eine Vorstufe einbauen, in der Sie sich im geschützten Rahmen erproben können. Dazu lade ich (Sie als) Ihre Figur heute um acht Uhr zu einer zwanglosen Party in den Seminarraum ein. Sie selbst will ich dort nicht sehen. Das heißt, es wird niemand dort erscheinen, den ich kenne.*
*Natürlich gilt auch heute Abend die Regel: Wir sprechen nicht über unsere Charaktere oder die anderer. Auch nicht, wenn Sie bereits als Ihre andere Person unterwegs waren. Was auf der Party passiert, was immer es auch ist, bleibt auf der Party.*
*Die Veranstaltung ist keine Pflicht. Aber nutzen Sie die Gelegenheit. Jede Persönlichkeit ist willkommen.*

*Ich freue mich auf Sie!*

*Mit besten Grüßen, Ihr Professor Lambert*

Die Chance konnte ich mir nicht entgehen lassen. Donovan musste Rylee erobern, weil Tristan es nicht schaffte.

Während meiner Schicht in Morgans Buchladen war ich abgelenkt und fahrig. Warf ein Buch herunter, sodass der Einband zerriss, und gab zu wenig Rückgeld heraus.

»Was ist denn heute los?«, fragte mich Morgan in einer ruhigen Minute. Der ersten am heutigen Tag, da ansonsten die ganze Zeit über Kunden da gewesen waren. Seit meine Schwester den Laden von ihrer Ex-Chefin Sheila übernommen hatte, lief er wieder gut. Mittlerweile verkauften wir zusätzlich übers Internet, was einen nicht unerheblichen Teil der Einnahmen ausmachte. Morgan hatte das Sortiment erweitert und organisierte regelmäßig Lesungen, arbeitete mit den örtlichen Schulen und dem College zusammen. Und Nate leitete einmal in der Woche eine Schreibwerkstatt, die sich als eine beliebte Veranstaltung etabliert hatte.

Morgan legte mir die Hand auf die Stirn. »Brütest du etwas aus? Du warst heute früh schon so blass.«

Ich schüttelte sie ab. Ich hasste es, wenn sie mich behandelte, als wäre ich immer noch fünf. »Alles gut. Muss nur über ein Seminar nachdenken.«

Sie zog die Augenbrauen hoch. »Ein Seminar? Aha.«

»Was soll das denn heißen?«, fauchte ich sie unfreundlicher als beabsichtigt an.

»Nichts.« Sie schmunzelte. »Du bist eigentlich nur so unkonzentriert, wenn du krank wirst. Oder wenn es um Mädchen geht. Aber wenn du sagst, es ist alles in Ordnung, dann ist das so.«

»Ich gehe später auf eine Party und überlege, was ich anziehe. Das ist alles.«

Sie nahm eines von Nates Büchern vom Stapel und lehnte es dagegen. Strich liebevoll darüber, als hätte sie selbst es geschrieben. Nates Bücher waren verdammt gut. Und zu Recht erfolgreich. »Ist sie auch in dem Kurs?«

»Mo«, jammerte ich. »Selbst wenn es um eine Frau gehen würde, ich werde nicht mit dir darüber reden.«

Sie seufzte. »Ja, leider. Wo Donovan zu offen ist, bist du zu verschlossen. Parker vertraut sich mir auch nicht an, wenn es um Liebesdinge geht.«

*Vielleicht, weil du so neugierig bist, Schwester?*

»Geh nach Hause. So kann ich dich hier nicht brauchen. Deine Schicht ist ohnehin gleich vorbei. Die letzten Minuten und das kaputte Buch ziehe ich dir dann vom Lohn ab.« Sie zwinkerte. Ihre Drohung würde sie sowieso nicht wahrmachen.

»Kann ich das Auto haben?«

Sie nickte, warf mir den Schlüssel zu und scheuchte mich mit einer Handbewegung weg.

Donovan war nicht zu Hause. Arbeiten vielleicht. Oder Frauen beglücken. Mir egal. So konnte ich mich wenigstens ohne nervige Fragen an seinem Schrank bedienen. Nate schrieb in seinem Arbeitszimmer, ich hörte ihn leise murmeln, wie so oft, wenn er in den Schreibprozess vertieft war. Ich entschied mich für eine locker geschnittene Jeans und ein weißes Rippunterhemd und zog Donovans geliebte Lederjacke darüber. Meist scherte er sich nicht darum, wenn ich mir etwas von ihm auslieh, was selten vorkam, weil unser Stil einfach zu verschieden war. Aber diese Lederjacke war sein Heiligtum. Seine Glückslederjacke, mit der er angeblich jede Frau rumbekam. Heute sollte sie *mir* Glück bringen. Die Haare verstrubbelte ich mit Gel, damit sie aussahen, als wäre ich gerade aufgestanden, wie Donovan sie trug. Am Schluss schlüpfte ich noch in seine Boots, wobei ich wie er die obersten zwei Schlaufen offen ließ. Vor dem Spiegel im Flur kontrollierte ich mein Outfit. Perfekt. Vom echten Donovan nicht zu unterscheiden. Als ich in die Jackentasche griff, ertastete ich Kondome. Ich ließ sie drin, ein Mann durfte ja hoffen.

Bevor mich jemand von meiner Familie, die meine Verkleidung natürlich auf den ersten Blick durchschaut hätten, erwischte, steckte ich Geldbeutel, Handy und Schlüssel ein und verließ das Haus.

Ich entdeckte Rylee auf der Party in der Aula der Academy zwischen den als andere Personen verkleideten Studenten sofort. Sie trug einen extrem kurzen, weit ausgestellten dunklen Rock und ein bauchfreies Spitzenoberteil in grellem Pink, durch das man ihren BH blitzen sah. Ihre schlanken Beine steckten in kniehohen, schwarz glänzenden Stiefeln, die ich unter anderen Umständen als Nuttenstiefel bezeichnet hätte. Die Haare hatte sie nach hinten gesteckt. Obwohl sie wie eine billige Schlampenversion ihrer selbst aussah, begann mein Herz wie wild zu klopfen. Sie unterhielt sich mit Carl, der im Grunde nicht viel anders wirkte als sonst, mit dem Unterschied, dass er über seinem karierten Hemd einen beigen Pullunder und auf dem Kopf einen Altmännerhut trug. Musste jeder selbst wissen, wie weit er sich von seinem Ursprungs-Ich entfernte. Ich jedenfalls weigerte mich, Tristan zu bleiben. Wenn schon jemand anders, dann richtig. Außerdem hatte Donovan eine Mission.

»Hi!« Donovans Mission winkte mir zu und strahlte, wie so oft, wenn wir uns begegneten.

Rylee freute sich jedes Mal so sehr, mich zu sehen, dass ich mich fragte, warum ich an meinen Chancen bei ihr zweifelte. *Weil Tristan ein verkopfter, verklemmter Idiot ist*, erinnerte mich Donovan. Mit wiegendem Schritt lief ich auf sie zu, die Hände lässig in den Hosentaschen vergraben, und setzte einen möglichst coolen Blick auf. Bei den beiden angekommen, klopfte ich Carl auf den Rücken, streckte meine Faust aus und tatsächlich stieß er seine dagegen. Das war improvisiert, denn Donovan begrüßte Leute nie so.

Rylee riss die Augen auf und betrachtete mich. Beinahe sehnsüchtig. Aber eindeutig so, wie sie sonst nie schaute. Ihre Rolle als Vollbluttussi spielte sie perfekt, schmachtete mich regelrecht an. Ich kannte solche Blicke. Allerdings nicht in Bezug auf mich selbst, sondern weil ich oft genug beobachtet hatte, wie Frauen auf meinen Bruder reagierten.

Lambert schlenderte grinsend auf uns zu, in der Hand hielt er eine Dose Cherry Coke. Unwillkürlich verzog ich die Lippen. Cherry Coke war ekelhaft, die würde ich nicht einmal trinken, wenn ich dafür den Oscar bekäme. Okay, vielleicht schon. Aber zumindest nicht freiwillig. Und ganz sicher nicht als Donovan.

»Willkommen«, begrüßte er uns. »Ich bin Professor Lambert, ich unterrichte hier. Schön, dass Sie hier sind. Mit wem habe ich das Vergnügen?«

»Danbi«, hauchte Rylee, stemmte die Hand in die Hüften und verlagerte ihr Gewicht wie ein posierendes Laufstegmodel auf ein Bein. Oder wie eine Frau, die sich flachlegen lassen will. Eine, die weiß, dass gleich einer kommen wird, um sie in seine Höhle zu schleppen, ohne dass sie etwas dafür tun muss, außer willig zu sein. Wie die Mädchen im beFive. Sie war wirklich gut.

»Joe«, stellte sich Carl vor und schüttelte unserem Kursleiter kräftig die Hand. »Vielen Dank für die Einladung! Ich komme nicht oft aus meinem Dorf heraus.«

»Oh, umso mehr freut es mich, dass Sie den Weg auf sich genommen haben«, erwiderte Professor Lambert. »Wo wohnen Sie denn?«

Carl öffnete den Mund, stockte aber. Sein Charakter war wohl nicht besonders detailliert ausgearbeitet. Doch Lambert beließ es dabei, nickte Carl zu und wandte sich dann an mich.

»Donovan«, brummte ich möglichst arrogant, obwohl Donovan nicht arrogant war. Er war selbstbewusst, das war ein großer Unterschied.

»Ist Danbi Ihre Freundin?«, fragte unser Dozent und sah mich neugierig und ein wenig provokativ an.

»Ja, aber sie weiß noch nichts davon«, erwiderte ich in siegessicherem Ton. Mein Herz wummerte. Mutig zu sein fühlte sich großartig an. »Also lass deine Finger von ihr, Loser. Sie gehört zu mir.« Damit entfernte ich mich immer weiter von meinem Bruder. Der war zwar viel, aber sicher kein Arschloch, wie der Typ, den ich gerade mimte.

Passend zu ihrem Spielcharakter Danbi drückte Rylee sich die Hand auf den Mund, kicherte hell und senkte blinzelnd den Kopf. Lambert grinste, sein Blick huschte zwischen Rylee und mir hin und her.

Als wollte er sich ergeben, hob er die Hände. »Kein Problem Kumpel. Ich will sie gar nicht.« Er zwinkerte Rylee zu und verzog sich dann wieder.

Danbi sah mit ihren dick geschminkten Augen zu mir hoch und seufzte dramatisch. Sie blinzelte affektiert und setzte einen Blick auf, aus dem ich Bewunderung las. Danbi stand offenbar auf Proleten. Mit dem Finger lockte ich sie zu mir, und ohne zu zögern, setzte sie sich in Bewegung und wackelte dabei aufreizend mit ihrem kleinen Po. Sobald sie in Reichweite war, packte ich sie am Handgelenk, zog sie zu mir und presste sie an meinen Körper. Ich bog ihren Kopf nach hinten und eroberte ihren Mund. Ich küsste sie, wie Tristan niemals küssen würde. Wenn schon offensiv, dann richtig. Nicht denken, sondern handeln. Das machte Improvisation aus. Aus dem Bauch heraus reagieren. Und der verlangte gerade eine ganze Menge. Sie keuchte in meinen Mund und wurde in meinen Armen weich, gab sich mir wie selbstverständlich hin. Danbi und Donovan waren eindeutig scharf aufeinander. Ihre Hände erkundeten meinen Rücken, meine fanden ihren Po, an dem ich sie noch näher an mich drückte, ich ließ sie meine Erektion spüren. Die Luft zwischen uns flimmerte, beinahe greifbar.

»Äh, Leute, geht das nicht zu weit?«, hörte ich Carl durch den Dunst meiner Erregung, ignorierte ihn aber. Es war mir egal, was die anderen dachten. Jeder spielte seine Rolle, wie er wollte. Rylee beziehungsweise Danbi machten es mir leicht, aus mir herauszugehen und ein anderer zu werden. Wie immer, wenn wir aufeinandertrafen, wenn wir miteinander interagierten, lief alles automatisch. Als würden sich unsere Körper instinktiv erkennen. Das war ein unglaubliches Gefühl. Und beängstigend. Denn Tristan konnte damit nur schlecht umgehen.

*Scheiß auf Tristan. Genieße*, riet Donovan, der wie ein kleines Teufelchen auf meiner Schulter zu sitzen schien. Oder besser gesagt, wie ein Alien meinen Körper und mein Gehirn in Besitz genommen hatte. Als hätte ich mich durch Donovans Kleidung tatsächlich in ihn verwandelt. Tristan war nur noch ein winziger Teil in mir, den ich problemlos überhören konnte.

Unser Kuss schien eine Ewigkeit zu dauern. Sie schmiegte sich an mich, drängend, als wollte sie mit mir verschmelzen. Nur weil ich atmen musste, löste ich meine Lippen von ihr. Atemlos und mit roten Wangen sah sie mich an. Für einen Moment blitzte Rylee unter Danbi hervor, und die schien ebenso verwirrt wie ich.

Ich konnte sie gut verstehen. Diese unfassbare Anziehung war in der Tat verrückt.

Rylee atmete schnell, ihre Finger zitterten. Krampfhaft hielt sie sich am Revers meiner Lederjacke fest. Sie öffnete den Mund, aber ich stoppte sie, indem ich meinen Zeigefinger auf ihre vom wilden Küssen geschwollenen Lippen legte.

Ich schüttelte den Kopf. »Nicht reden. Es gibt nichts zu sagen, Danbi«, raunte ich.

Kurz schwieg sie. »Okay«, antwortete sie dann ebenso leise und nickte.

Ohne Absprache nahmen wir uns an den Händen und liefen nach draußen, wo ich sie zu Morgans Wagen führte und die hintere Tür öffnete. Sofort kletterte sie hinein. Dabei streckte sie mir ihren knackigen Po entgegen. Gott, war ich aufgeregt. Würde ich etwa gleich Sex haben? Mit Rylee? Im Auto?

*Stell dich nicht so an, Tristan*, mahnte Donovan wieder. Wenn Rylee es nicht wollen würde, würde sie es sicher nicht tun. Keine Frau wie Rylee würde nur für eine gute Note mit jemandem schlafen. Abgesehen davon wusste Professor Lambert von alldem nichts. Also schob ich Tristan wieder in sein Versteck und überließ Donovan die Führung. Stieg zu Rylee in den Wagen und zog die Tür hinter mir zu. Stille empfing mich. Und eine fucking sexy Rylee, die mit leicht geöffneten Schenkeln auf der Rückbank lag und auf mich wartete.

Ich schluckte trocken und setzte mich neben sie. Plötzlich war ich wieder verlegen und befangen. Aber sie nahm mir die Angst, indem sie sich wieder aufrappelte und sich vor mich in den Fußraum kniete, den Blick auf meinen Unterleib gerichtet. Ihre Finger strichen zart über meinen Schritt, wo mein Ständer schmerzhaft gegen den Stoff drückte. Zielstrebig öffnete sie den Knopf meiner Jeans, dann den Reißverschluss und schob ihre Hand in den Schlitz. Streichelte mich über den Shorts. Aber das war nicht genug. Ich wollte mehr, wollte sie spüren. Musste sie spüren. Ich hob mein Becken und fummelte umständlich und mit zittrigen Händen die Jeans inklusive Shorts bis zu den Knöcheln herunter. Mein Schwanz wippte ihr entgegen, als wollte er sie begrüßen, was Tristan ein wenig peinlich war, Donovan aber überspielte, indem er die Beine leicht spreizte und sich präsentierte. Die Lederjacke quietschte bei jeder Bewegung. Danbi leckte sich die Lippen, lächelte. Ich war gefangen von ihrem Blick. Und von der Art, wie sich ihre Brüste bei jedem Atemzug hoben. Erneut fasste sich mich an, bewegte langsam ihre Hand, die andere strich zart über meinen Oberschenkel. Mein Kopf fiel in den Nacken, ich bekam kaum genug Sauerstoff vor Lust. Noch nie war es mir so schwergefallen, mich zurückzuhalten. Ihre Hände auf mir waren fast zu viel, sodass ich mich konzentrieren musste, nicht sofort zu kommen. Sie machte mich wahnsinnig. Alles an ihr. Ein paarmal strich sie auf und ab, dann beugte sie sich über mich und nahm mich in den Mund. Ihre feuchten, warmen Lippen umschlossen meine Eichel, mit der Zunge leckte sie kreisend darüber. Ich stöhnte laut, wand mich, wollte, dass sie aufhörte, und gleichzeitig, dass es nie enden würde. Trotzdem schob ich sie weg, sie verstand und entließ mich aus ihrem Mund. Ihre Lippen glänzten verführerisch. Sprechen war nicht nötig, wir wussten beide, dass wir uns wollten und was unweigerlich folgen würde. Ich hoffte, dass Rylee danach auch noch Tristan wollte, nicht nur Danbi Donovan.

Während ich ein Kondom aus der Jackentasche fummelte und es mir überrollte (und Donovan im Stillen für seinen unerschöpflichen Vorrat dankte), erhob sie sich, raffte ihren Rock hoch und schlüpfte aus ihrem Tanga. So stieg sie rittlings auf mich, ließ sich aber nicht gleich nieder, sondern kniete über mir, sodass ihre Brüste mein Gesicht berührten. Ich zerrte ihr Shirt und ihren BH hoch und schloss meine Lippen um ihre spitzen Nippel. Keuchend bog sie sich mir entgegen, ich neckte sie, liebkoste sie mit meinem Mund und meinen Fingern. Mit der anderen Hand fuhr ich ihren Körper hinab und fand ihre Mitte. Spürte, wie feucht und bereit sie für mich war und strich ein paarmal über ihre Spalte. Beugte einen Finger und drang in sie ein. Sie gab ein leises Wimmern von sich und rieb sich selbst an meiner Hand. Auf einmal schob sie meine Finger weg, positionierte sich wieder und senkte sich auf mich. Nahm mich in voller Länge in sich auf. So verharrten wir eine Weile, bis wir gleichzeitig anfingen, uns zu bewegen. Wieder küssten wir uns, unsere Lippen im Rhythmus unserer Becken. Wir waren beide immer noch obenherum angezogen und konnten uns aufgrund der Enge des Wagens kaum bewegen, was die ganze Sache noch heißer machte. Es fühlte sich wild und verwegen an, was ich von mir nicht kannte. Sie hielt sich an meinen Schultern fest, wölbte ihren Rücken und lehnte sich ein Stück nach hinten, sodass ich in einem Winkel in sie eintauchte, der sie laut aufschreien ließ. Ihr Po hob und senkte sich, sie stöhnte, ich stöhnte, dann verkrampfte sie sich und erschauderte. In ihrem Höhepunkt sah sie wunderschön aus. Nie hatte ich etwas Erregenderes gesehen. Das Pulsieren ihrer Vagina schickte auch mich über die Klippe, und ich verfiel in einen Orgasmus, den man, ohne zu übertreiben, als existenzerweiternd bezeichnen konnte.

Nach Luft schnappend fiel sie auf mich. Selbst noch immer atemlos hielt ich sie fest, spürte ihr Atmen an meinem Hals, ihr schnelles Herz an meiner Brust. Wie sie mich immer noch mit ihrer Wärme umschloss. Mein eigenes Herz wummerte ebenso schnell, mein Mund war trocken, mein Körper angenehm ausgelaugt. Unendlich befriedigt.

Aber war ich glücklich?

Endlich hatte ich das, was ich mir seit Langem gewünscht hatte. Doch statt mich zu freuen, überfiel mich Melancholie. Denn was würde passieren, sobald wir wieder Tristan und Rylee waren?

»Das war Wahnsinn«, murmelte sie und hörte sich dabei nicht wie Danbi, sondern wie Rylee an, was mir neue Hoffnung gab.

»Hm«, bestätigte ich. Mehr konnte ich nicht artikulieren.

Rylee kicherte und streckte sich. »Mir schlafen die Beine ein. Und wir sollten das Kondom entsorgen.«

Wieder gab ich nur ein undefinierbares Geräusch von mir. »Durst«, brachte ich schließlich hervor. Ein erneutes Lachen folgte.

»Dann wird Danbi dem lieben Donovan mal was zu trinken besorgen«, sagte sie fröhlicher, als ich mich fühlte und kletterte von mir herunter.

Ich zog das Kondom ab, knotete es zu, wusste aber nicht, wohin damit. Einen Moment war ich versucht, es Donovan einfach in die Tasche zu stecken, aber weil ich ein netter Bruder war, verkniff ich es mir. Wortlos zogen wir uns an, richteten uns so weit her, dass wir wieder vorzeigbar waren.

Und jetzt?

Sollten wir darüber reden?

Tristan wünschte sich eine Klärung, wollte wissen, was das bedeutete. Donovan lebte für den Augenblick und wollte nichts zerreden. Und der Student erinnerte sich an die Regeln der Aufgabe: absolutes Schweigegebot. Rylee schien weniger verunsichert. Als wäre es normal, spontan von einer Party zu verschwinden, um mal kurz gehirnwegblasenden Sex im Auto zu haben, lächelte sie, überprüfte Make-up und Frisur im Rückspiegel, atmete einmal tief ein und aus und stieg aus dem Wagen.

»Kommst du?«, fragte sie, weil ich immer noch wie festgeklebt im Auto saß. Ich nickte. Ich konnte nur staunen, wie souverän sie mit dieser Sache umging. Auf gewisse Art verletzte es mich auch, weil dies alles für sie nichts Besonderes zu sein schien.

*Sei Donovan*, erinnerte ich mich zum millionsten Mal an diesem verrückten Abend. Deswegen grinste ich zweideutig, rief ihr ein »Gekommen bin ich schon« zu, zog meine Hose hoch und folgte Danbi zurück zur Party.

Zwar sahen uns ein paar andere Kursteilnehmer fragend an, als wir den Raum betraten, und Carl alias Joe streckte mit dämlichem Grinsen beide Daumen hoch, aber niemand sprach uns an, weil ohnehin nicht schwer zu erraten war, was wir getrieben hatten. Rylees Lippen waren rot und geschwollen, und ich hatte vermutlich einen ähnlich erschöpft zufriedenen Gesichtsausdruck wie sie.

Den restlichen Abend über sprachen wir nicht viel miteinander. Wir mischten uns unter die Gäste, unterhielten uns mit Menschen, die wir zwar kannten, aber heute Abend eben doch nicht, spielten weiter unsere Rollen. Immer wieder kam Danbi zu Donovan, verflocht ihre Finger mit meinen, legte den Kopf auf meine Schulter oder schmiegte sich für ein paar viel zu kurze Momente an mich. Sie verhielt sich, als wären wir ein Paar. Waren wir das als Danbi und Donovan? Wenn ja, würde ich nie mehr Tristan sein wollen.

Um Mitternacht löste Lambert die Party auf, wünschte uns eine gute Nacht und verabschiedete sich von jedem Einzelnen mit Handschlag und Aliasnamen. Die ganze Zeit über hatte er sich Notizen gemacht, vermutlich zu unseren Performances. Was er von unseren Figuren hielt, ließ er sich nicht anmerken.

Draußen war es empfindlich kalt, und Rylee rubbelte sich am ganzen Körper zitternd die Oberarme. Tristan hätte ihr seine Jacke angeboten. Und Donovan? Ich öffnete meine Jacke auf einer Seite, sie verstand, schlüpfte darunter und schob einen Arm um mich. Ihre kalte Hand ließ mich schaudern und undonovanmäßig kreischen.

»Sorry!« Sie lachte und kuschelte sich eng an mich. »Du bist schön warm.«

»Soll ich dich nach Hause bringen?«, fragte ich. Donovan und Tristan wollten beide nicht, dass Rylee allein im Dunkeln herumlaufen musste, auch wenn es in Minot nicht wirklich gefährlich war.

Die Party war vorbei. Wer waren wir jetzt?

»Das wäre schön«, sagte sie leise und nahm mir damit ein Stück weit meine Verunsicherung.

Ich fuhr sie durch die schlafende Stadt zu ihrem Wohnheim am College. Schweigend liefen wir über den Campus, bis Rylee vor ihrem Eingang stoppte. Und jetzt? Sie zum Abschied küssen? Kommentarlos gehen? Auf was hatte ich mich da eingelassen? Wäre ich nicht in echt in Rylee verliebt, könnte ich jetzt einfach auf Tristan-Modus zurückschalten und nach Hause gehen. So wünschte ich mir, unser was auch immer würde noch weitergehen. Verlegen standen wir voreinander, sahen uns an, blickten wieder weg. Sollte ich sie in ihr Zimmer begleiten? Das kam mir sogar als Donovan wie eine billige Anmache vor. Leider schaffte ich es jetzt nach der Party nicht mehr, Tristan, den verklemmten Idioten, komplett zurückzudrängen.

Ein Typ mit einer Frau im Arm kam auf uns zugewankt. Vielleicht hielten sie sich auch aneinander fest, denn beide wirkten nicht mehr nüchtern. Das Gesicht seiner Begleiterin konnte ich nicht erkennen, denn es war von ihren Haaren verdeckt, und außerdem war es dunkel.

»Hi, Donovan!«, lallte der Kerl. Die Frau zitterte kurz und gab ein ersticktes Geräusch von sich, blieb aber stumm und sah auch nicht auf. Vielleicht war ihr schlecht. Hoffentlich musste sie sich nicht übergeben.

Rylee sah mich mit hochgezogenen Augenbrauen an. Die Frage, woher der Typ meine Figur kannte, stand ihr ins Gesicht geschrieben. Sie wusste ja nicht, dass der Typ mich mit meinem Bruder verwechselte. Unkoordiniert wedelte er in Rylees Richtung. »Und dich kenn ich auch. Von letztens im ...« Er rülpste. »Im ...« Offensichtlich fiel ihm der Name nicht mehr ein. »Egal.«

»Du bist betrunken«, stellte Rylee unnötigerweise fest. »Das ist übrigens Cassidy, meine Mitbewohnerin«, sagte sie zu mir. »Ich glaube, ich bringe sie mal lieber ins Bett.«

»*Ich* bring sie ins Bett. Mit mir zusammen«, brüllte der Kerl und schubste Cassidy zum Eingang. Sie prallte dagegen, verlor das Gleichgewicht und taumelte rückwärts gegen mich. Doch bevor sie auf den Boden knallte, fing ich sie auf.

»Donovan«, lallte Cassidy und hängte sich an meinen Hals, hatte aber nicht genug Kraft, um sich festzuhalten, sodass sie strauchelte.

»Ich helf dir«, bot ich Rylee an und legte Cassidys Arm um meine Schulter. Sie gab ein quiekendes Geräusch von sich, ihre Hand rutschte herunter und landete auf meinem Hinterteil.

»Du hast so einen geilen Arsch«, nuschelte Cassidy und kniff hinein.

Rylee verdrehte die Augen. »Danke fürs Helfen«, sagte sie, während sie die Tür aufsperrte.

»Du gehst besser auch nach Hause«, riet ich Cassidys Typ. Zu dem, wofür er vermutlich mitgekommen war, war er ohnehin nicht mehr imstande. Er widersprach nicht, drehte sich wortlos um und schwankte von dannen.

Drinnen schleppten wir Cassidy zum Aufzug. Wie ein nasser,

nach Alk stinkender Sack hing sie zwischen uns, kaum fähig, selbst zu laufen. Als sich die Türen öffneten, lehnte Rylee ihre Mitbewohnerin an mich, drückte schnell auf den Knopf für den zehnten Stock und schlüpfte aus dem Aufzug, bevor ich sie aufhalten konnte. Während der Gott sei Dank kurzen Fahrt versuchte Cassidy sogar, mich zu küssen, aber ich hielt sie auf Abstand, was ihr sichtlich nicht passte, wogegen sie aber nichts ausrichten konnte, weil sie viel zu hinüber war.

»Wieso Rylee?«, wollte sie von mir wissen, aber ich antwortete nicht. Ich wusste nicht einmal, was sie von mir wollte. Offensichtlich verwechselte sie mich auch mit dem echten Donovan, aber sie in diesem Zustand aufzuklären, war sinnlos.

Oben wartete ich mit Cassidy vor dem Aufzug, die sich an mich klammerte wie an eine Boje. Sie lallte irgendwas, was ich diesmal nicht verstand und drückte sich an mich. Ihre Hände rutschten erneut auf meine Pobacken und kneteten sie nicht gerade sanft. Aus dem Nichts versuchte sie wieder, mich zu küssen, aber ich drehte mein Gesicht weg, und sie erwischte nur mein Ohr. Wenig später öffnete sich die Tür zum Treppenhaus, und Rylee erschien etwas atemlos.

»Sorry, dass ich dich mit ihr allein gelassen habe. Du weißt ja: Aufzüge und ich sind keine Freunde. Warum wartest du nicht vor meiner Zimmertür?«

»Lass sie uns einfach reinschaffen«, keuchte ich, weil mir die betrunkene Cassidy langsam zu schwer und vor allem zu aufdringlich wurde. Ich wollte nur noch nach Hause gehen. Auf Donovan hatte ich keine Lust mehr. Ich war müde und verwirrt, roch nach billigem Parfüm und Alkohol und wollte allein sein, um über die letzten Stunden nachzudenken.

Zusammen hievten wir Cassidy in ihr rosa Bett und deckten sie zu. Auf einmal war ich so erschöpft, dass ich am liebsten auf der Stelle eingeschlafen wäre. Wäre ich mutiger gewesen, hätte ich hier übernachtet. Aber das war ich nicht.

»Wir sehen uns an der Academy«, brachte ich hervor, hob lasch die Hand und machte mich auf den Heimweg.

Ich musste einen Weg finden, wie ich ihr als Tristan meine Gefühle gestehen konnte. So konnte es nicht weitergehen. Noch dazu, weil ich nach der Hausaufgabe wieder ganz Tristan sein würde. Ich konnte schließlich nicht für immer vorgeben jemand zu sein, der ich nicht war. Das war weder mir noch Rylee gegenüber fair. Wenn wir ein Paar werden sollten, dann als Rylee und Tristan. Nur wie? Bis ich eine Lösung gefunden hatte, würde ich mich einfach weiterhin als Donovan mit ihr treffen, denn ich wollte mich nicht von ihr fernhalten, nachdem ich wusste, wie sie sich anfühlte. Allerdings wollte ich nicht nur einfach mit ihr schlafen.

Was für ein Dilemma.

Als ich nach Hause kam, brannte im Wohnzimmer Licht, aber keiner war zu sehen. Der Fernseher lief auf voller Lautstärke, irgendeine Datingshow mit halb nackten Frauen, die sich in unnatürlichen Posen im Pool räkelten. Keine echte Frau würde sich im realen Leben so verhalten. Vermutete ich zumindest, meine Erfahrungen waren, was Frauen anging, überschaubar. Ich hörte, wie jemand in der Küche Schubladen auf- und zuzog, den Kühlschrank öffnete und mit Geschirr oder Besteck klapperte. Bestimmt Donovan. Nur er scherte sich nicht darum, ob er jemanden aufweckte. Schließlich war es weit nach Mitternacht. Schnell schlüpfte ich aus seiner heiligen Lederjacke und warf sie in den Flur. Dann rannte ich ins Wohnzimmer und fläzte mich auf die Couch.

Kurz darauf kam er mit einer Schüssel herein und setzte sich neben mich.

»Hi, Brudi«, begrüßte er mich. Er hielt mir seine Cornflakes hin, aber ich lehnte ab. Erst dann bemerkte er meinen Aufzug. »Wieso hast du meine Sachen an?«

»War auf einer Party in der Academy.«

»Mit Frauen?«

Ich verkniff mir ein Augenverdrehen. Bei Donovan gab es nur ein Thema. Kein Wunder, dass manche dachten, er sei schwanzgesteuert (was er war) und dumm (was er nicht war). Mein Nicken reichte ihm offenbar als Antwort, denn er schaufelte nur weiter seine Cornflakes in sich hinein. »Wie war's auf der Party?«, fragte er dann, ohne den Blick von den nur mit einem winzigen Stoffdreieck bedeckten Brüsten auf dem Bildschirm zu nehmen.

»Ganz okay«, log ich. »War eigentlich mehr ein Seminartreffen.«

Er hörte mit Essen auf und sah mich an. Ein Tropfen Milch rann an seinem Mundwinkel herab. »Bei dir ist nie irgendwas nur okay. So redest du nicht, Bruder. Du bist eigentlich viel redegewandter. Also ist irgendwas im Busch, und du willst es bloß nicht sagen.« Er verschränkte die Arme und zog die Augenbrauen hoch.

Warum kannte er mich nur so gut? Ach ja, hatte ich schon erwähnt, dass wir eineiige Zwillinge waren?

»War sie auch da? Die, von der du letztens erzählt hast?«

»Ich will nicht drüber reden«, sagte ich ausweichend. Wollte ich tatsächlich nicht. Ich wollte erst mit mir selbst und allein mit der Situation klarkommen. Außerdem waren Donovans Ratschläge nicht unbedingt die besten.

Er zuckte die Schultern und ließ mich wieder in Ruhe. Das war der Vorteil, wenn man sich so nahestand. Man wusste genau, wann man aufhören musste.

»Was gibt's bei dir Neues?«, fragte ich, um ihn abzulenken.

»Hab morgen eine Klausur in Chemie«, sagte er kauend. Die

leere Schüssel stellte er auf dem Wohnzimmertisch ab. Ich nahm sie wieder hoch und schob eine Zeitschrift darunter. Morgan mochte keine Ringe auf dem unbehandelten Holz. Der Tisch war neu, extra für das Haus aus einem Designmöbelladen in Bismarck geliefert worden. Er war schön und stylisch, aber unheimlich empfindlich. Also eigentlich genau das Falsche für unsere Chaosfamilie.

»Warum gehst du dann nicht ins Bett und ruhst dich aus, damit du morgen fit bist?«

Er zuckte die Schultern. »Bin nicht müde.«

Das war Grund genug für ihn. »Hast du wenigstens gelernt?«

Er seufzte und wandte sich mir zu. »Ich bin in so einer Lerngruppe, und heute haben wir drei Stunden gepaukt. Ich hoffe, das reicht. Ich hab echt Schiss, dass ich es verkacke.«

Ihn darauf hinzuweisen, dass man, um so etwas zu vermeiden, besser ein paar Tage früher anfing zu lernen, sparte ich mir. Er wusste das selbst. Für meinen Geschmack ließ er sein Studium in Pre-Medicine zu sehr schleifen. Erstaunlich, wie er sich überall durchlavierte.

»Sollen wir es noch mal zusammen durchgehen?«, bot ich ihm an.

Von Chemie hatte ich keine Ahnung, aber wenigstens hätte ich dann einen Grund, für ein paar Minuten nicht an Rylee und unser Autointermezzo zu denken.

Kurz überlegte er wirklich. Vielleicht entwickelte mein fauler Bruder ja doch noch Ehrgeiz. Oder auch nicht, denn er schüttelte den Kopf. »Nö, passt schon. Ich steh morgen einfach eine halbe Stunde früher auf und les mir alles noch mal durch.« Erneut widmete er sich den Frauen vor ihm. Wir schwiegen. Mit niemandem konnte ich das so gut wie mit Donovan. Gleichzeitig rutschten wir ein Stück nach unten, bis wir mit dem Kopf auf der Lehne lagen. So lümmelte ich dicht neben meinem engsten Vertrauten auf dem Sofa und zog mir mit ihm halb nackte Frauen rein. Keine davon reichte an Rylee heran. Nicht einmal an Danbi. Mit dem Fuß zeigte Donovan auf die Blondine, die gerade in Bikini und High Heels den Boden wischte. Man merkte deutlich, dass sie so etwas nicht oft tat. Selbst ein Affe hätte das besser gekonnt. Aber vermutlich sahen sich die meisten Menschen die Show nicht an, um die Putzkünste der Kandidatinnen zu beurteilen. Wenn einer von uns so dilettantisch den Boden wischen würde, würde Morgan ausflippen.

»So eine war heute im Studio«, informierte er mich. Er wusste, dass mich das nicht interessierte, vor allem weil er wahrscheinlich im nächsten Satz erzählen würde, wie er sie abgeschleppt hatte. Aber ich ließ ihn. Aus Bruderliebe und weil ich an etwas anderes als an Rylee denken wollte. »Die Typen um sie herum konnten wegen ihrer Ständer gar nicht mehr trainieren. Die hat immer so rumgestöhnt, wenn sie was Anstrengendes machen musste.« Zur Verdeutlichung folgte ein hohes Stöhnen. »Wie eine rostige Fahrradpumpe. Oder Miss Piggy beim Sex.« Er lachte. »Hätte sie einfach ihre Klappe gehalten, wäre alles gut gewesen. Aber das.« Er verdrehte die Augen. »Keine Chance. Da schrumpft alles.« Sein Lachen wurde lauter. Dann sah er mich an. »Rami hat mir angeboten, die nächste Stufe vom Trainerschein zu machen. Er würde es bezahlen, wenn ich mich verpflichte, mehr zu arbeiten. Er braucht dringend Leute.«

»Das ist großartig«, antwortete ich und meinte es auch so. Donovan wünschte sich schon länger, seine Kompetenzen als Trainer zu erweitern. Bisher hatte er den entsprechenden Kurs nur nicht finanzieren können. »Machst du es?«

»Weiß noch nicht. Dann hätte ich ja noch weniger Zeit fürs

College. Ist sowieso schon stressig genug, zu studieren und nebenbei zu arbeiten.«

»Millionen anderer Amerikaner machen das auch.«

Er stieß tief Luft aus. »Ja, schon klar. Aber die sind nicht ich. Vielleicht sind die alle belastbarer. Oder feiern weniger. Keine Ahnung. Ich weiß nicht, ob ich das alles schaffe.« Das waren ungewohnt selbst reflektierende Töne.

»Natürlich schaffst du das!« Er lächelte, nicht ganz überzeugt. Das war eine Seite an ihm, die er nicht oft zeigte. Normalerweise strotzte mein Bruder vor Selbstbewusstsein und Sorglosigkeit. »Das ist sicher nur Schwellenangst.«

Er schnaubte abfällig, was viel mehr zu ihm passte. So unsicher erinnerte er mich an mich selbst. Das fühlte sich seltsam an. Als würde mein Donovan-Äußeres dafür sorgen, dass er plötzlich mehr zu Tristan wurde, weil sonst das Gesamtpaket Tristan und Donovan nicht mehr passen würde. »Schwellenangst? Was soll das denn sein?«

»Unterbewusste Angst vor Veränderungen oder neuen Lebensabschnitten. Bei manchen geht das so weit, dass sie Dinge tun, die diesen neuen Abschnitt boykottieren oder behindern. Zum Beispiel nicht auf Prüfungen lernen, damit man nicht besteht und alles bleibt, wie es ist.«

»Hm«, brummte er. Er setzte sich auf und stützte seine Ellbogen auf die Knie.

»Ein- oder zweimal weniger vögeln, und schon hast du die Zeit wieder ausgeglichen.« Ich zwinkerte.

»Haha«, blaffte er, aber ich bemerkte sein Schmunzeln. »Du bist ja nur neidisch.«

Ich zuckte die Schultern. »Wenn du meinst.«

Er runzelte die Stirn. »Warum grinst du so?«

»Ich habe doch gesagt, ich will nicht drüber reden.«

Er musterte mich intensiv, beugte sich vor und roch an mir. Dann nickte er wie ein Arzt, der eine schwierige Diagnose gestellt hatte. »Alles klar. Du hattest Sex.«

»Ja, hatte ich«, gab ich zu.

»Ist nicht zu übersehen. Du sitzt hier mit diesem doofen Gesichtsausdruck, den du sonst nur hast, wenn du dir gerade einen runtergeholt hast. Außerdem ist deine Frisur im Arsch, und du hast einen Knutschfleck.« Er deutete auf eine Stelle neben seiner Kehle.

Hektisch fasste ich mir an den Hals und rubbelte herum, obwohl das nichts brachte.

Lachend schlug er mir gegen den Oberschenkel. »Ich hab dich nur verarscht. Du hast keinen Knutschfleck.« Gott sei Dank! Meinen letzten Knutschfleck hatte ich mit fünfzehn verpasst bekommen und war deswegen tagelang von Donovan aufgezogen worden.

»War's denn gut?«

Mehr als das. Ich war wie ein Rausch. Unglaublich. Zukunftsweisend. Erkenntnisgewinnend. Aber mit solchen Worten brauchte ich meinem Bruder nicht zu kommen. Und war vielleicht auch übertrieben. Es war Sex, nichts weiter. Also beschränkte ich mich auf ein heftiges Nicken.

Er patschte mir aufs Knie, als wollte er mich loben, sein Blick wurde weich. »Ich freu mich für dich, Brudi. Du solltest viel öfter aus dir herausgehen.«

»Ich spiele Theater, ich muss täglich aus mir herausgehen.«

»Ich spreche von der Realität, Tristan Jones.« Wenn er mich mit vollem Namen ansprach, war es ihm ernst. »Hier findet das Leben statt.« Er gestikulierte in den Raum. »Nicht auf einer Bühne oder in deinem Kopf.« Er tippte gegen meine Stirn. »Wenn du dich zu sehr in deine Rollen hineinsteigerst, verlierst du den Bezug zu deinem wahren Ich.«

»Seit wann bist du Hobbypsychologe?«

Er setzte zum Sprechen an, stoppte aber und nickte mit dem Kinn zur Tür, wo Parker gebückt und auf Zehenspitzen wie ein Dieb im Comic ins Wohnzimmer schlich. Als sie uns entdeckte, verzog sie das Gesicht, richtete sich auf und lief normal weiter.

»Warum seid ihr denn noch auf?«, beschwerte sie sich.

Statt zu antworten, schalteten Donovan und ich in den Große-Brüder-Modus. »Wo warst du?«, fragten wir synchron.

Parker verdrehte die Augen. »Ihr seid so lächerlich, wisst ihr das eigentlich?«

Wir nickten, wieder gleichzeitig, sahen uns an und prusteten los. »Ja, wissen wir«, antworteten wir zusammen.

»Was ist denn hier los?« Nate schlappte nur im Morgenmantel und mit verstrubbelten Haaren herein. Er gähnte, sein Blick wanderte zwischen uns drei Geschwistern hin und her. Natürlich antwortete niemand. »Weiß Mo, dass du unterwegs warst?«, stellte er Parker zur Rede.

Sie stemmte die Hände in die Hüften und funkelte ihn an. »Warum gehst du davon aus, dass ich unterwegs war? Vielleicht wollte ich mir einfach etwas zu trinken holen?«

Er zog die Augenbrauen nach oben, deutete auf sie und auf sich. »Wer von uns beiden war im Bett und hat geschlafen? Und wer ist geschminkt und riecht nach Alkohol und Rauch? War also vermutlich irgendwo in einer Kneipe oder einer Disco?«

Eine Antwort erwartete er vermutlich nicht, weil er wusste, dass er ohnehin keine bekäme. Aus der Erziehung hielt er sich komplett raus, was nicht hieß, dass wir ihm egal waren. Er liebte uns und kümmerte sich um uns, half uns, wenn wir ihn brauchten.

Von einer Sekunde auf die andere setzte Parker ihren Rehblick auf. »Bitte sag ihr nichts«, bettelte sie. »Sie ist sowieso schon sauer auf mich wegen des Mists in der Schule.«

Parker hatte sich wieder einmal mit einem Mädchen geprügelt. Ich hatte mich außer mit meinem Bruder noch nie körperlich mit jemandem angelegt. Ich fragte mich, wie sie mit ihrem mageren Körper überhaupt gegen jemanden eine Chance hatte.

»Zu Recht ist sie sauer«, sagte ich und kam mir dabei wie ein Oberlehrer vor.

Nate seufzte, kratzte sich am Nacken, seufzte noch einmal.

»Geh bitte einfach ins Bett.«

»Und? Sagst du es ihr? Bitte, tu es nicht«, flehte Parker wieder.

»Du weißt, in was für eine Lage du mich bringst, wenn ich Morgan etwas verschweigen soll. Sie riecht Lügen förmlich. Gerade du solltest das wissen.«

Parkers Augen wurden groß, ihre Unterlippe zitterte. Gleich würde sie zu weinen anfangen. Nicht in echt, sondern ihr antrainiertes. Bei Dad funktionierte das immer noch. Bei Nate allerdings nicht. Er hatte ihre Strategie schnell durchschaut.

»Hör auf damit«, sagte er bloß. Schnaufte tief durch. Wedelte mit der Hand hinter sich. »Geh schlafen«, wiederholte er. »Oder wohin du willst. Ich hab Durst und muss aufs Klo.«

Parker rannte auf ihn zu, küsste ihn auf die Wange und verschwand in ihrem Zimmer. »Gute Nacht, Jungs«, fügte er hinzu. Dann schlurfte er in die Küche, von wo ich den Wasserhahn plätschern hörte.

Ich erhob mich. »Kommst du auch?«, fragte ich meinen Bruder von oben.

Abwechselnd sah er von mir zum Fernseher und wieder zurück. Dann seufzte er tonlos und folgte mir nach oben.

# Oktober

# Rylee

Ich wartete mit den anderen Studenten, die sich für *Walking Dead* eingetragen hatten, im Übungsraum auf Reginald. Weil er sich den Fuß gebrochen hatte, waren die Proben – und damit auch die Bekanntgabe unserer Rollen – in den letzten Wochen ausgefallen. Ich saß neben Monica und Carl am Bühnenrand, Tristan lehnte ein paar Meter entfernt an der Wand, die Arme vor seiner breiten und, wie ich mich sehnsüchtig erinnerte, muskulösen Brust verschränkt.

Immer wieder suchte ich seinen Blick, aber er starrte mit unlesbarem Gesichtsausdruck auf seine Füße. Ich verstand sein Verhalten einfach nicht. War ich für ihn nur ein Sparringpartner für seine Rollenstudie?

Seit drei Wochen nun lief dieses seltsame Ding zwischen uns. Wir trafen uns fast täglich als Donovan und Danbi, anfangs nur für Sex, aber mit der Zeit waren die Grenzen immer mehr verschwommen, und wir führten als Danbi und Donovan etwas, das eher einer Beziehung gleichkam. Oft trafen wir uns auch außerhalb meines Wohnheimzimmers und verbrachten schlichtweg Zeit miteinander. Der Sex mit Tristan – Donovan – war fantastisch, abwechslungsreich, nie wie das Mal zuvor. Manchmal war er wild und zügellos, dann wieder sanft und nur auf meine Lust konzentriert oder zärtlich und leise. Ich fragte mich, ob es mit dem echten Tristan genauso wäre. Und ob wir auch ohne unsere Hausaufgabe etwas miteinander laufen hätten. Wie weit konnte man sich bei so etwas Intimem und Intensivem überhaupt verstellen? Ich schaffte es auf jeden Fall nicht. Zwar gab ich mich jedes Mal anfangs als Danbi. Letztendlich schlief ich – Rylee – jedoch mit dem Mann, der meinen Körper und mein Denken aufwühlte. An der Academy waren wir wieder nur zwei Studenten, die sich zufällig über den Weg liefen, sich zwar verstanden und unterhielten, zwischen denen aber nicht dieses Mehr war wie zwischen Donovan und Danbi. Das verwirrte mich und machte mich immer unzufriedener. Jedes Mal, wenn wir uns verabschiedeten, wurde ich ein Stück trauriger. Es fühlte sich einfach nicht richtig an. Nicht Danbi und Donovan sollten zusammen sein, sondern Tristan und Rylee. Ich vermisste Tristan, obwohl wir uns täglich sahen, vermisste etwas, das nie existiert hatte. Wünschte mir jedes Mal, wenn er mich berührte, wenn er in mich eindrang, wenn ich ihn aufnahm, er sich in mir bewegte, es wäre Tristan. Trotzdem konnte ich nicht aufhören.

Mein Verstand riet mir, ich sollte die Sache beenden, bevor es noch schmerzhafter für mich wurde, denn es entstanden Gefühle, die zwischen Donovan und Danbi keinen Platz hatten. Das zwischen den beiden war nur eine Affäre, die vorbei sein würde, sobald die Hausaufgabe beendet war. Also in ein paar Tagen.

Endlich humpelte Reginald, auf eine Krücke gestützt, in den Saal. Sein Bein war bis zum Oberschenkel eingegipst, weshalb er eine weite, knielange Jogginghose statt seiner üblichen Cordhose trug.

»Hallo an alle! Bitte alle hier zur Bühne kommen«, begrüßte er uns kurz und ließ sich dann ächzend auf einen Stuhl fallen. Tristan stieß sich ab und kam langsam zu uns anderen herüber, setzte sich aber so weit wie möglich von mir entfernt hin und verschränkte wieder die Arme.

Was war nur los mit diesem Kerl? Was war ich für ihn?

Ohne Vorrede begann Reginald, die Rollenbesetzung vorzulesen. »Es wird euch sicher nicht wundern, dass ich Rylee Chang und Tristan Jones für die Rollen der beiden Liebenden ausgewählt habe.«

Monica schüttelte den Kopf und grinste. »Das war so heiß«, wisperte sie, hielt aber den Mund, als Reginald eine unwirsche Handbewegung in ihre Richtung machte. Ein paar Studenten verzogen das Gesicht, alle Blicke ruckten zu mir. Tristan sah niemand an. Und er mich nicht.

Anschließend verkündete Reginald die restlichen Rollen des Stücks. Wie zu erwarten murrten einige, andere dagegen schienen mit Reginalds Wahl zufrieden, und ein Teil nahm seine Rollen emotionslos hin.

Ich freute mich darauf, mit Tristan so eng zu performen. Dann konnte er nicht anders, als sich mit mir auch abseits seiner Zeit als Donovan zu beschäftigen.

Mehr passierte in dieser Stunde nicht. Jeder las für sich seine Rolle noch einmal durch und machte sich Notizen, wie wir uns die Figuren vorstellen und wie wir sie darstellen wollten. Dann war die Probe zu Ende.

Als ich am Abend in meinem Wohnheimzimmer gerade auf meinem Laptop die vierte Folge der *Walking Dead*-Originalserie ansah, meldete Skype eine eingehende Nachricht. Ich klickte auf Pause und auf das kleine Fenster am Bildschirmrand und winkte beidhändig in die Kamera.

»Guten Abend, Sumi«, begrüßte ich meine Cousine auf Koreanisch.

»Von wegen guten Abend. Ich mache gerade Mittagspause. Und bin jetzt schon fix und fertig.« Sie lachte. »Ich hasse meine Arbeit.«

»Tust du nicht«, erinnerte ich sie. »Du liebst deine Schüler.« Sumi war Lehrerin in einer Vorschulklasse in einem privaten Kindergarten in Seoul.

Sie seufzte. »Stimmt.« Ein paar Minuten erzählte sie mir von ihrer Arbeit und von ihrem Mann und dass sie versuchten, ein Kind zu bekommen.

»Das ist ...« Ich stoppte, weil ich nicht wusste, wie ich es nennen sollte. Sumi war nur zwei Jahre älter als ich und noch nicht lange wieder in Südkorea. »Großartig?«, versuchte ich es.

»Ich weiß, wir haben viel zu jung geheiratet, und für Kinder sind wir erst recht zu jung. Ich muss mir das schon ständig von meiner blöden Schwiegermutter hier anhören. Also kannst du dich einfach für mich freuen, bitte?«

Ich nickte und lächelte. »Klar. Ich freu mich für euch. Viel Erfolg! Oder was wünscht man in so einem Fall? Waidmannsheil? Gut schwimm?« Wir lachten beide und legten unsere Handflächen auf die Bildschirme. So hatten wir wenigstens das Gefühl, nicht ganz so weit voneinander entfernt zu sein.

»Und bei dir? Gibt's was Neues von Mister T?«

Natürlich hatte ich ihr von Tristan erzählt. Und was sonst noch so bei mir passierte. Schließlich war sie neben Jasmin meine engste Freundin, und wir sprachen mehrmals die Woche miteinander.

Statt zu antworten, stieß ich theatralisch Luft aus. »Er geht mir aus dem Weg.«

»Ehrlich? Was für ein Arsch. Zuerst vögelt ihr, und dann tut er so, als wüsste er von nichts. Und dann wieder das gleiche Spiel. Und wieder. Und wieder. Warum lässt du das mit dir machen?

Warum sagst du ihm nicht ehrlich, wie du dich dabei fühlst?« Ich setzte zu einer Erklärung an, aber sie ließ mich nicht zu Wort kommen. »Ja, ja, Danbi und Donovan. Die Hausaufgabe.« Sie verdrehte die Augen. Im Hintergrund rumpelte es, und eines ihrer Vorschulkinder stürmte herein. Entdeckte mich auf dem Bildschirm und streckte mir lachend die Zunge raus. Das hätte ich bei Tristan auch am liebsten getan. Sein Verhalten nervte und verunsicherte mich zutiefst. Rollenspiel hin oder her. Sumi sagte auf Koreanisch zu dem Kind, dass man niemandem die Zunge rausstrecken dürfe und dass es verschwinden solle (in freundlicheren Worten), und wandte sich dann wieder mir zu.

»Keine Ahnung«, beantwortete ich ihre Frage von vorhin. »Mich regt das ja auch auf. Dieses Hin und Her ist verdammt anstrengend. Ich weiß nicht, wie Tristan zu mir steht. Ich weiß nur, dass Donovan mich will. Was Tristan will, ist mir ein Rätsel. Weil er nämlich gar nicht mehr mit mir redet. Wenn er mich küsst, dann fühlt sich das überhaupt nicht bedeutungslos an. Und im nächsten Moment schaut er mich mit dem Arsch nicht an. Wieso?«

»Ist sein Arsch wenigstens sexy?«

»Ja, und wie. Leider. Das ist ja das Problem. Aber ich mag nicht nur seinen Körper. Ich mag ihn. Verstehst du? Durch Donovan habe ich wenigstens die Chance auf ein Stück Tristan.« Sumi sah mich mitleidig an. »Das ist alles so verworren.«

»Allerdings«, stimmte sie zu. Kurz schwiegen wir. »Es war doch schön mit ihm, oder?«

Ich nickte entschieden. »Sehr! Ab dem zweiten Mal noch schöner als beim ersten. Er ist so liebevoll und so zärtlich und gleichzeitig so leidenschaftlich. Und er schaut mich an, als würde er tatsächlich etwas für mich empfinden. Als wäre er in mich verliebt.«

»Weil er es vielleicht ist, Schlaumeierin.«

»Da bin ich mir nicht so sicher. Er ist ein zu guter Schauspieler.« Ich rieb mir über das Gesicht und schnaufte resigniert. »Beim ersten Mal war es auch toll. Aber anders. Als wäre ich einfach irgendein One-Night-Stand. Verstehst du, was ich meine?«

»Nicht ganz«, gab sie zu. »Chiron ist der Einzige, mit dem ich jemals Sex hatte. Und ich habe auch nicht vor, das zu ändern. Und da wir uns vergöttern, kann ich dir zum Thema unverbindlicher Sex gar nichts sagen. Diesbezüglich ist Jasmin die bessere Adresse.«

»Die rät mir nur wieder, es sei egal, wen ich vögle, solange ich Spaß dabei hätte. Sie ist fast ein bisschen neidisch auf das Rollenspiel.« Ich kicherte. »Ihre Worte, nicht meine.«

»Echt? Jasmin steht auf Rollenspiele? Abgründe tun sich da auf ... Also mir reicht stinknormaler Sex mit meinem immer gleichen, aber dafür echten Mann.«

Wäre mir ehrlich gesagt auch genug, aber nun war ich in dieses Dilemma hineingeschlittert und schaffte es nicht mehr heraus. »Das war mir auch neu. Aber offenbar macht ihr Neuer nicht nur sprichwörtlich Doktorspiele mit ihr.«

Sumi verzog das Gesicht. »Na ja. Jeder, wie er will.«

»Tristan ist einfach ... Ich weiß nicht. Unglaublich. Er küsst wahnsinnig gut. Und seine Hände. Wenn er mich anfasst, dann steht alles in Flammen.«

Sumi schmunzelte. »In Flammen? Hast du deine historischen Liebesschnulzen wieder ausgegraben?«

Ich schüttelte den Kopf. »Das ist nur die Wahrheit. Und sein ...« Aber Sumi winkte mit zugekniffenen Augen ab. »Hör auf, zu viel Information!«

Ich lachte. »Ich wollte sagen, sein Gesicht. Was ist daran schlimm?«

Sumi streckte mir wie das Kind vorhin die Zunge heraus. »Wolltest du nicht.« Ich sparte mir einen Kommentar und grinste nur. »Du solltest mit ihm und seinem Zauberpenis reden«, riet Sumi dann. »Sag ihm, wie du dich mit der Sache fühlst. Du hast doch schon vor einiger Zeit gesagt, dass du den ersten Schritt machen musst, weil er so schüchtern ist.«

Ich stützte mein Kinn in die Hände. »Wir dürfen nicht über unsere Alias reden«, nuschelte ich durch meine Finger.

»Vergiss doch mal diese Hausaufgabe. Dieses Fight-Club-Getue ist dämlich. Ich sehe doch, wie es dir damit geht. Keine Note auf der Welt ist das wert. Außerdem muss es dieser ... Wie heißt euer Dozent?«

»Lambert.«

»Dieser Professor Lambert gar nicht erfahren, dass ihr darüber gesprochen habt. Und im Grunde genommen sprecht ihr ja nicht über eure Charaktere, sondern über euch. Dass du lieber mit Tristan Sex hättest als mit Donovan. Wenn er dann schreiend wegrennt, hast du Pech. Aber dann kannst du dir wenigstens keinen Vorwurf machen, dass du es nicht versucht hättest.«

»Du hast ja recht, aber«

»Kein Aber«, fiel sie mir ins Wort. »Wir Chung-Mädels geben nicht bei den ersten Problemen auf!«

»Okay«, stimmte ich zu. Sonst würde diese unerträgliche Situation noch ewig weitergehen. Spontan nahm ich mein Handy, entsperrte es und schrieb Tristan eine Nachricht.

Sumi beugte sich vor und stützte sich auf ihre Ellenbogen. »Zeig her, was du geschrieben hast«, befahl sie und machte eine Lockgeste mit dem Zeigefinger.

Folgsam hielt ich mein Handy vor die Kamera.

»*Wir müssen reden*«, las sie vor. »*Kannst du zu mir ins Wohnheim kommen?* Geht's noch geheimnisvoller?«

»Soll ich ihm per WhatsApp einen Heiratsantrag machen? Während Zombies im Hintergrund stöhnen?«

Sumi zuckte die Schultern. »Wäre zumindest mal was anderes.« Sie machte einen Kussmund. »Ich muss aufhören. Meine Mittagspause ist vorbei.« Mit zwei Daumen und Zeigefingern formte sie ein Herz. »Viel Glück bei deiner Mission. Du schaffst das.«

Tristan war keine Mission. Aber bevor ich sie darauf hinweisen konnte, war sie weg, und in der Bewegung eingefrorene Zombies glotzten mich wieder an.

Das Brummen meines Handys riss mich aus meiner Starre.

Tristan: *Okay. Wann?*

Rylee: *Sieben.*

Um sieben würde Cassidy auf jeden Fall weg sein, weil sie zu ihrer Schicht in das Café, in dem sie arbeitete, musste.

Wie auf Bestellung betrat Cassidy gerade unser Zimmer.

»Nägel kauen? Du solltest dringend mal ins Nagelstudio gehen. So werden sie ja noch schlimmer, als sie ohnehin schon sind.«

Vor Nervosität wegen des Treffens mit Tristan kaute ich auf den Fingernägeln. Das machte ich nur, wenn ich richtig nervös war, so nervös, wie man nur ist, wenn es um etwas verdammt Wichtiges geht, wie auf der Schauspielschule genommen zu werden zum Beispiel oder wenn man dem Typen, in den man seit Wochen verliebt ist, seine Liebe gestehen will. Immer noch gesünder als Drogen oder Alkohol.

»Ist so eine doofe Angewohnheit von mir«, rechtfertigte ich mich.

»Mein Bruder hatte das auch eine Zeit lang. Dann hat er so eklig schmeckendes Zeug draufbekommen, und dann hat er aufgehört.« Sie schnaubte. »Stattdessen hat er dann jedes Mal Süßigkeiten gegessen, wenn er nervös war. Und mein Bruder ist nicht besonders entspannt.« Sie blies die Wangen auf. »Das ist das Ergebnis«, nuschelte sie und stieß prustend Luft aus. »Gummiband am Handgelenk hilft wohl auch.«

Ich hatte keine Lust, ihr zu erzählen, warum ich so angespannt war. Musste selbst erst damit fertigwerden, dass ich ab sieben entweder einen Freund hatte oder dass es in einer großen Peinlichkeit enden würde. Um mich abzulenken und die nächsten Stunden irgendwie herumzubekommen, willigte ich ein, mit Cassidy eine Folge irgendeiner spanischen Soap anzuschauen. Weil ich die einzelnen Charaktere nicht kannte, kapierte ich jedoch gar nichts. Anfangs versuchte sie noch, mir die Zusammenhänge zu erklären, gab aber dann entnervt auf. Also ging ich duschen und ließ sie in ihrem Dramenuniversum allein.

Als ich mich gerade abtrocknete, platzte Cassidy, ohne anzuklopfen, ins Bad. Sie trug bereits ihre Arbeitsuniform und ihre rosa High Heels, in denen ich nicht einmal stehen, geschweige denn den ganzen Abend herumlaufen könnte. Kommentarlos griff sie sich meine Bürste, glättete ihre Haare und steckte sie zu einem Dutt hoch. Dann zog sie sich den Eyeliner und die Lippen nach und sprühte sich mit Parfüm ein. Wenn sie arbeiten ging, brezelte sie sich genauso auf wie zu einem Date.

»Triffst du dich heute noch mit Donovan?«, fragte sie und blickte mich im Spiegel an.

Warum wollte sie das wissen? Ich achtete extra darauf, dass sie nicht durch uns gestört wurde. »Ja, er kommt nachher vorbei.«

Für einen Moment glaubte ich, dass sich ein anderer Ausdruck in ihr Gesicht verirrte. Beinahe traurig. Oder verletzlich.

Aber so schnell, wie er kam, wechselte sie wieder zur immer ein wenig arrogant wirkenden Cassidy. Da ich ohnehin keine Expertin im Gesichterlesen war, maß ich dem keine Bedeutung bei und knotete das Handtuch über meinen Brüsten fest. Kurz zögerte Cassidy noch, dann wirbelte sie herum und verschwand wieder nach draußen. Nur wenige Sekunden später hörte ich die Tür ins Schloss fallen.

Ich verkleidete mich bewusst nicht als Danbi, sondern blieb ich, die echte, unverfälschte Rylee. Schließlich war *ich* in Tristan verliebt, nicht Danbi in Donovan.

Als ich die Tür öffnete und Tristan in Donovan-Klamotten davorstehen sah, war ich enttäuscht. Allerdings wusste er ja noch nicht, dass ich keine Lust mehr auf dieses Spiel hatte. Dass ich mir *ihn* wünschte, nicht ein Fake. Bei meinem Aufzug, Jogginghose, mein übergroßes Teletubbies-Shirt, barfuß und ungeschminkt, runzelte er die Stirn, sagte aber nichts.

Ich trat einen Schritt zur Seite. »Komm rein.«

Zögerlich folgte er meiner Aufforderung. Drinnen stand er mit fragendem Gesichtsausdruck in meinem Zimmer und sah mich mit seinen unglaublich blauen Augen an, in denen ich jedes Mal versank und deren Blick ich am liebsten konserviert hätte, um mich jederzeit darin suhlen zu können. Offenbar merkte er, dass irgendetwas im Busch war. Vielleicht auch, weil ich ihn nicht wie sonst sofort küsste.

»Kannst du bitte die Jacke ausziehen?«, bat ich ihn, weil ich mit Tristan reden wollte, nicht mit Donovan.

Wieder erschienen Denkfalten auf seiner Stirn, aber kommentarlos befolgte er meine Bitte. Schlüpfte aus der Lederjacke und hängte sie über die Lehne unseres einzigen Stuhls, was mir zeigte, dass er jetzt Tristan war. Donovan schmiss seine Klamotten grundsätzlich achtlos irgendwohin.

»Ist alles okay?«, fragte er. Er klang unsicher.

»Nein. Doch.« Ich schnaufte tief durch. »Ich weiß nicht. Das wird sich gleich zeigen.« Mit einer Handbewegung gab ich ihm zu verstehen, dass er sich setzen sollte. Er entschied sich für das Fußende meines Bettes, ich nahm das Kopfende, um Abstand zu halten. »Hör mir einfach zu«, begann ich. »Du musst auch nichts antworten. Mir ist klar, dass du dich streng an die Regeln der Hausaufgabe hältst, wenn du also stumm bleibst, bin nur ich die, die dagegen verstößt.« Er nickte, auch wenn es nicht so schien, als wüsste er, wovon ich sprach oder worauf ich hinauswollte. »Aber ich kann nicht mehr schweigen über das, was zwischen Donovan und Danbi …« Ich wedelte zwischen uns hin und her. »Was zwischen uns passiert. Weil es nicht mehr um Donovan und Danbi geht.« Ich schluckte. Tristan saß mit auf den Knien abgelegten Händen reglos da. Wenn nach meiner Ansprache die »Beziehung« zwischen Donovan und Danbi beendet sein würde, musste ich damit klarkommen. »Ich spreche jetzt nur als Rylee mit dir. Vergiss Danbi. Sie existiert nicht mehr. Und ich möchte, dass du mir als Tristan zuhörst und Donovan außen vor lässt.« Wieder nickte er, wenn auch langsam und nach qualvollen Sekunden. »Ich glaube, wir waren beide überrascht, wie schnell Donovan und Danbi miteinander im Bett gelandet sind. Ich zumindest bin eigentlich nicht so. Ich schlafe nicht sofort mit jedem. Aber ich will gar nicht über unsere Figuren reden. Sondern dir sagen, dass ich damit aufhören will. Dass Danbi Donovan nicht mehr treffen will.« Er gab einen erstickten Laut von sich und öffnete den Mund, aber ich stoppte ihn. Sogar ich konnte erkennen, dass er auf einmal panisch wirkte. »Ich will nämlich *dich* treffen. Tristan. Als Rylee. Wir zwei, verstehst du?« Ich war beileibe nicht schüchtern, aber Liebesgeständnisse fielen mir auch schwer. Solche Gespräche waren anstrengend. »Ich mag dieses Sexding zwischen Donovan und Danbi nicht mehr. Weil ...« Ich schloss kurz die Augen, atmete tief ein und aus, sprach mir innerlich selbst Mut zu. »Weil ich mich in dich verliebt habe. So. Jetzt ist es raus. Ich will mit dir zusammen sein. So richtig. Als echtes Paar. Auch in der Öffentlichkeit und nicht weil wir uns wegen einer Hausaufgabe zu etwas haben hinreißen lassen.« Ich verzog die Lippen, versuchte mich an einem Lächeln, scheiterte aber an meinen Schauspielfähigkeiten. Um professionell zu bleiben, steckte ich emotional zu tief in der Sache drin.

Er musterte mich intensiv. Dann lächelte er. Doch sein Lächeln war im Gegensatz zu meinem echt.

»Einverstanden«, erwiderte er bloß. Mein Herz stolperte bei diesem einen Wort.

»Sonst nichts?«, konnte ich mir nicht verkneifen zu fragen. Er zuckte die Schultern. Lächelte wieder. Bei diesem Blick schmolz ich zuverlässig dahin. Dafür hätte ich sogar meinen Studienplatz hergegeben. Gut, dass ich es kostenlos geschenkt bekam.

»Zufälligerweise geht es mir genauso«, ergänzte er schließlich. Mein Mund war so trocken, dass ich nichts erwidern konnte. Ich fiel fast in Ohnmacht, weil mein Herz so fest gegen meine Brust klopfte. »Ich bin auch verliebt in dich«, präzisierte er, als wäre ich zu doof, zu verstehen, was er meinte. »Ich wollte von Anfang an Rylee«, gestand er, woraufhin mein Magen vor Freude hüpfte. »Aber weil ich so ein Feigling bin, brauchte es Donovan, damit ich mich traute, dir näherzukommen. Ich wusste ja nicht, wie du für mich empfindest. Also wollte ich dich lieber so als gar nicht. Eigentlich bin ich kein Kerl, der einfach nur Sex oder eine Affäre oder so ein loses Freundschaft plus irgendwas hat oder wie auch immer man das nennen will. Ich will alles. Aber ich hatte keine Idee, wie ich die Situation ändern konnte. Weil ich – ich wiederhole es gern immer wieder – ein Feigling bin. Aufhören war aber unmöglich. Dazu war es viel zu gut. Und dann hat dieses Ding eine Eigendynamik entwickelt, die ich nicht aufhalten konnte. Ich konnte dir doch nicht plötzlich sagen, dass ich das gar nicht will. Dass Tristan Rylee will und nicht Donovan Danbi. Jeden Tag habe ich mich weniger als ich gefühlt, weil … Weil Donovan einfach nicht ich ist. Aber ohne Donovan hätte ich dich aufgeben müssen. Die Vorstellung war schrecklich.« Er seufzte tonlos. »Klingt das seltsam?«

*Ja.*

Trotzdem schüttelte ich den Kopf und rutschte näher an ihn heran. »Nein, klingt es nicht. Du bist, wie du bist. Und genau das liebe ich an dir.« Ich legte meine Hand auf seine Wange, und er schloss die Augen und schmiegte sich an meine Finger. »Ich bin in *dich* verliebt. Nicht in Donovan. Mit ihm habe ich nur geschlafen, weil du darunter gesteckt hast.«

Er lachte auf. Es klang befreit. »Donovan war immer nur ein Mittel zum Zweck. Geküsst habe *ich* dich. Berührt habe *ich* dich. Geschlafen habe *ich* mit dir. Nicht er. Rylee gefällt mir außerdem auch viel besser als Danbi.« Sein Lächeln war so liebevoll, dass ich leise aufstöhnte. Seine Finger streichelten zärtlich meine, die immer noch auf seiner Wange ruhten. Er führte sie zu seinem Mund und küsste meine Fingerspitzen, die Handfläche, meinen pochenden Puls am Handgelenk. Die Innenseite des Unterarms entlang nach oben. Erregung durchflutete mich. Bisher hatte ich nicht gewusst, wie sensibel meine Haut an meinen Armen war. Nur Tristan konnte solche Empfindungen in mir wecken.

»Tristan?«, flüsterte ich.

»Hm?« Sein Brummen kitzelte an meiner Haut. Unsere Knie berührten sich, trotzdem war er viel zu weit weg.

»Liebe mich.«

Als Antwort schlang er einen Arm um mich und zog mich an seine Brust. Beugte sich über mich, küsste mich sanft und folgte mir mit seinem Körper, als ich mich rückwärts aufs Kissen sinken ließ. Seine Küsse, seine Art, wie er seine Lippen auf meinen bewegte, waren vertraut und anders zugleich. Tristan zu küssen war noch viel besser als Donovan zu küssen. Weil jetzt alles echt war.

Nur wir beide.

Tristan und Rylee.

Verliebt.

Er kniete sich zwischen meine Beine und legte sich auf mich, Herz an Herz, Bauch an Bauch, Seele an Seele. Mit einer Hand stützte er sich über mir ab, mit der anderen fuhr er unter mein Shirt und umfasste meine Brust, sein Mund die ganze Zeit auf meinem, seine Zunge um meine. Meine Finger vergruben sich in seinem Haar. Er gab ein tiefes Stöhnen von sich, das an meinen Lippen vibrierte und sich in meinem Körper ausbreitete. Ungeduldig drängte ich meinen Unterkörper gegen seinen, spürte seine Erektion, schmeckte seine Begierde. Als er sich von mir löste, um Luft zu holen, protestierte ich wimmernd, was ihm ein leises Lachen entlockte. Ich schob meine Hand zwischen uns, streichelte über seine Rippen, sein Sixpack, die feinen Haare unter seinem Bauchnabel, wieder hoch zu seiner glatten, heißen Brust. Sein Daumen streichelte meine Brustwarzen, mein Oberkörper bog sich ihm entgegen. Unendlich liebevoll sah er mich an, wanderte mit seinem Blick mein Gesicht und meinen Körper entlang, beinahe ehrfürchtig. Endlich zeigte er mir die Gefühle, die ich mir von Donovan zwar erhofft hatte, die er aber die ganze Zeit vor mir versteckt gehalten hatte. Sein Brustkorb hob und senkte sich schnell, ich spürte seinen rasenden Herzschlag unter meinen Fingern. Zischend sog er die Luft ein und schloss die Augen, als ich mit meinen Nägeln leicht über seine Haut kratzte. Ich liebte es, wie er auf mich und meine Berührungen reagierte. Mit ihm war alles so leicht, jede Berührung so selbstverständlich und instinktiv, als könnten nur wir den geheimen Code des anderen entschlüsseln. Jetzt noch viel mehr als zuvor.

Ich griff nach dem Saum seines Shirts und zog es nach oben und über seinen Kopf. Er grinste, leckte sich die Lippen wie in hungriger Vorfreude. Ich hob die Arme, und er verstand meine stumme Aufforderung und streifte mir ebenfalls mein Oberteil ab und ließ es zu seinem eigenen auf den Boden fallen. Endlich traf Haut auf Haut, Hitze auf Hitze, Tristan auf Rylee. Wieder senkte er den Kopf, küsste meinen Kiefer, meinen Hals, leckte über mein Schlüsselbein, hinab zum Brustbein zwischen den Brüsten hindurch bis zu meinem Bauch. Fuhr mit Zunge und Finger am Bund meiner Jogginghose entlang, schlüpfte aber nicht hinein, obwohl ich mich so danach sehnte, dass ich beinahe verrückt wurde. Seine Küsse wurden drängender. Offenbar war er genauso angetörnt wie ich. Trotzdem ließ er sich Zeit. Nur leicht biss er mich durch den Stoff in meinen Schamhügel, aber das reichte, um mich komplett zu entflammen. Weil meine Finger so zitterten, gelang es mir nicht, seinen Gürtel zu öffnen, also richtete er sich auf und half mir. Hakte zuerst seine Gürtelschnalle aus, öffnete dann die Knöpfe seiner Jeans und schob sie inklusive Pants nach unten. Er setzte sich auf den Po, um sich ganz auszuziehen, schaffte es aber nicht, strampelte und kämpfte fluchend mit der wehrhaften Hose. Ich kicherte und sah ihm schmunzelnd zu.

»Willst du mir nicht helfen?«, fragte er in einer Mischung aus amüsiert und genervt. »Das nächste Mal ziehe ich keine so enge Hose mehr an.«

Also erlöste ich ihn, zog an den Enden seiner Jeans und half ihm, sich endlich nackt zu machen. Meine Hose folgte wesentlich schneller. Niemals zuvor hatte ich mich so begehrt gefühlt wie von Tristan, der hart und mit bebender Brust vor mir kniete. Ohne mich aus den Augen zu lassen, wanderte seine Hand in seinen Schritt und umfasste seine Erektion, strich wie abwesend ein paarmal darüber. Ich rollte mich herum, weil ich wusste, wie sehr er es liebte, mich von hinten zu nehmen, doch er hielt mich auf.

»Nein«, raunte er. »Ich will dich anschauen. Komm her.«

Er rutschte so weit zurück, dass er sich anlehnen konnte, und streckte die Beine aus. Ich reichte ihm ein Kondom, er rollte es über und wartete mit dunklen Augen auf mich. Langsam bewegte ich mich zu ihm, kniete mich über ihn und sah zu ihm herab. Sein Mund senkte sich auf meine Brust und saugte an meinem Nippel, mit einem Finger strich er zärtlich über meine Spalte. Ich warf den Kopf zurück, genoss seine Berührungen, drängte mich seiner Zunge und seinen Fingern entgegen, wand mich vor Erregung und Glück. Dann fasste er mich an der Taille und dirigierte mich auf sich, versenkte sich in mir. Ich ließ mein Becken kreisen, hielt mich an seinen Schultern fest, meine Stirn an seiner. Er schlang die Arme um mich, zog die Knie an und setzte sich auf, sodass ich ganz von ihm gefangen war und er noch tiefer in mich hineinglitt.

»Rylee«, flüsterte er.

»Tristan«, keuchte ich.

Gierig und trotzdem zart küsste er mich, unsere Zungen spielten miteinander, sagten alles, was wir die letzten Wochen verschwiegen hatten.

Wir liebten uns langsam, ohne Hast, und kamen gleichzeitig zum Höhepunkt, leise, aber trotzdem so unglaublich wie nie zuvor. Dass der Sex mit Tristan sich noch steigern konnte, hätte ich nicht erwartet. Aber das hier war echt und geschah aus Liebe. Nicht zu vergleichen mit Donovan und Danbi, zwei Fake-Figuren, zwei Körpern, die heiß aufeinander waren und sich in ihren Rollen ausprobieren wollten. Die Realität war besser als jede Improvisationsübung. Tristan zuckte in mir, während ich mich um ihn herum auflöste und wir uns aneinander festklammerten, als hätten wir Angst, uns sonst zu verlieren.

Eine Weile blieben wir stumm sitzen, mein Kopf auf seiner Schulter und sein Kopf auf meiner, und versuchten zu Atem zu kommen. Dann hob er mich vorsichtig von sich herunter und rutschte zum Bettrand, um das Kondom zu entfernen.

Erschöpft und grinsend lagen wir in meinem schmalen Wohnheimbett, er auf dem Rücken, ich mit meiner Wange auf seiner Brust. Ich hörte sein Herz pochen, laut und gleichmäßig, spürte, wie sich sein Brustkorb bewegte. Sein Arm drückte mich an ihn, fest, als wollte er mich nie wieder loslassen. Mit den Fingern fuhr ich zu seinem Bauch hinab, strich über seine Blinddarmnarbe.

»Wann ist das passiert?«

Er antwortete nicht sofort und für einen Moment dachte ich, er sei eingeschlafen. »Mit elf«, sagte er dann träge. »Ich war gerade mitten in einem Mathetest. Plötzlich wurde mir furchtbar schlecht, und es fühlte sich an, als ob mein Bauch vor Schmerzen explodierte. Ich erbrach mich spontan auf meinen Test, Rausgehen schaffte ich nicht mehr. Der Notarzt hat mich dann ins Krankenhaus gefahren. Meine Familie kam dazu. War eine ziemliche Aufregung damals.« Er lachte leise.

Ich stützte mich auf meinen Ellbogen, um ihm in die Augen sehen zu können. »Hattest du Angst?«

Ohne zu zögern, schüttelte er den Kopf. »Nein. Wahrscheinlich das ganze Adrenalin. Und ehrlich gesagt, fand ich es sogar cool, dass ich allein mal die ganze Aufmerksamkeit bekam.« Weil ich meine Stirn runzelte, fuhr er mit den Fingern über die Falten. »Schau nicht so, wir sind vier Kinder ohne Mom und mit einem ständig arbeitenden Dad. Da muss man zwangsläufig zurückstecken.« Er drückte mir einen Kuss auf die Stirn. »Versteh mich nicht falsch, meine Schwester hat sich fantastisch um uns gekümmert. Wir lieben uns alle und können nicht ohneeinander. Aber eine richtige Mom konnte Morgan nicht ersetzen.« Tristan hielt inne, starrte an die Decke. Ich erinnerte mich, wie er angedeutet hatte, dass seine Mom von heute auf morgen verschwunden war und wie schlimm das für alle gewesen war. Die Vorstellung, ohne Mom aufwachsen zu müssen, fand ich furchtbar. Meine Mom war das Zentrum meines Lebens. Dass ich quasi keinen Dad hatte, konnte man nicht vergleichen, denn im Gegensatz zu Tristan und seinen Geschwistern kannte ich es nicht, wie es war, mit beiden Elternteilen zu leben. »Wenn man es in stereotypen Rollenaufteilungen in einem Theaterstück sieht, ist meine kleine Schwester das schwierige, problembelastete Sorgenkind. Sie leidet am meisten unter dem Verschwinden von Mom. Mein Bruder ist ähnlich kompliziert, was Problemverursachung angeht, aber kompensiert das alles mit übertriebenem Lebensstil. Er wäre quasi der Bad Boy oder Womanizer des Stücks, mit weichem Kern natürlich, der viel Blödsinn macht, sich nicht gern anstrengt, außer im Sport, und sich nachts aus dem Haus schleicht, um sich mit Mädchen zu treffen oder mit seinen Kumpels zu feiern. Mein Dad wäre der pflichtbewusste, liebende Vater, der mehrere Jobs hat, um uns durchzufüttern, wodurch aber wenig Zeit für uns bleibt. Und meine große Schwester wäre die selbstlose Hüterin und Beschützerin, die alles am Laufen hält.« Seltsamerweise nannte er seine Geschwister nie beim Namen, außer Morgan. Aber momentan reichte es mir, wenn er überhaupt erzählte. Tristan durfte man nicht drängen.

»Und du? Welche Rolle nimmst du ein?« Im Grunde ahnte ich es schon, aber ich wollte es bestätigt wissen.

»Ich bin der brave, fleißige, keine Probleme machende Bruder, der trotzdem am Ende das tollste Mädchen bekommt.« Er rappelte sich hoch, lehnte sich an die Wand und stopfte sich ein Kissen in den Rücken. Meinen Kopf bettete ich auf seinen Bauch und lauschte dem leisen Gluckern seines Magens. »Kennst du *Breakfast Club*? So ein Highschoolfilm aus den Neunzehnachtzigern mit Molly Ringwald.« Ich schüttelte den Kopf. »Schade. Was Stereotypen und Rollen in Gruppen angeht, ist das *der* Film schlechthin. Nicht im negativen Sinn. Der Film ist super, und man kann eine Menge über Gruppendynamik lernen.« Er grinste und zog mich zu sich nach oben, bis ich auf ihm lag. »Wir sollten ihn uns zusammen ansehen. Ich habe ihn auf DVD.«

»Gern.« Ein normaler DVD-Abend mit meinem normalen, echten Freund. Ich konnte mir nichts Schöneres vorstellen. Er strahlte, als hätte ich einem spontanen Heiratsantrag zugestimmt, und küsste mich. »Hättest du in diesem Familiensystem lieber eine andere Rolle als der Angepasste, Schüchterne, Zuverlässige?«, fragte ich, nachdem wir zu knutschen aufgehört hatten.

»Das klingt, als wäre ich ganz schön langweilig«, beschwerte er sich. Tatsächlich wirkte er auf einmal unzufrieden und wieder verunsichert.

Ich lenkte ihn vom Grübeln ab, indem ich mein Becken an ihm rieb und meine Nase in seine Halsbeuge steckte. »Du bist überhaupt nicht langweilig«, nuschelte ich an seine Haut. Er wand sich, ich spürte die Gänsehaut auf seinem Körper. Rittlings platzierte ich mich auf ihm, schaute auf ihn herab und saugte seinen liebevoll leidenschaftlichen Blick in mich hinein. Seine Hände lagen auf meinen Oberschenkeln, seine Daumen streichelten mich und näherten sich meiner Mitte. »Bekomme ich trotzdem eine Antwort?«, fragte ich ihn leise, bewegte langsam meinen Unterkörper und erregte so uns beide.

»Kann ich die Frage noch mal hören? Ich habe sie spontan vergessen«, keuchte er.

Ich stieg von ihm herunter, was ein unzufriedenes Brummen und einen noch frustrierteren Blick zur Folge hatte. Dann kuschelte ich mich wieder neben ihn, sein Arm diente mir als Kissen, mein Finger fuhr um seinen Bauchnabel. Seine Hand umschloss meine, mit der anderen streichelte er meinen Rücken.

»Wärst du gern jemand anders in deiner Familie?«

Er überlegte lange. »Nein. Ich denke nicht«, antwortete er dann. »Ich bin gern Tristan. Natürlich hat es mir Spaß gemacht, Donovan zu sein. Mutig zu sein. Frei zu sein. Aber es war einfach nicht ich. Ich konnte nie ganz er sein.« Er drehte den Kopf zu mir, führte meine Hand zu seinem Gesicht und küsste die Innenfläche. »Aber Tristan brauchte Donovan, um dich zu erobern. Und es hat ja geklappt. Denn jetzt habe ich dich.«

Ein paar Minuten schwiegen wir, hingen unseren Gedanken nach, unsere Finger spielten zärtlich miteinander, was intimer war als all der Sex, den wir miteinander geteilt hatten.

»Wie bist du auf Donovan gekommen?«, wollte ich schließlich wissen.

Er versteifte sich, ließ meine Hand los und kniff sich mit Daumen und Zeigefinger in den Nasenrücken. Was war jetzt los? Hatte ich etwas Falsches gesagt?

»Er ähnelt meinem Bruder«, gestand er dann leise.

»Scheint mir ein echter Frauenversteher zu sein.« Er verzog die Lippen und stieß ein freudloses Lachen aus. »Ist der eigentlich älter oder jünger als du? Du hast es nie erwähnt.«

Ein Schlüssel drehte sich im Schloss, und schnell schnappte ich mir die Decke und zog sie über Tristan und mich. Ich schämte mich nicht, dass er hier war oder dass Cassidy sich denken konnte, was wir getan hatten. Aber Details vom Körper meines Freundes gingen sie nichts an.

Die Tür wurde aufgestoßen, und Cassidy kam in ihrem Café-Dress herein. Als sie uns im Bett entdeckte, zuckte sie zusammen, fing sich aber dann wieder und setzte ein Lächeln auf. Das, das ich ihr nie ganz abnahm, weil es ein wenig zu breit und schmallippig war. Warum reagierte sie so komisch? Wir hatten doch vorher noch darüber geredet, dass ich mit Tristan verabredet war. Außerdem begegnete sie ihm hier nicht zum ersten Mal.

»Hi, Donovan!« Cassidy ließ ihren Blick an seinem nackten Oberkörper herunterwandern und blieb auf Höhe seines Gott sei Dank bedeckten Penis hängen. Dann schluckte sie, schloss die Augen und wandte sich ab.

»Das ist Tristan«, verbesserte ich sie. Sie drehte sich wieder herum, musterte Tristan mit gerunzelter Stirn. »Donovan war nur …« Ich überlegte, wie ich es ausdrücken sollte, ohne dass es total creepy oder nach einem seltsamen Sex-Rollenspiel klang. »Ein Experiment. Lange Geschichte. Erzähl ich dir irgendwann mal.«

»Tristan also?« Sie legte den Kopf ein wenig schief und betrachtete uns mit einem seltsamen Gesichtsausdruck.

»Seid ihr jetzt zusammen?«

Tristan und ich nickten gleichzeitig. Sie kräuselte die Nase, als wäre sie einem ekligen Geruch auf der Spur, und nickte ebenfalls.

Wortlos lief sie zu ihrem Bett und holte sich Kleidung aus ihrer Kommode. »Ich geh duschen, dann will ich schlafen.« Mit den Klamotten im Arm drehte sie sich herum. »Bleibst du über Nacht?«

Tristan sah mich unsicher an.

»Ja, tut er«, bestimmte ich, woraufhin er grinste und mich fester umarmte.

»Ist die immer so komisch?«, fragte er, nachdem Cassidy endlich weg war und Duschgeräusche aus dem Bad drangen.

»Meistens.«

Er sah mich an, mitleidig glaube ich. »Du Arme. Ich verspreche dir, dass ich dich nie komisch behandeln werde.«

Wegen meines Erzeugers hielt ich nicht viel von männlichen Versprechungen, ließ es aber so stehen. Tristan war nicht Gunner Rylee.

# Tristan

Ich hatte also eine Beziehung.

Das war fantastisch und beängstigend zugleich. Über Wochen hatte ich über nichts anderes nachgedacht, als wie ich mit Rylee richtig zusammenkommen könnte. Und jetzt, da wir es endlich waren, stieg mir das Arschwasser bis zum Hals, wie mein zivilisierter Bruder es ausdrücken würde. Was, wenn ich es als Tristan nicht schaffte, sie zu halten? Klar, sie hatte gestern mehrmals betont, dass sie in *mich* verliebt war, nicht in Donovan. Aber irgendwie konnte ich mein Glück noch nicht ganz fassen. Ich war so ein verdammtes Hühnchen.

Sie sollte endlich vom echten Donovan erfahren. Bisher hatte ich das vermieden, da die Leute Zwillinge gern mal als Einheit wahrnahmen. Oder übersahen, dass wir Individuen waren, die zufällig gleich aussahen. Man konnte in der Öffentlichkeit nie ganz man selbst sein. Dabei wollte ich doch einfach nur Tristan sein. Nicht ein Teil der »Jones-Twins«, wie wir in Minot genannt wurden. Früher hatten wir tatsächlich alles zusammen gemacht, mittlerweile wollte jeder sein eigenes Leben und ging seinen eigenen Weg, obwohl wir für immer eng verbunden bleiben würden. Ein paar Tage wollte ich noch genießen, nur eine einzige Person für Rylee zu sein. Fake-Donovan hatten wir gerade erst verbannt, da wollte ich sie nicht gleich mit einem neuen, tatsächlich existierenden Donovan konfrontieren.

Meine Schwester war nicht in der Küche, als ich nach Hause kam. Das war ungewöhnlich, denn normalerweise wuselte sie schon ab spätestens sechs Uhr morgens herum, bereitete Frühstück für uns alle vor, saugte, wusch Wäsche oder machte irgendwelche anderen Hausfrauendinge, bevor sie in den Buchladen ging. Heute jedoch stand das dreckige Geschirr von gestern Abend im Waschbecken, auf dem Tisch noch der Ketchup und der Parmesan, Parker saß auf der Arbeitsplatte, spielte mit ihrem Handy und aß nebenbei einen Schokoriegel. Donovan lümmelte am Tisch, die Beine ausgestreckt, trank Kaffee und schüttete Cornflakes in eine Schale mit Milch. Keiner der beiden wollte wissen, wo ich herkam. Entweder war es ihnen egal, dass ich die Nacht über weg gewesen war, oder sie hatten es nicht registriert.

Ich holte mir eine Tasse und ein Messer aus dem Schrank, schenkte mir den kläglichen Rest Kaffee ein und stellte ihn auf den Tisch. Aus dem Obstkorb griff ich mir eine Banane und eine Kiwi und setzte mich neben meinen Bruder.

»Wo ist Morgan«, fragte ich, während ich die Früchte schälte und in Würfel schnitt.

»Krank.« Ungefragt nahm sich Donovan eine Handvoll geschnittenes Obst und warf es in seine Cornflakes. »Würdest du wissen, wenn du nicht woanders geschlafen hättest.« Er sah mich mit seinem zweideutigen Donovan-Grinsen an. »Die Gleiche wie neulich?« Obwohl ich schwieg, nickte er. »Natürlich. Mein Bruder hat nicht jeden Tag eine andere«, beantwortete er sich selbst seine Frage. »Bist du etwa verliebt? Sieht sie gut aus? Hast du ein Foto? Woher kennst du sie?« Weil ich ihn ärgern wollte und weil er so verflucht neugierig war, spießte ich langsam ein Stück Banane auf, steckte es in den Mund und kaute gemächlich. Donovan schnaubte. »Hallo? Ich hab dich was gefragt.«

»Du wirst zu gegebener Zeit alles erfahren.« Ich grinste in mich hinein.

»Drück dich nicht so geschwollen aus«, blaffte er, beließ es aber dabei und stieß mir grinsend mit dem Ellbogen in die Seite.

Parker rutschte von der Arbeitsplatte, kam zu uns herüber und umarmte mich kurz. »Ich freu mich für dich, Tristan. Ich bin sicher, sie ist großartig.«

Meine kleine Schwester mochte auf andere abweisend und kalt wirken, und sie zeigte nicht oft Gefühle, aber wenn, dann konnte man sich sicher sein, dass sie es ernst meinte.

»Danke«, sagte ich und erwiderte ihre Umarmung. »Ihr werdet sie bald kennenlernen. Aber nicht heute. Ich will sie noch von diesem Typen verschonen.« Ich deutete in Donovans Richtung.

Parker kicherte. »Kann ich verstehen.« Mit den Armen um meinen Hals blieb sie neben mir stehen und legte ihren Kopf auf meine Haare. »Er kann wenigstens Liebe zulassen. Im Gegensatz zu dir«, sagte sie zu Donovan.

»Das sagt die Richtige«, gab der ungerührt zurück. »Du bist doch wie ich. Nur in weiblich.«

Das stimmte nicht. Parker genoss ihr Leben, aber sie schlief nicht wahllos mit irgendwelchen Jungs. Hoffte ich doch. Sie tat sich einfach schwer, sich auf jemanden einzulassen, weil sie immer Angst hatte, dass sie wie von Mom verlassen wurde. Sie schützte sich im Grunde nur.

»Und schöner«, fügte sie hinzu. »Und außerdem kann ich mir die Namen der Männer, mit denen ich schlafe, merken. Im Gegensatz zu dir. Oder Frauen in deinem Fall.« Er verzog das Gesicht. Damit hatte sie wohl einen wunden Punkt getroffen.

»He, du stellst mich hin, als wäre ich ein sexgeiles Arschloch!«, beschwerte sich Donovan.

»Und, wie heißt deine letzte Eroberung?«, hakte Parker nach. Ich war auch gespannt, ob er es noch wusste.

»Julian«, warf er ihr ohne Zögern entgegen. Vielleicht improvisierte er auch nur.

»Und der oder die davor?«, forderte sie ihn erneut heraus.

Er setzte sein Denkergesicht auf. »Keine Ahnung. Irgendwas Asiatisches«, gab er zu. Er zeigte mit dem Löffel auf sie. »Aber dafür weiß ich noch, wo sie wohnt.«

Parker verschränkte die Arme und funkelte ihn an. »Du hast überhaupt keinen Respekt vor Frauen! Für dich sind das alles nur Möpse auf Beinen.«

»Das stimmt nicht!«, widersprach er heftig.

Da musste ich ihm zustimmen. Schließlich log er die Frauen nie an, spielte immer mit offenen Karten, behandelte sie grundsätzlich gut und mit Respekt. Er liebte Frauen und zeigte ihnen das auch. Und er liebte Sex, wie die meisten Männer. Daran war nichts Verwerfliches. Er war kein Arsch. Und schließlich gingen die Frauen und Männer freiwillig mit ihm ins Bett. »Außerdem war die, von der ich den Namen nicht mehr weiß, echt cool. Ich könnte mir sogar vorstellen, sie noch mal zu treffen.«

Parker zog skeptisch die Augenbrauen hoch. »Ach ja? Treffen oder sie kennenlernen?«

Während ich mein Obst aß, beobachtete ich die beiden beim Diskutieren.

»Ich könnte mir durchaus vorstellen, mich auch mal einfach so mit ihr zu treffen. Und mich mit ihr zu unterhalten.« Er schmunzelte. »Nachdem wir gevögelt haben, natürlich.«

»Das glaube ich dir erst, wenn ich sie live sehe. Du kannst sie ja einladen. Tristan bringt seine mit, du deine.«

»Okay. Challenge angenommen. Ich gehe nach dem College bei ihr vorbei und frage sie.« Sie schlugen ein und sahen mich dann erwartungsvoll an.

»Was hat Mo denn?«, wollte ich wissen, statt meinerseits anzubieten, Rylee mitzubringen und sie meiner Familie auszusetzen. Wann ich sie zeigte, war meine Entscheidung. Nicht die meiner Geschwister. Mich nervte ihr Gerede und ihre doofe Challenge.

Morgan war selten krank oder ignorierte es, weil sie überzeugt war, dass ohne sie alles zusammenbrechen würde. Wenn sie sich nicht einmal zum Frühstückmachen aufraffte, ging es ihr wirklich schlecht.

Donovan zuckte die Achseln. »Keine Ahnung. Nate kümmert sich um sie. Frag ihn.«

Wie auf Bestellung betrat der in dem Moment die Küche.

»Wie geht's ihr?«, fragte ich ihn. Er wirkte besorgt und unheimlich müde. Hoffentlich steckte er sich nicht an. Bei ihm konnte schon eine harmlose Erkältung heftige Folgen haben.

»Sie hat sich die ganze Nacht erbrochen. Jetzt geht es ihr langsam besser. Ich mache ihr einen Tee.«

Parker reichte ihm eine Tasse. »Ist sie schwanger?«

Nate seufzte. »Garantiert nicht. Leider. Ich habe mich doch nach meiner Diagnose sterilisieren lassen.«

Das hatte ich nicht gewusst. Aber woher auch? Man sprach nicht mit dem Freund der großen Schwester über Verhütung – oder nicht notwendige.

»Echt? Krass!«, entgegnete Donovan. Er klang beeindruckt. »Sehr praktisch.«

»Grundsätzlich schon. Aber nicht, wenn man die Frau gefunden hat, mit der man doch Kinder will. Außerdem solltest du ohnehin immer ein Kondom verwenden. Es geht ja nicht nur ums Schwängern beim Sex.«

»Ja, ja«, maulte Donovan und verdrehte die Augen. »Ich passe immer auf. Dad ist nicht so ein Moralapostel wie du.«

»Weil er grundsätzlich nicht mit uns über so etwas redet«, klärte ich meinen Bruder auf.

Parker schnaufte. »Und das ist auch gut so. Es reicht schon, dass Morgan mit mir das große Aufklärungsgespräch geführt hat. Viel zu spät übrigens.« Sie wandte sich an Nate. »Bevor das jetzt in Themen abdriftet, die mich weder interessieren noch etwas angehen, verziehe ich mich lieber in die Schule. Ich vermute mal, Morgan kocht heute nicht?«

Nate schüttelte den Kopf. »Sie soll sich ausruhen.« Er sah mich an. »Hast du heute Vormittag Zeit und kannst eine Schicht übernehmen, bis Lucie kommt?«

»Ich bin sowieso eingeteilt. Kein Problem. Ich schaff das schon.«

Nate nickte wieder, schien erleichtert. Er füllte den Wasserkocher, gab Kräuter in ein Teesieb und wartete, bis das Wasser kochte. »Don, kannst du vor der Uni noch was aus der Apotheke für Mo holen?«

Zwar wirkte der nicht begeistert, stimmte aber zu. Nate goss den Tee auf, stellte die Kanne mit zwei Tassen auf ein Tablett, bedankte sich bei uns und wünschte uns einen schönen Tag. Dann ging er wieder zu seiner kranken Freundin.

Ich schloss den Laden auf, drehte das »We are open«-Schild um und schaltete die Kasse an. Eine neue Lieferung war gekommen, also öffnete ich den Karton und begann ihn auszuräumen und die Bücher an ihre Plätze zu stellen. Die erste Stunde blieb ich allein, was normal für einen Vormittag unter der Woche war. Den Impuls, Rylee eine Nachricht zu schreiben oder sie anzurufen, unterdrückte ich. Bedrängen wollte ich sie auf keinen Fall. Außerdem würde ich sie später ohnehin an der Academy treffen.

Erst um zehn betrat die erste Kundin den Laden. Emily. Ausnahmsweise ohne Omar. Zur Begrüßung umarmten wir uns und küssten uns auf die Wangen. Seit Emily zwei Wochen in Paris verbracht hatte, bestand sie darauf, weil sie das so wunderbar europäisch fand. Ich hatte keine Ahnung von Europa, war aber überzeugt, dass es *»den Europäer«* genauso wenig gab wie *»den Amerikaner«*. Aber sie liebte es, und weil sie meine Freundin war, tat ich ihr die Freude. »Was kann ich für Sie tun, Madame? Sie sehen heute mal wieder *fantastique* aus«, sagte ich mit übertriebenem französischen Akzent. Vor Jahren hatten wir mal gemeinsam einen Französischkurs besucht. Leider war davon außer dem starken Akzent der Lehrerin wenig hängen geblieben.

Emily hielt die Hand vor den Mund und kicherte affektiert. »Oh, Monsieur, Sie schmeicheln mir wieder einmal«, antwortete sie mit gleichem Akzent und machte eine tuntige Handbewegung. Sie klang wie in einem Comic. »Ich habe ein paar Bücher bestellt«, sagte sie in normalem Tonfall. »Eigentlich müssten sie schon seit gestern da sein.«

»Ich schau mal im Lager nach.« Dort fand ich die Bücher, sauber aufeinandergestapelt und mit einem Gummiband versehen, an dem ein Zettel mit Emilys Namen hing. Allesamt Liebesromane, die im Frankreich des achtzehnten und neunzehnten Jahrhunderts spielten, mit oberkörperfreien Kerlen mit Wallemähnen und schmachtenden Frauen in voluminösen Kleidern auf den Covern. Wie konnte man so etwas lesen? Ein paar Seiten Leseprobe hatten mir schon gereicht, um für alle Zeiten geheilt zu sein. Sie nahm sie mit einem Lächeln entgegen und trug sie wie eine Trophäe zur Kasse.

»Warum bist du eigentlich heute so ekelhaft gut gelaunt?«, fragte sie, während ich die Preise scannte.

Da ich wusste, dass sie mich nicht so in die Mangel nehmen würde wie meine Familie, erzählte ich es ihr.

»Ich habe seit gestern eine Freundin.«

Emily riss die Augen auf und quietschte. »Das ist großartig! Glückwunsch!« Sie rannte um die Theke herum und warf stürmisch die Arme um mich. »Kenne ich sie?«

Weil ich kaum Luft bekam, schob ich sie von mir. »Nein, aber ich habe schon mal von ihr erzählt. Sie ist Studentin an der Academy. Wir haben ein Seminar zusammen und spielen gemeinsam die Hauptrollen in einem Stück. Ein Liebespaar.«

»Oh«, säuselte sie. »Dann werdet ihr nicht viel spielen müssen.« Sie zwinkerte. »Praktisch, wenn man Arbeit und Privatleben so hervorragend verbinden kann.« Sie lachte, und ich fiel mit ein. »Wie ist sie denn so?«

»Rylee ist …« Ich fand keine Worte für ihre Perfektheit. »Sie ist wunderbar. Und so hübsch.« Ich holte mein Handy aus der Hosentasche, öffnete die Foto-App und zeigte Emily ein Bild von Rylee, das ich heute Morgen nach dem Aufwachen heimlich geschossen hatte. Sie schlief auf der Seite, die Hände unter dem Gesicht gefaltet, ihre schwarzen Haare um ihren Kopf gebreitet. Die Decke war ein Stück nach unten gerutscht, sodass man den Ansatz ihres Busens sehen konnte.

»Wow, sie ist wirklich hübsch«, bestätigte Emily. Danach schob sie die Unterlippe vor und schniefte. »Dann bin ich wohl nicht mehr deine große Liebe?«

Ich boxte ihr gegen den Arm, woraufhin sie lachte und sich jammernd die Stelle rieb. »Das sag ich Omar.«

»Im Ernst, Trissibaby.« So durfte nur Emily mich nennen. Jeden anderen hätte ich dafür gekillt. »Ich freue mich sehr für dich.

Hoffentlich darf ich sie bald kennenlernen.« Sie blätterte in einem der Bücher, während ich ihre Kreditkarte einlas und über Donovan und Danbi, Tristan und Rylee und den echten Donovan nachdachte. »Was grübelst du schon wieder?«, fragte sie daraufhin mit gerunzelter Stirn. Emily wusste nichts von Donovan und Danbi, und das würde auch so bleiben. Ich wollte mir keinen Vortrag anhören, wie doof ich war. Auch wenn sie recht damit gehabt hätte.

»Keine Ahnung.« Ich rieb über meine Stirn.

»Du denkst zu viel nach. Genieß einfach. Wenn andere das schaffen, dann auch du.«

»Ich versuch's. Versprochen. Ich kann nichts für meine komischen Gedanken.«

Ihr Blick wurde liebevoll, und sie strich mir mit der Hand über die Wange. »Ich weiß. Niemand macht dir einen Vorwurf. Es ist toll, dass du so sensibel bist. Das macht dich aus.«

»Frauen mögen keine Sensibelchen. Sie wollen Alphamänner. Welche wie Donovan.«

Sie stieß Luft aus, es klang resigniert. »Das lass mal unsre Sorge sein, was wir wollen. Omar ist auch kein Alpha. Omar ist Omar. Ein normaler Typ. Und trotzdem liebe ich ihn.«

»Warum lest ihr dann solche Bücher? Die sind voller Alphas.« Ich deutete auf eins mit einem besonders grimmig dreinblickenden Langhaarigen.

»Das eine ist Buch, das andere Realität. So leben wir uns aus. Stell dir mal so einen Kerl in echt vor. Das wäre superanstrengend.« Sie fuchtelte mit dem Buch vor meinem Gesicht herum, weshalb ich zurückwich, bevor sie mich damit verprügelte. »Warum schaut man sich Serien an? Warum spielt man Theater? Träumen und andere Welten, Trissibaby. Gerade du musst das doch verstehen.« Endlich legte sie das Buch wieder hin. »Außerdem kann man nie genug heiße Kerle in der Fantasie haben. Dann genießt man den eigenen, realen umso mehr.«

»Weiß Omar, dass du von anderen Männern träumst?«, neckte ich sie.

»Haha. Du Witzbold. Bücher lesen ist wie Porno. Man weiß, dass es nicht echt ist, und trotzdem findet man es toll.« Sie zuckte die Schultern. »Wenn du alle Kunden das fragst, wirst du nicht viel verkaufen.«

»Keine Sorge, das frage ich nur dich.«

Ich gab ihr den Kreditkartenbon, sie unterschrieb, und ich reichte ihr die Tüte.

»Ich gehe später noch zum Fitness. Muss unbedingt ein bisschen fitter werden. Ich komme schon ins Schwitzen, wenn ich zu Omar in den dritten Stock hochlaufe. Kommst du auch?« Emily und ich trafen uns sporadisch zum gemeinsamen Trainieren. Leider schafften wir das nur selten.

»Vermutlich nicht. Ich hoffe, ich habe eine Verabredung.« Ich grinste, und sie grinste zurück und nickte.

»Dann viel Spaß bei was auch immer du vorhast«, verabschiedete sie sich und winkte.

Erneut ging die Türklingel. Mit einem freundlichen Lächeln ging ich auf die Kundin zu und begrüßte sie in Harold's Bookshop. Obwohl Morgan den Laden führte, hatte sie den Namen nie geändert. Harold war so etwas wie ein väterlicher Freund für sie gewesen und hatte sie trotz fehlender Ausbildung oder College eingestellt. Sein Tod hatte sie damals schwer getroffen.

»Wie kann ich Ihnen helfen?«, fragte ich.

Sie lachte. »Erkennst du mich nicht mehr? Tracy Bingsley, achte Klasse. Wir saßen nebeneinander in Mathe. Wir haben uns immer heimlich ins Klo im Keller geschlichen. Zum Knutschen.« Sie runzelte die Stirn. »Sofern du Donovan bist.« Ja, ich erinnerte mich an sie. Allerdings in dreißig Kilo leichter und weniger geschminkt. Die Rundungen standen ihr, sie wirkte weiblich sexy und selbstbewusst. Anders als damals. Ihr roter Lippenstift passte farblich zu ihrer Handtasche und ihren Schuhen. Seltsam, dass mir so etwas auffiel. Sie seufzte. »Ich konnte euch Twins nie auseinanderhalten.« Sie musterte mich mit schräg gelegtem Kopf. »Ihr seht einfach so verdammt gleich aus.« So war das bei eineiigen Zwillingen. Sonst wären wir nur normale Brüder. »Vielleicht habe ich ja euch beide geküsst? Vermutlich hätte ich es nicht einmal gemerkt, oder?« Sie zwinkerte. »Wäre sicher nicht das erste Mal gewesen, dass sich Zwillinge einen Spaß daraus machen, das gleiche Mädchen zu daten. Wobei, Dates kann man das nicht nennen, was wir in der Schultoilette getrieben haben.« Wieder lachte sie. Sie schien nicht sauer wegen ihres Verdachts, eher belustigt.

»Wir nicht«, klärte ich sie auf. »Wir hatten und haben beide kein Interesse daran, uns ein Mädchen zu teilen. Wir haben Prinzipien. Die Frau des anderen ist tabu. Vor allem, wenn er verliebt ist. Und den Betroffenen gegenüber ist das auch nicht fair. So etwas kann nur im Chaos und mit Tränen und Streit enden.«

Sie sah mich ernst an, presste die Lippen zusammen und nickte langsam. »Stimmt wohl. Das ehrt euch, dass ihr das so handhabt.« Dann lächelte sie wieder. »Also, habe ich dich oder deinen Bruder damals geknutscht?«

»Ich bin Tristan«, half ich ihr. »Donovan verirrt sich nur selten in einen Buchladen. Hier zu arbeiten wäre eine Strafe für ihn.«

»Ja, das passt. Offenbar hat er sich nicht viel verändert seitdem. Er hatte immer ein Mädchen im Arm, du ein Buch. Nur so konnte ich euch unterscheiden. Ohne diese Requisiten war das unmöglich.«

»Nein, an seiner Buchphobie hat sich nicht wirklich etwas geändert. Er liest nur, wenn er muss. Fürs Studium zum Beispiel«, bestätigte ich. »Bist du damals nicht weggezogen?«

Sie nickte. »Stimmt. Meine Eltern hatten sich getrennt, und ich zog mit meinem Dad nach Kalifornien. Es ist seltsam, wieder in Minot zu sein. Ich hasse und liebe dieses Kaff.« Das ging vielen so. In einer miefigen Kleinstadt zu leben, hatte viele Vorteile: Man kannte sich, half einander, alles war vertraut. Aber das brachte auch Nachteile mit sich: Jeder wusste über jeden Bescheid, ständig wurde getratscht, und man sah die immer gleichen Gesichter. Nur das College und die Academy brachten Leben und neue Menschen in die Stadt. Niemand zog freiwillig hierher. Außer Nate.

»Was verschlägt dich dann jetzt hierher?«

Sie erzählte von ihrem Leben dort, dass sie vor Kurzem geheiratet habe und schwanger sei und deswegen das College unterbrach und nun ihre Mutter besuchte, bis das Baby da war, weil ihr Mann in Afghanistan stationiert war und sie nicht allein sein wollte. Im Gegenzug brachte ich sie auf den aktuellen Stand bezüglich mir und Donovan.

»Kann man dich denn mal auf der Bühne in Aktion sehen?«, fragte sie ehrlich interessiert. »Ich weiß noch, wie engagiert du schon in der Grundschule Theater gespielt hast.« Sie seufzte. »Toll, wenn jemand seine Berufung gefunden hat.«

»Wir beginnen gerade erst zu proben. Es dauert also noch. Aber auf YouTube kann man sich ältere Stücke anschauen. Ich kann dir ein paar Links schicken, wenn du mir deine Mailadresse gibst.«

»Super. Danke!« Sie lächelte breit. »Aber eigentlich bin ich nicht hier, um in Erinnerungen zu schwelgen, sondern um mir Bücher zu kaufen. Habt ihr zufällig welche über Babys da? Ich bräuchte ein Namensbuch, am liebsten mit Bedeutung. Ich blättere lieber in echtem Papier, als mir das alles im Netz rauszusuchen. Und eins über die ersten Monate mit Kind. Vielleicht so eine Art Überlebenshandbuch?« Sie lachte wieder, allerdings nicht fröhlich. Legte die Hand auf ihren Bauch und rieb darüber. »Das war nicht geplant. Aron und ich waren uns einig, dass wir warten, bis er von seinem Auslandseinsatz wieder da ist. Außerdem bin ich erst zwanzig. Wer will da schon ein Kind?« Ich auf keinen Fall. In Zukunft sollte ich besser doppelt verhüten. »Na ja, was soll's. Es ist eben passiert. Ich gehöre zu den null Komma irgendwas Prozent, die trotz Pille schwanger wurden. Wegmachen wollten wir es beide nicht lassen. Mittlerweile freue ich mich sogar.«

Ich dachte an unser Gespräch von heute Morgen mit Nate. Er wünschte sich mit Morgan Kinder, konnte aber keine zeugen. Tracy wollte keine und wurde ungeplant schwanger. Das Leben war manchmal ungerecht. Ich führte Tracy zu den Regalen mit den Babyratgebern und ließ sie dann zum Stöbern allein.

Ein paar Minuten später löste mich Lucie im Laden ab, und ich stieg auf mein Rad und machte mich auf den Weg zur Academy.

Rylee wartete bereits vor der Cafeteria. Als ich sie heute Morgen verlassen hatte, war sie nackt gewesen. Jetzt war sie natürlich angezogen, aber nicht weniger schön und sexy. Bei ihrem Anblick stolperte mein Herz, und ohne mein Zutun breitete sich ein breites Grinsen auf meinem Gesicht aus. Meine Freundin trug ein kurzes, eng anliegendes, Rylee-typisch wild gemustertes Kleid, das sich perfekt an ihren Körper schmiegte. Dazu schwarze, glänzende Docs. Sie war nicht geschminkt, ihre Haare waren mit einem Band zurückgehalten. Diese Version gefiel mir viel besser als Danbi. Danbis gab es Millionen, Rylee nur einmal.

Weil sie sich gerade mit Monica und Carl unterhielt, bemerkte sie mich nicht sofort. Die drei lachten über irgendetwas, das Carl gesagt hatte, und unwillkürlich wurde ich eifersüchtig. Eifersucht war immer ein Problem in meinen Beziehungen gewesen. Nicht, dass ich davon so viele gehabt hätte ... Einen Grund dafür hatte mir nie eine gegeben, ich war also kein gebranntes Kind oder so. Vermutlich lag es an meinem mangelnden Selbstbewusstsein. Kopfmäßig wusste ich das, steuern konnte ich es jedoch nicht. Aber da ich ein guter Schauspieler war, riss ich mich zusammen, mimte den souveränen Tristan und schlenderte auf die anderen zu. Sobald sie mich entdeckte, eilte sie auf mich zu und schlang die Arme um meinen Nacken. Drückte ihre Lippen auf meine und schmiegte sich an mich. Nach einem kurzen Überraschungsmoment wegen ihrer stürmischen Begrüßung zog ich sie an mich und erwiderte ihren Kuss.

»Ich habe dich vermisst«, flüsterte sie, als sie sich von mir löste und zu mir hochstrahlte.

Als Antwort umfasste ich ihr Gesicht und küsste sie noch einmal.

Hand in Hand gingen wir zu Monica und Carl zurück, die uns grinsend entgegenblickten. Einen Kommentar sparten sie sich.

Wir suchten uns einen freien Tisch am Fenster. Dort packte Monica eine Thermoskanne und eine Plastikdose aus, öffnete beides, goss sich Kaffee ein und nahm ein dick belegtes Sandwich aus der Box. In der Highschool hatte Morgan uns immer Lunchpakete mitgegeben, mit Broten, Gemüsesticks, Obst und einer kleinen Überraschung wie einem Schokoriegel oder einem Muffin oder ein paar Gummibärchen. Mittlerweile war ich alt genug, mich selbst zu versorgen. Das Essen in der Mensa bestand für meinen Geschmack aus zu viel Junkfood. Ich achtete auf meine Ernährung. Weil mir ein gesunder Körper wichtig war, aber auch, weil unsere Modelagentur es von uns verlangte. Donovan und ich bekamen zwar nicht oft Aufträge, aber wenn, dann verlangten die Auftraggeber zu Recht die zwei makellosen Jungs von der Setkarte, nicht einen, der sich gehen ließ, und einen fitten. Dazu waren die Jobs schlichtweg zu gut bezahlt. Alleine wurden wir nie gebucht, ausschließlich zusammen. Ich tat das nicht nur fürs Geld, es war auch eine gute Gelegenheit, mich zu präsentieren und auszuprobieren. Als zukünftiger Schauspieler nahm ich jede Chance wahr, zu üben, und bekannter zu werden. Seit ich nicht mehr so viel Zeit fürs Fitnessstudio hatte, versuchte ich den fehlenden Sport mit gesundem Essen auszugleichen. Heute hatte ich allerdings nichts vorbereiten können. Mein Frühstück war Stunden her, und mittlerweile hatte ich wirklich Hunger. Carl stand bereits in der Ausgabeschlange und lud sich sein Tablett mit Pommes und Burger voll, dazu eine Flasche Coke. Ich hatte ihn noch nie etwas auch nur annähernd Gesundes konsumieren sehen. Unser letztes Shooting war für einen Zwillings-Model-Wettbewerb gewesen. Große Chancen rechnete ich mir nicht aus.

»Soll ich dir was mitbringen?«, fragte ich Rylee, während ich mich erhob.

»Ja bitte.« Sie gähnte. »Ich bin irgendwie so müde heute und sogar zu träge zum Aufstehen.« Ihr Kopf sank auf die Tischplatte. »Meine Mom hat mir extra so eine moderne Meal-Prep-Dose geschenkt, aber ich schaffe es irgendwie nie, mir was mitzunehmen.«

»Das ist doch kein Stress, nur Gewohnheit«, warf Monica ein. »Ich mache das immer am Abend und stelle es in den Kühlschrank. Dann muss ich es morgens nur noch einpacken.«

»Nicht mal das bekomme ich geregelt«, jammerte Rylee. »Vor allem nicht, wenn ich so fertig bin wie heute.«

»Ich kann mir schon denken, warum du müde bist«, entgegnete Monica kauend. »Ihr beide seht aus, als hättet ihr die Nacht durchgemacht. Und so dämlich wie ihr grinst, ist es nicht schwer zu erraten, warum.«

»Du bist ja nur neidisch«, brummte Rylee gegen die Tischplatte, weshalb sie nur schwer zu verstehen war.

Monica kicherte. Dann stützte sie ihren Ellbogen auf und ihr Kinn darauf und sah das Sandwich in ihrer Hand sehnsüchtig an. »Kann sein. Ich habe gerade echt eine Durststrecke. Meinen Freund habe ich seit Wochen nicht gesehen. Wir können es uns nicht leisten, uns ständig zu besuchen. Er studiert in Boston.« Auf einmal war sie traurig. »Wir dachten, wir schaffen das mit der Fernbeziehung, aber es ist so hart. Und ich glaube, er hat eine andere.« Sie schniefte, legte das Brot zurück in die Box und starrte in die Ferne. Ich machte mich lieber aus dem Staub, weil mir das zu sehr nach einem Frauengespräch klang, und flüchtete zur Salatbar.

»Du und Rylee also?«, fragte Carl, der plötzlich neben mir stand. »Dachte ich mir schon.« Er klopfte mir auf den Rücken. »Ich finde sie ja ein bisschen zu extravagant, kleidungsmäßig. Und sie wäre mir zu aufgedreht. Aber dir muss sie ja gefallen.«

Rylee war nicht aufgedreht, sie war lebendig. Das war ein großer Unterschied. Aber für jemanden wie Carl, der sich nur bewegte, wenn es nötig war, und nicht auffallen wollte, wirkte Rylee vermutlich wie auf Speed. Ich mochte Carl, aber um richtig mit ihm befreundet sein zu wollen, war er mir zu träge. Nur auf der Bühne verwandelte er sich in einen aktiven, charismatischen Mann. Das war eins der wenigen Dinge, die wir gemeinsam hatten. Wir konnten nur in einer Rolle richtig aus unserem Ich heraus.

»Monica wäre schon eher was.« Er beugte sich vor, als wollte er mir wie der Vampir-Graf aus der Sesamstraße heimlich etwas verkaufen. »Denkst du, Rylee kann was machen, dass Monica mit mir ausgeht?«, raunte er.

»Warum fragst du Monica nicht selbst?« Das riet genau der richtige.

»Weiß nicht.« Tatsächlich wirkte er ziemlich ratlos.

»Sie hat einen Freund, aber anscheinend kriselt es da gerade. Hat sie eben erzählt«, verriet ich ihm.

»Danke, Mann.« Er nickte und stiefelte zu unserem Tisch zurück.

Wenig später trug ich zwei Teller mit Salat und Baguette und zwei Flaschen Wasser zu Rylee. Sie lächelte mich an, bedankte sich und fing sofort an zu essen. Monica hatte sich ein bisschen beruhigt und knabberte wieder an ihrem Sandwich herum, während ich Rylee anhimmelte und mir nebenbei, ohne wirklich etwas zu schmecken, immer wieder eine Gabel voll Salat in den Mund schob. Ich liebte es, Rylee beim Rylee-Sein zu betrachten, weil sie alles mit einer Begeisterung anging, die ich bewunderte. Essen, Reden, Theaterspielen, Leben, Küssen, Sex. Gerade diskutierte sie mit Carl über unsere Rollen in *Walking Dead* und wie doof sie den Carl in der Originalserie fand. Ihre Haare wippten beim Reden, mit der Gabel fuchtelte sie in der Luft herum. Wenn Rylee sprach, benutzte sie dafür den ganzen Körper, wirklich stillsitzen konnte sie nie. Als wäre sie ständig unter Strom. Gleichzeitig ruhte sie in sich selbst. Eine unglaublich anziehende Mischung, weil sie mich mit ihrer Lebensfreude ansteckte, ohne zu nerven. Und weil sie mich trotzdem erdete.

Irgendwann verabschiedeten sich Carl und Monica endlich. Beide hatten ein Seminar, Rylee und ich dagegen noch ein wenig Zeit bis zur Probe.

»Wollen wir die Szene von heute noch durchgehen?«, schlug

sie vor. »Ich bin mir an einigen Stellen unsicher, wie ich als Alice reagieren soll.«

»Okay.«

Ich schob das Tablett in den Rollbehälter, griff nach ihrer Hand, und zusammen verließen wir die Cafeteria. Im Keller der Academy gab es einen Raum, in den sich nur selten jemand verirrte. Manchmal zog ich mich dahin zurück, um zu lernen oder mich auf eine Rolle einzustimmen oder einfach wenn ich allein sein wollte. Ich hatte ihn noch nie jemandem gezeigt. Wofür der Raum ursprünglich gedacht war, wusste ich nicht, vielleicht als Ruheraum für Dozenten oder Studenten oder was auch immer. Es gab dort ein Bett, bei dem man das Kopfteil verstellen konnte, einen Tisch mit zwei Stühlen und ein Waschbecken. Außerdem einen Wasserkocher und eine elektrische Kochplatte.

Wie immer war der Raum unversperrt und leer, als ich die Tür öffnete und hineinging. Ohne zu zögern, folgte mir Rylee.

»Was ist das hier?«, fragte sie.

Ich zuckte die Schultern. »Keine Ahnung ehrlich gesagt. Auf jeden Fall ein Ort, an dem man ungestört ist.«

»Aha.« Sie schmunzelte.

»Ich habe dich nicht dafür hergebracht. Sondern weil wir die Szene durchgehen wollten.« Was *dafür* bedeutete, präzisierte ich nicht, aber an meinem Tonfall war es klar, was ich meinte.

Sie seufzte. »Schade eigentlich.«

Unwillkürlich regte sich mein Schwanz. Tatsächlich hatte ich an nichts anderes als an ungestörtes Textproben gedacht, aber hier ergaben sich ja ungeahnte Möglichkeiten. Rylee eröffnete mir neue Welten. Sex im Auto. Oder im Keller ...

Sie ließ sich aufs Bett sinken, sah sich neugierig um, obwohl es hier nicht sehr spannend war, während ich stehen blieb und sie unverhohlen bewunderte. Sie machte mich glücklich, so einfach war das. Aus ihrer Tasche holte sie das Skript zu unserem Stück und schlug es an einer Stelle auf, die mit einem gelben Post-it markiert war.

»Willst du jetzt den Text durchgehen oder mich weiter anschmachten, bis ich doch noch mit dir schlafe?« Sie zwinkerte mir zu und lachte.

»Text«, stieß ich hervor und setzte mich in Bewegung, ignorierte standhaft meinen Penis, der eindeutig nicht mit meiner Wahl einverstanden war.

Ich setzte mich ebenfalls aufs Bett, allerdings ans andere Ende, lehnte mich an die Wand und streckte meine Beine aus. Zu nah bei ihr wären mir alle Zombies der Welt schnell noch gleichgültiger geworden als ohnehin schon. Rylee machte mich zu einem schwanzgesteuerten Wesen, das ich sonst nicht war. Vielleicht hatte Donovan diesbezüglich auch auf mich abgefärbt. Sie zog sich die Schuhe aus, stopfte sich ein Kissen in den Rücken und legte ihre Füße auf meine Oberschenkel. Automatisch, weil es unmöglich war, sie nicht anzufassen, schlossen sich meine Finger um ihre Zehen und massierten sie leicht. Sie hatte so schöne Füße, zart, mit grün lackierten Nägeln, die jetzt allerdings in einer schwarzen Strumpfhose steckten.

Sie kicherte und zappelte mit den Füßen. »Das kitzelt.«

Doch statt sie loszulassen, führte ich ihre Zehen zu meinem Mund und biss leicht hinein. Sie kreischte und versuchte sich zu befreien, aber ich hielt sie fest und knabberte weiter.

»Das ist doch eklig«, quiekte sie.

»Nein, du bist lecker«, brummte ich, erlöste sie aber und gab ihren Fuß wieder frei. »Du kannst ja die Strumpfhose ausziehen.«

»Könnte ich. Aber dann wird mir kalt. Hier drin sind ungefähr null Grad.« In ihrem Gesicht las ich allerdings, dass sie lieber komplett nackt wäre. Mit mir zusammen.

»Keine Sorge, ich wärme dich«, versicherte ich. Zur Verdeutlichung kroch ich zu ihr und legte mich halb auf sie. Rieb mich an ihr, was ihr ein leises Stöhnen entlockte. Sanft küsste ich ihren Hals, knabberte an ihrem Schlüsselbein, zog ihr Kleid am Ausschnitt herunter und fuhr mit meinen Lippen abwärts bis zum Ansatz ihrer Brüste. Streichelte mit einer Hand ihren Bauch, über ihren Schritt zum Schenkel und steckte sie unter das Kleid. Bewegte langsam meine Finger zu ihrem Höschen, wo ich innehielt. »Wird es schon wärmer?«,

»Oh ja«, keuchte sie. Ungeduldig wackelte sie mit dem Becken, wollte, dass meine Finger weitermachten und ich sie verwöhnte.

Doch ich stoppte, zog meine Hand hervor, setzte mich auf und glitt wieder an meinen Platz ans Bettende. Grinsend reichte ich ihr die Bettdecke. »Oder du deckst dich zu.«

Mit finsterem Ausdruck funkelte sie mich an, knickte grob ihr Manuskript nach hinten, sodass es fast zerriss. »Du bist gemein!« Sie stieß resigniert Luft aus und breitete die Decke über uns. »Na gut. Lass uns anfangen.« Sie arrangierte ihre Füße wieder auf meinem Schoß und überkreuzte sie, strich dabei überhaupt nicht zufällig mit der Ferse über meinen Schritt, wo meine Erektion gegen die Jeans drückte. Sie quälte mich. Absichtlich. Aus Rache, weil ich sie hängen ließ. »Also. Die Situation ist folgende: Du hast mich gerade vor diesem Beißer gerettet, indem du dein Messer in seinen Kopf gerammt hast.« Sie runzelte die Stirn. »Ich bin gespannt, wie die Regie das umsetzen will, damit es nicht zu eklig wird. Die armen Zombie-Darsteller.« Vermutlich würde eine Menge Theaterblut fließen. Morgan beschwerte sich immer, dass man das so schlecht aus den Klamotten herauswaschen konnte. »Ich liege also so unter dem toten Zombie und kann mich nicht allein befreien, auch nicht sehen, dass du es bist, der hinter mir steht. Wir haben uns vor Tagen während eines Kampfes verloren, und ich bin seitdem allein umhergezogen und habe mich mehr schlecht als recht durchgeschlagen.« Sie sah mich an. »Ich wäre lieber eine starke Frau, keine, die sich retten lassen muss. Aber nun gut, ich kann es nun mal nicht ändern. Wir sollen ja lernen, mit allen Rollen klarzukommen. Dafür darf ich dich ja küssen. Irgendeinen Tod muss man sterben.«

»Ich würde dich immer retten, auch wenn ich weiß, dass du das selbst kannst«, versicherte ich und kam mir dabei sehr dramatisch und schnulzig vor. Aber so war es. Wenn man verliebt war, tat man alles, selbst halb verweste, stinkende Zombies ins Hirn stechen.

»Danke! Sehr ritterlich.« Sie küsste in die Luft und senkte ihren Kopf dann wieder auf das Papier. »Ich hatte mich tagelang in einem Haus verschanzt, aber weil ich dringend was zu trinken und zu essen brauchte, musste ich rauskommen. Dabei kamen mir die Beißer in die Quere.«

»Ich habe dich die ganze Zeit gesucht und jetzt endlich gefunden«, analysierte ich unsere Ausgangsszene weiter. »Ich zerre den Typen von dir herunter und helfe dir hoch. Du klammerst dich an mich, zitterst am ganzen Körper, vor Angst und weil du so erleichtert bist, dass du noch lebst.«

»Und weil wir uns endlich wiederhaben«, fügte sie hinzu und lächelte mich liebevoll an.

»Ja, weil wir uns endlich gefunden haben«, bestätigte ich und meinte damit nicht nur das Stück. »Ich halte dich, lasse dich weinen, tröste dich und gebe dir wortlos all meine Liebe. Denn es gibt nichts zu sagen.« Wir sahen uns in die Augen, unsere Stimmen wurden leiser, je länger wir sprachen. »Wir wissen, was wir aneinander haben.«

»Und dass wir uns nie wieder loslassen wollen. Dass wir in dieser Apokalypse nur gemeinsam stark sind.«

»Nur gemeinsam leben können.«

»Und gemeinsam glücklich sein können, während um uns herum die Welt zerbricht.«

»Weil wir uns lieben.«

»Weil wir uns lieben.«

»Und dann küssen wir uns.«

»Dann küssen wir uns.«

Anschließend schwiegen wir. Verloren uns im Anblick des anderen. Die Luft flimmerte zwischen uns. Das war nicht nur körperlich. Das war mehr. Würde in dem Moment tatsächlich die Zombie-Apokalypse ausbrechen, mit Rylee zusammen hätte ich Hoffnung. Sie wäre für mich der Grund, zu überleben.

»An welcher Stelle bist du noch unsicher?«, griff ich ihre Aussage von vor Ewigkeiten auf. Die Cafeteria schien Millionen von Jahren entfernt. Wir waren allein, die letzten Menschen in einer untergehenden Welt. Ich konnte genau nachvollziehen, wie sich meine Figur fühlte, wie verzweifelt Eddie war, weil er seine Geliebte verloren hatte, wie sehr er sie brauchte, wie viel Angst er hatte, sie erneut zu verlieren. Wie glücklich er war, sie wieder im Arm halten zu dürfen. Sie spüren zu dürfen, sie küssen zu dürfen. Wie er sich mit allem, was ihn ausmachte, nach ihr sehnte. Sie begehrte, weil es auch während des Weltuntergangs nicht sinnlos war, sich zu lieben und zu berühren.

»Jetzt nicht mehr. In bin an keiner Stelle mehr unsicher«, flüsterte sie.

Ohne Absprache richteten wir uns gleichzeitig auf, kamen uns mit den Oberkörpern entgegen. Fanden unsere Finger das Gesicht des anderen, streichelten wir unsere erhitze Haut, versanken ineinander. Küssten uns, erst zart, fast schüchtern, dann fester, wilder, leidenschaftlicher. Ich schob ihre Füße von meinem Schoß, glitt über sie und sank mit ihr zusammen in die Kissen. Bedeckte sie mit meinem Körper und meinen Gefühlen für sie. Ging in ihr auf. Und sie in mir.

# Rylee

Unser Abschied war gerade einmal ein paar Stunden her, und schon vermisste ich ihn. Wir waren erst ein paar Tage »richtig« zusammen, aber es fühlte sich viel länger und bedeutungsvoller an. Vielleicht auch wegen unserer Donovan-Danbi-Vorgeschichte.

Verliebtsein war großartig! Tristan war großartig!

Leider würden wir uns heute nicht mehr sehen. Tristan hatte Spätschicht im Laden seiner Schwester, und da in Minot große Freitags-Shoppingnacht war, würde er nicht vor Mitternacht fertig sein.

Momentan war ich allein, Cassidy war mit ihren Mädels auf besagter Shoppingnacht. Ich lümmelte auf meinem Bett und versuchte zu lernen, was mir nur schwer gelang, weil Tristan mein Gehirn belagerte.

Es war bereits nach zehn, als es an der Tür klopfte. Um diese Zeit besuchte uns normalerweise niemand. Und Cassidy hatte einen Schlüssel.

»Wer ist da?«, fragte ich durch die Tür.

»Ich bin's. Donovan. Lässt du mich rein?«

Mein Herz stolperte. Aber nicht nur auf positive Art. Verschiedene Gefühle kämpften in mir. Freude und Aufregung über Tristans Spontanbesuch, weil er mich anscheinend ebenso vermisste wie ich ihn. Daneben Verwirrung und ein wenig Ärger, weil er sich wieder als Donovan präsentierte. So war das nicht besprochen. Ich wollte nicht Donovan. Ich wollte Tristan.

Unsicher öffnete ich die Tür. Tristan stand als Donovan verkleidet an die Wand gelehnt im Türrahmen, die Hände lässig in den Taschen seiner tief sitzenden Jogginghose vergraben. Seine Lederjacke quietschte, als er sich abstieß und auf mich zulief. Er roch leicht nach Schweiß, hatte sein unverschämt selbstbewusstes Donovan-Womanizer-ich-weiß-wie-heiß-ich-bin-Gesicht aufgesetzt und sah mich erwartungsvoll an. Ich trat einen Schritt zur Seite, damit er hereinkonnte, und er schlenderte betont dicht an mir vorbei, streifte mich dabei absichtlich. Drinnen legte er den Kopf schief und checkte mich von oben bis unten ab. Sein Blick blieb an meinen Brüsten hängen, bei denen durch das dünne, enge Shirt deutlich zu erkennen war, dass ich keinen BH trug. Außer dem Shirt hatte ich nur einen Slip an. Offenbar gefiel ihm die Aussicht, denn er grinste und leckte sich über die Lippen. Sein lüsterner, anerkennender Blick erregte mich trotz meines Ärgers über ihn. Wie immer, wenn wir aufeinandertrafen.

»Musst du nicht arbeiten?«, fragte ich trotzdem total unromantisch.

»Von da komme ich gerade. Zuerst habe ich gearbeitet, dann war ich auf dem Laufband, und jetzt bin ich hier.« Er warf die Hände in die Luft und lachte. »Überraschung!« Langsam und mit gesenkten Schlafzimmerblick-Lidern kam er näher. »Mir war langweilig, und ich hatte Lust auf Sex, da dachte ich mir, besuche ich dich.« Er packte mich am Nacken und zog mich ruckartig zu sich, sodass ich gegen ihn prallte und versehentlich ein Ächzen ausstieß. Er fühlte sich so gut an, aber ich konnte mich nicht fallen lassen. Ich war doch keine Puppe, die man herausholen konnte, wann man Lust hatte. Mich immer noch festhaltend, senkte er seinen Kopf und küsste mich auf den Hals. Es kitzelte, und unwillkürlich erschauderte ich, trotzdem schubste ich ihn weg.

Diese Donovan-Version konnte ich nicht leiden. Was war los mit ihm?

»Wir wollten doch mit den Spielchen aufhören«, erinnerte ich ihn. Er wich zurück, wirkte verwirrt.

»Was für Spielchen?«

»Jetzt hör bitte auf mit dem Scheiß! Darauf habe ich keine Lust. Du weißt genau, was ich meine!« Langsam wurde ich richtig sauer. »Was soll das? Ich dachte, wir waren uns einig, dass wir nur noch echt sein wollen und eine echte Beziehung haben. Nicht dieses Donovan-und-Danbi-treffen-sich-ab-und-zu-und-haben-Sex-Ding.« Litt er plötzlich an Demenz?

Er verzog das Gesicht, als hätte ich ihn geschlagen. »Hä? Was geht denn bei dir ab?« Mit hochgezogenen Augenbrauen deutete er erst auf sich, dann auf mich. »Ja, wir waren uns einig. Dass das hier zwischen uns nichts bedeutet. Dass wir nur Spaß miteinander haben wollen. Und das hatten wir eindeutig. Sonst wäre ich nicht für eine Wiederholung hier. Das habe ich dir damals nach dem beFive unmissverständlich gesagt. Nur Sex. Nicht mehr. Du hast zugestimmt. Sonst wäre ich niemals geblieben.« Er schüttelte den Kopf.

Ich verstand die Welt nicht mehr. Warum hörte er nicht endlich auf? Wollte er mich ärgern? Oder demütigen? Oder war ihm eingefallen, dass er doch lieber als Donovan mit mir zusammen war?

»Ich wusste bis eben nicht einmal mehr deinen Namen. Also habe ich mich nicht nach dir verzehrt oder so. Ich bin nicht hier, um dir meine Liebe zu gestehen. Sex. Nichts weiter«, wiederholte er, als wäre ich zu dumm, es zu kapieren. »Damals wie jetzt. Was ist denn auf einmal los?«

»Du solltest besser gehen.« Ich riss die Tür auf und zeigte in den Flur. »Donovan«, fügte ich extra betont hinzu. »Wir reden dann später. Wenn du dich daran erinnert hast, dass wir das hier nicht mehr wollen.« Ich patschte zur Verdeutlichung auf seine Donovan-Lederjacke.

Er seufzte tonlos und nickte. »Ja, ist wohl besser. Es hat keinen Sinn zu bleiben.« Sein Blick wechselte ständig zwischen Unsicherheit, Verwirrung und Genervtheit und spiegelte damit meine eigenen Gefühle. Dabei hätte er das einfach beenden können, indem er wieder Tristan und mein realer Freund geworden wäre. »Keine Ahnung, was hier läuft.« Damit waren wir schon zu zweit. »Und warum du diese Szene machst.«

»*Ich* mache eine Szene?«, stieß ich hervor. »Unglaublich!« Ich schloss die Augen, atmete tief ein und aus und konzentrierte mich darauf, nicht auszuflippen. »*Du* bist doch der, der alles kaputt macht. Hältst dich aus unerfindlichen Gründen nicht an unsere Abmachung. Wir zwei funktionieren so gut zusammen. Wir waren so glücklich, als wir nur wir waren. Wir brauchen das hier doch nicht. Nicht mehr.«

Die Furchen auf seiner Stirn wurden immer tiefer, seine Augenbrauen zogen sich zusammen. Er presste die Augen zu, als hätte er Kopfschmerzen, kniff sich mit Daumen und Zeigefinger in die Nasenwurzel und ließ langsam Luft entweichen. Sämtliche Spannung hatte seinen Körper verlassen. Dann richtete er sich auf, fuhr sich durch die Haare und ließ die Finger dort liegen.

»Ich weiß nicht, was du immer mit *uns* und *wir* meinst. Es gibt kein Wir. Wir sind kein Paar. Das stand nie zur Debatte. Wenn du dir Hoffnungen auf mehr gemacht hast, dann tut es mir leid. Vielleicht habe ich falsche Signale ausgesendet. Das war nicht meine Absicht. Verletzen wollte ich dich garantiert nicht. Ich dachte, ich hätte mich klar ausgedrückt. Ich ...« Er stoppte, wusste offenbar nicht, was er noch sagen sollte. Plötzlich wirkte er nicht mehr souverän, selbstgefällig und wütend, sondern wie ein kleiner, verunsicherter Junge.

Instinktiv trat ich zu ihm, streckte meine Hand aus, um ihn zu berühren, zog sie aber im letzten Moment doch wieder zurück. Ich wollte mich an ihn schmiegen, diesen doofen Streit abhaken und als Tristan und Rylee da weitermachen, wo wir heute Nachmittag aufgehört hatten. Einfacher und weniger konfliktreich wäre gewesen, wenn ich ebenfalls in meine Rolle als Danbi geschlüpft wäre. Wenigstens hätten wir dann fantastischen, wilden Sex miteinander haben können, statt diese seltsame Diskussion zu führen. Aber das wollte ich nicht mehr. Sex mit Tristan schon, aber nicht mehr unter diesen Voraussetzungen. Diese Phase hatten wir überwunden. Dachte ich zumindest.

»Ich hau besser endlich ab. Mach's gut, Danbi«, stieß er hervor und stürzte hinaus.

Ich blieb verwirrt und verletzt in der offenen Tür stehen. Hatte keine Ahnung, was und warum das gerade passiert war, und was das jetzt für Tristan und mich bedeutete.

Ich schwankte dazwischen, ihm hinterherzurennen, ihn anzuflehen zurückzukommen, ihn zu verprügeln und mich in Selbstmitleid zu vergraben.

Weil ich mich nicht entscheiden konnte, warf ich dramatisch die Tür zu und mich noch dramatischer bäuchlings auf mein Bett und vergrub das Gesicht im Kissen.

Während ich vor mich hin grübelte und schmollte, ging erneut die Tür auf, und Cassidy kam mit zwei ihrer Freundinnen laut schwatzend und lachend herein. Ich drehte mein Gesicht nur so weit, bis ich sie sehen konnte, rührte mich aber ansonsten nicht. Alle drei waren mit Tüten und Taschen mit den Logos bekannter

Marken beladen. Mich begrüßten sie nur kurz und widmeten sich dann auf Cassidys Bett gequetscht ihren wichtigen Gesprächen.

»Hast du die neue Freundin von Jonas gesehen?«, fragte Cassidy und zog dabei so arrogant und abfällig die Augenbrauen hoch, dass klar war, was sie von besagter Freundin hielt. Nämlich gar nichts. So ähnlich schaute sie mich auch oft an.

Während Cassidy und eine der beiden, Patricia glaubte ich, über Jonas neue Freundin lästerten, rappelte ich mich auf, griff nach einem Buch und tat so, als würde ich lesen. Die dritte, deren Namen ich mir nicht gemerkt hatte, war in eine Zeitschrift vertieft.

»Oh, der ist aber schnucklig«, sagte sie auf einmal, stöhnte affig und wedelte sich Luft zu.

»Lass mal sehen.« Cassidy beugte sich über die Zeitschrift, die vermeintliche Patricia folgte. Zu dritt starrten sie in die Zeitung. »Das ist doch dein Freund«, rief Cassidy auf einmal. »Oben ohne.«

»Huh!«, stimmten die anderen beiden ein und blickten synchron auf.

»Das ist dein Freund?« Patricia sah mich an, als wäre ich Gollum und mein Freund der Sexiest Man Alive. Das *Wie kommt so eine wie du zu so einem Typ?* stand ihr deutlich ins Gesicht geschrieben.

Danke für das Kompliment!

Und überhaupt: Tristan modelte? Was hatte er mir noch alles verschwiegen?

Bevor ich mich aufrappeln und einen Blick auf das Foto werfen konnte, blätterte die Namenlose um.

»Oh mein Gott!« Cassidy keuchte, hielt sich die Hand vor den Mund und starrte mich an. Entsetzt, glaubte ich. »Hast du gewusst, dass Tristan einen Bruder hat?«

»Ja, wieso?«

Cassidy nahm die Zeitschrift, drehte sie um und hielt sie mir hin. »Wusstest du auch, dass der Bruder ein eineiiger Zwillingsbruder ist?«

Nein, wusste ich nicht. Noch ein Geheimnis. Warum hatte er mir das nicht gesagt? Schließlich war das eine wichtige Information.

Fassungslos starrte ich auf das Foto, auf dem Tristan in doppelter Ausführung zu sehen war. Ich riss Cassidy die Zeitschrift aus der Hand und las den kurzen Text.

---

**LETZTER TEIL UNSERES LANDESWEITEN ZWILLINGS-MODEL-CONTEST. TRISTAN UND DONOVAN (20) AUS NORTH DAKOTA.**

*Während Tristan (links) ruhig und ausgeglichen ist, Theater und Literatur liebt und auf eine Karriere als Schauspieler hinarbeitet, lebt Donovan (rechts) für Party, Spaß und Sport. Er studiert Pre-Medicine und will später Schönheitschirurg werden. Nebenbei verdient er sein Geld als Fitnesstrainer. Wir finden es schade, dass sie nicht gemeinsam schauspielern, denn mit diesen Gesichtern und diesen Körpern würden sie bestimmt einen Preis nach dem anderen gewinnen.*

*Stimmen Sie online für die beiden heißen Zwillinge ab, oder rufen Sie unter folgender Nummer für sie an. In der nächsten Ausgabe geben wir die Gewinner bekannt.*

---

Eine Website und eine kostenpflichtige Telefonnummer folgten.

Die drei kamen zu mir herüber und formierten sich um mich. Zu viert blickten wir auf das Foto. »Welcher von beiden ist dein Freund?«, wollte eine wissen. Wie sie hieß, hatte ich nicht mitbekommen. Ich war zu geschockt, um auf so etwas Belangloses wie Stimmen zu achten.

»Ich weiß es ehrlich gesagt nicht«, flüsterte ich. Keiner der beiden hatte eine Blinddarmnarbe – danke, Photoshop! Sie glichen sich tatsächlich wie ein Ei dem anderen. Selbst die Haare waren identisch gestylt.

»Sie sehen aus wie Klone«, stellte Patricia fest.

Cassidy schnaubte. »Ach was, du Blitzmerkerin. Sie sind ja auch Zwillinge.«

»Die von letzter Woche waren nicht so der Knaller. Und auch keine eineiigen Zwillinge«, warf Miss Namenlos ein. Offenbar war für die drei das Thema bereits erledigt, denn sie begannen sich über die anderen Kandidaten auszutauschen. Ich dagegen konnte keinen klaren Gedanken fassen. Wurde das Gefühl nicht los, dass ich nicht nur betrogen und belogen, sondern vor allem kräftig an der Nase herumgeführt worden war. Donovan, Tristan, Tristan, Donovan. Wer war echt, wer war falsch? War Tristan auch wirklich Donovan gewesen, wenn er es behauptet hatte? War Donovan gar nicht Tristan in Verkleidung gewesen, sondern der echte Donovan? Alles drehte sich in mir. Die Schmetterlinge, die noch vor ein paar Stunden fröhlich getanzt hatten, stürzten zu Boden und zerfielen zu Staub. Mein Herz setzte aus, zurück blieb nur ein schwarzes Loch.

Was für ein übles Spiel hatten die zwei mit mir abgezogen? Wozu? Fanden sie das komisch? Warum hätte Tristan oder Donovan oder wer auch immer mir seinen Zwilling verschweigen sollen, wenn nicht deswegen, damit sie gefahrlos ihr krankes Ding durchziehen konnten?

»Sicher total krass, nicht zu wissen, wessen Penis gerade in einem steckt«, überlegte Patricia laut. Sie hatte recht. Umso mehr schmerzte es.

»Die Blinddarmnarbe«, sagte ich leise zu mir selbst. Ich versuchte, mich zu erinnern, ob ich bei jedem Treffen, jedem Sex, die Narbe gesehen hatte. Aber es fiel mir nicht ein.

Ich ließ die Zeitschrift fallen und plumpste rückwärts auf mein Bett. Vergrub mein Gesicht in meinen Händen und schluchzte. Ich zitterte, und Schweiß bildete sich auf meiner Stirn. Wahrscheinlich hatte ich einen Schock. Oder etwas anderes, das sich anfühlte, als würde ich gleich sterben.

»Was soll ich denn jetzt machen?«

»Weswegen?« Patricia und die ohne Namen sahen mich verständnislos an. Besonders schlau waren sie eindeutig nicht.

»Rylee wurde auf ganzer Linie verarscht«, stellte Cassidy trocken fest. »Herumgereicht. Unwissentlich von zwei Typen gevögelt. Zwei Brüder, ein Mädchen. Wie in einem schlechten Film.«

Ich seufzte. »Ich glaube, sie haben es verstanden. Du kannst aufhören.«

Cassidy setzte sich zu mir aufs Bett und legte den Arm um meine Schultern. »Das tut mir wirklich leid, Rylee.« Mein Kopf fiel auf ihre Schulter. Zwar waren wir immer noch keine Freundinnen, aber ihr Trost tat mir gut. »Du darfst die beiden auf keinen Fall mit dieser Aktion davonkommen lassen.« Sie strich mir über die Haare. »Wie doof muss man eigentlich sein? Das ist doch so klar, dass das irgendwann rauskommt. So was kommt immer raus.« Sie schnaubte. »Männer!«

»Alles Schweine«, pflichtete Patricia bei, und die andere nickte so heftig, dass ihre Haare wippten.

»Sollen wir uns einen Racheplan ausdenken?«, bot Cassidy an.

Ich setzte mich aufrecht und schüttelte den Kopf. Im ersten Moment klang Rache verlockend, aber damit hätte ich mich nur auf die Ebene der beiden Klonärsche begeben. Und vielleicht gab es ja auch eine nachvollziehbare Erklärung. Diese winzige Möglichkeit wollte ich nicht ganz ausschließen. Zumindest reden wollte ich mit Tristan. Mit Donovan. Mit dem, in den ich mich verliebt hatte. Vermutlich waren seine Liebesschwüre genauso gelogen. Um mich rumzukriegen und warm zu halten.

Wer hatte so etwas nötig? Sie waren attraktiv genug, damit jeder die Frau rumbekommen konnte, die er wollte. So etwas konnten sich nur zwei wirkliche Arschlöcher ausdenken.

»Vielleicht war es eine Verwechslung?«, schlug No Name vor. »Vielleicht wussten sie gar nicht voneinander, dass sie beide Rylee poppen.«

Cassidy stieß ein abfälliges Geräusch aus und winkte ab. »Das glaubst du doch wohl selber nicht. Männer reden ständig über Sex und Schwänze. So was hätten sie schnell gemerkt.«

In mir allerdings regte sich ein winziger Funken Zweifel. Und Hoffnung. Aber genauso schnell, wie er gekommen war, verschwand er auch wieder. Wie wahrscheinlich war es, dass zwei Typen unwissentlich die gleiche Frau dateten? Noch dazu zwei Brüder. Richtig. Sehr unwahrscheinlich. Außer man sprach nie miteinander. Aber das glaubte ich nicht, wenn man den Erzählungen meines Freundes – Ex? – trauen durfte, lebten sie in einem Haus. Angeblich hatte die Familie ja so ein enges Verhältnis zueinander. Aber vielleicht war auch das eine einzige große Lüge. Wie alles andere. Man sollte sich eben nicht mit Schauspielern einlassen.

»Da hilft nur eins«, sagte Cassidy. Was denn? Eine Zeitmaschine, mit der ich verhindern konnte, jemals mit Donovan/Tristan zu schlafen? »Alkohol. Viel Alkohol. Und Horrorfilme, in denen Männer abgeschlachtet werden.«

Die anderen stimmten begeistert ein. Ich trank selten Alkohol, weil ich nicht besonders viel vertrug und mir schnell schlecht wurde. Mom hatte die Theorie, dass das an meinen asiatischen Genen lag, weil diese angeblich Alkohol schlecht verdauen konnten. Keine Ahnung, ob diese Pauschalisierung stimmte. Heute war es mir ohnehin egal. Ich wollte einfach vergessen.

Der Abend wurde lang und feucht. Nachdem Cassidy noch einmal losgezogen und mehrere Flaschen billigen Sekt und Schnaps besorgt hatte, fläzten wir uns auf unseren Betten, reichten die Flaschen herum und schimpften über Männer. Überlegten uns unzählige Möglichkeiten, wie man Männer ermorden könnte, und zogen uns Horrorfilme rein. Ich erzählte meinen neuen Komplizinnen alles. Bis ins Detail. Und sie taten lauthals und mit wilden Beschimpfungen, die ich ihnen nie zugetraut hätte, ihre Meinung kund.

Je mehr Alkohol wir intus hatten, umso derber wurden die Schimpfwörter. Im normalen Zustand, also ohne Liebeskummer und mit meinen echten Freundinnen, hätte ich niemals so einen Abend verbracht. Mit Sumi und Jasmin hatte ich es nicht nötig, mich mit Alkohol zu betäuben. Sie schafften es auch so, mich aufzuheitern. Oder abzulenken oder zu trösten. Aber heute war es genau das, was ich brauchte.

Irgendwann schliefen wir in unseren Klamotten ein.

Ich wachte vom Pling meines Handys auf, das seltsamerweise unter meinem Gesicht lag. Der Geschmack in meinem Mund erinnerte mich an den Gestank von Biomüll, ich musste dringend auf die Toilette, und mein Kopf pochte, als hätte mich jemand mit voller Wucht gegen eine Betonmauer gedonnert. Stöhnend zog ich das Telefon unter meiner Wange hervor.

> Tristan: *Guten Morgen, Sonnenschein! Gut geschlafen? Ich vermisse dich.*

Echt jetzt? Er tat so, als wäre nichts passiert, nachdem er mich gestern als Donovan wie Dreck behandelt hatte und mir zudem bewusst verschwieg, dass es ihn doppelt gab? Und nannte mich auch noch Sonnenschein? Was stimmte nicht mit ihm?

»Was'n los?« Cassidy, die am Fußende meines Bettes auf meinen Beinen lag, drehte sich ächzend und die Hände an den Kopf gepresst herum. Wortlos hielt ich ihr das Display hin. »Spinnt der?« Sie rappelte sich auf. Die anderen beiden schliefen noch, Patricia schnarchte mit offenem Mund, ihre Schminke war verschmiert, sodass sie wie ein Horrorclown aussah. Lexy (endlich kannte ich ihren Namen) lag zusammengerollt neben ihr. »Auf keinen Fall antworten«, riet sie so eindringlich, wie sie es nach so einem Abend konnte. »Der hat sie doch nicht mehr alle! Tut so, als wäre alles gut. Arsch!« Ich stimmte ihr in allem zu, fühlte mich aber nicht imstande, etwas zu erwidern.

Nein, ich würde ihm nicht zurückschreiben. Ich würde etwas anderes tun.

Aber zuerst würde ich duschen und Zähne putzen. Und eine Adresse herausfinden.

# Tristan

Ich kam gerade nur mit einem Handtuch um die Hüften aus dem Bad, als es Sturm klingelte. Meine Tür zum Flur stand offen, deswegen konnte ich hören, wie jemand zur Haustür lief, den Schritten nach Nate, und öffnete.

»Ist Tristan da?«, fragte eine Frauenstimme. War das Rylee? Woher wusste sie, wo ich wohnte? Und warum klang sie so sauer?

»Ja, komm rein«, antwortete Nate, hörbar verwirrt. »Tristan, Besuch für dich«, rief er.

Schnell schlüpfte ich in eine Jogginghose und ein T-Shirt und lief nach unten. Nate hatte sich vorsichtshalber verzogen, was bei Rylees Anblick verständlich war. Sie stand mit vor der Brust verschränkten Armen breitbeinig da, die Hände zu Fäusten geballt, das Gesicht zu einer wütenden Maske verzogen. Unter ihrem Arm lugte eine zusammengerollte Zeitschrift heraus. Als probte sie für die Rolle *wütende Ehefrau, die gleich mit einer Zeitung ihren Mann verprügelt*. Deswegen verzichtete ich auch darauf, näher zu treten und sie zu umarmen und mit einem Kuss zu begrüßen, wie wir es sonst taten. Was war mit ihr los?

»Hi?«, sagte ich unsicher. Sie verengte die Augen noch weiter.

»Wer bist du? Tristan oder Donovan?« Ihre Stimme klang schneidend scharf.

»Tristan?«

»Ist das eine Frage?«, blaffte sie.

»Nein, ich bin Tristan«, wiederholte ich. »Wir wollten doch Donovan und Danbi begraben.« Ihr ungeplantes Auftauchen machte mich nervös. Denn nun bestand die Gefahr, dass sie meine gesamte Familiengeschichte erfuhr, bevor ich bereit dazu war. Ich hätte ihr gern selbst gesagt, dass Donovan wirklich existierte.

»Wie kann ich mir da sicher sein?«, fauchte sie. Sie atmete schwer. Ihr Gesicht voller Zorn und Enttäuschung. »Zeig mir die Narbe.«

Zögerlich schob ich den Bund meiner Jogginghose ein Stück nach unten und das T-Shirt nach oben, bis die Narbe sichtbar wurde. Sie trat näher und kratzte mit den Fingernägeln darüber. Dachte sie etwa, die Narbe sei hingeschminkt? *Sie ist echt*, wollte ich am liebsten versichern, aber ich hielt mich zurück. Ein falsches Wort hätte vermutlich alles nur noch schlimmer gemacht.

Wortlos ließ sie von mir ab und trat wieder einen Schritt zurück.

»Kannst du mir bitte erklären, was los ist?«, fragte ich vorsichtig und zog meine Hose hoch.

»Was sollte das gestern?«

»Was meinst du?«

»Alles klar. Dann warst es also nicht du. Ihr zwei hättet euch besser absprechen sollen. Selbst schuld, dass ich draufgekommen bin. Ihr habt es verbockt. Hat dein Bruder noch nicht mitbekommen, dass sich unser offizieller Beziehungsstatus geändert hat?« Sie schnaubte angewidert.

»Doch, natürlich weiß er, dass ich eine Freundin habe. Ich weiß nicht, was du von mir willst«, gab ich nun deutlich genervter zurück. Dabei wusste ich es ganz genau. Sie hatte irgendwie von

Donovan und mir erfahren. Allerdings verstand ich nicht, was sie mir konkret vorwarf.

»Wie lange wolltet ihr das noch abziehen?«

»Was denn? Ich ziehe gar nichts ab«, stammelte ich.

»Lüg nicht!«, schrie sie. Sie riss die Zeitschrift unter ihrem Arm hervor und schleuderte sie mir vor die Füße. Gab mir aber keine Chance zu antworten, sondern polterte weiter. »Toller Plan! Dein Bruder tut einfach so, als wäre er du in Verkleidung. Und du tust so, als wärst du er. Die Hausaufgabe kam wohl genau richtig, oder? Damit ihr euer krankes Ding durchziehen könnt. Mal du, mal er. Zwei Donovans, eine Frau.« Sie klatschte. »Wow! Wahnsinnsleistung. Ein Mädchen teilen, damit ihr mich beide vögeln könnt. Ganz großes Zwillingskino. Und so einfallsreich.« Tränen traten ihr in die Augen. »Seid ihr stolz darauf?« Sie schluchzte, aber sie versuchte es zu unterdrücken und fuhr sich mit dem Ärmel über das Gesicht. Sie wirkte erschöpft und fahl, als hätte sie nicht geschlafen. Oder als wäre sie krank. Oder verkatert. Selbst ihre Klamotten waren ungewohnt grau und nichtssagend.

Langsam ging ich in die Knie und hob die Zeitschrift auf. Ich erkannte das Cover und wusste, was ich darin finden würde: die Fotos des Twins-Model-Wettbewerbs. Erst gestern war das Belegexemplar mit der Post gekommen. Morgan hatte die Bilder ausgeschnitten und in ihre Mappe geklebt, in der sie alle unsere Modelfotos und die Artikel zu meinen Theaterstücken archivierte.

Langsam richtete ich mich auf, hob beschwichtigend die Hände und sah sie flehend an. »So war das nicht. Ehrlich. Ich war immer ich. Donovan hat sich nicht als ich ausgegeben. Ich habe ihn lediglich als Vorbild für diese doofe Aufgabe von Lambert genommen. Weil wir so verschieden sind. Er ist so selbstbewusst und sorglos und überhaupt alles, was ich nicht bin. Das wollte ich einmal erleben. Er sollte dich für mich erobern. Aber doch nicht der echte, sondern ich in der Rolle. Das war alles immer ich.«

Sie schnaubte. »Pff, das soll ich dir glauben? Warum war dein Bruder dann gestern da und wollte Sex? Und wusste angeblich nichts von unserem Versprechen, dass Donovan und Danbi nicht mehr existieren? Dass wir eine Beziehung haben? Eine richtige? Hat er deine Übergabeprotokolle nicht gelesen? Euer Plan ist eindeutig schiefgelaufen.«

»Was redest du da?« Die Zeitschrift legte ich ungeöffnet auf die Kommode. »Es war genau so, wie ich gesagt habe. Donovan wusste gar nichts von dir. Also, er wusste schon, dass ich verliebt bin, aber er kennt dich doch gar nicht. Nur ich habe mich mit dir getroffen. Ehrlich. Ich schwöre! Bitte!«

Ich ging einen Schritt auf sie zu, aber sie wich zurück, presste sich an die Haustür und streckte die Arme aus, um mich auf Abstand zu halten.

»Das Schwören kannst du dir sparen. Ich glaube dir gar nichts. Das ist doch alles total unglaubwürdig«, sagte sie, plötzlich kraftlos. Ihre Arme fielen herab und hingen schlaff an ihren Seiten. »Jetzt verstehe ich auch, warum es jedes Mal anders mit dir war. Das warst gar nicht immer du. Es kann eben doch niemand so überzeugend schauspielern. Warum habe ich das nicht erkannt?« Sie sank gegen die Wand und rutschte daran herunter, saß mit angezogenen Beinen am Boden und schlang die Arme um ihre Knie. Senkte den Kopf, schloss die Augen, atmete zitternd.

»Rylee«, begann ich, wusste aber nicht, was ich sagen konnte, um sie zu überzeugen, dass ich kein Spiel mit ihr abgezogen hatte. Dass Donovan immer nur ich gewesen war.

Ich krallte meine Finger in die Kopfhaut. »Ich habe dir doch erklärt, dass ich nur als Donovan Manns genug war, mich dir zu nähern.«

»Zu nähern«, wiederholte sie ächzend. »Mit mir zu schlafen. Du kannst es ruhig beim Namen nennen. Sex. Vögeln. Ficken. Wie du willst. Ich glaube dir nicht, dass du zu schüchtern warst. Das war bestimmt auch nur eine Masche. Ihr wolltet mich teilen. Wahrscheinlich macht euch das an. Oder? Ist es nicht so? Ist das so ein krankes Ding zwischen euch? Woher soll ich wissen, wer wann wer war? Mit wem ich im Bett war? Wem ich meinen Körper geschenkt habe? Und mein Herz?« Sie schlug sich gegen die Brust. Tränen rannen ihre Wangen herab, und wütend wischte sie sie weg. »Wann warst es du? Und wann dein Bruder?«

Jedes Mal. Es war jedes Mal ich. Aber ich konnte nicht sprechen. Meine Zunge klebte an meinem Gaumen, mein Körper war gelähmt, mein Herz schlug so fest und unregelmäßig in meiner Brust, dass ich beinahe zusammenbrach. Keiner meiner Familie erschien im Flur. Aber ich war mir sicher, dass sie uns von der Küche aus belauschten. Sie hätten mir wirklich zu Hilfe kommen können und Rylee versichern, dass ich nicht der Arsch war, für den sie mich hielt. »Antworte mir«, verlangte sie. »Wie habt ihr euch aufgeteilt? An den ungeraden Tagen du und an den geraden er? Wer war das damals im beFive? Oder im Auto bei der Party von Lambert? Die ganzen Male bei mir zu Hause? Wem habe ich meine Liebe gestanden? Wer von euch hat mir seine vorgegaukelt? Habt ihr danach zu Hause gesessen und euch über mich totgelacht? Weil das arme Ding sich verliebt hat? Und nichts von der Verarsche gemerkt hat? Nicht gecheckt hat, dass sie mit zwei Typen schläft? Erbärmlich!«

»Ich war nicht im beFive«, widersprach ich. »Zumindest nicht im letzten halben Jahr.«

Sie stieß Luft durch die Nase aus und nickte. »Damals hat alles angefangen. Dachte ich mir, dass es Donovan war. Jetzt im Nachhinein wird mir so vieles klar. Gestern, das war auch er. Aber er war nicht auf dem neuesten Stand.« Sie lachte tonlos. »Pech für euch. Ihr hättet besser planen sollen. Vielleicht hättet ihr eine Liste machen sollen. Und Notizen, was wann besprochen wurde.«

»Ich habe gar nichts geplant!« Ich hockte mich zu ihr auf den Boden, allerdings sicherheitshalber in einem Meter Abstand.

»Ich habe nur deswegen auf Lamberts Party so spontan mit dir geschlafen, weil ich dachte, wir hätten vorher schon mal. Du wusstest das ganz genau! Und hast das ausgenutzt. *Mich* ausgenutzt!« Sie schüttelte den Kopf. »Unglaublich! Ich habe echt mit zwei Typen geschlafen. Widerlich! Mir wird kotzschlecht bei der Vorstellung!«

Ich wollte antworten, bekam aber nicht die Gelegenheit dazu. Natürlich hatte ich mich gefragt, warum Danbi so schnell und unkompliziert auf meine billige Donovan-Anmache eingegangen war, aber die Freude hatte überwogen, und ich hatte es auf unsere Rollen geschoben. Weil man als wer anders schlicht freier und in unserem Fall auch hemmungsloser war. Allerdings stieg noch eine andere Erkenntnis in mir auf. Sie hatte tatsächlich mit Donovan geschlafen. Sie war die mit dem »seltsamen asiatischen Namen«, den er sich nicht gemerkt hatte.

»Müsst ihr so rumschreien? Ich will schlafen!« Donovan schlurfte in Shorts in den Flur und rieb sich gähnend die Augen. Als er uns sah, erstarrte er. »Danbi? Was machst du denn hier?«

»Ich bin nicht Danbi! Ich bin Rylee!«, brüllte sie. Sie sprang auf und baute sich vor uns beiden auf. Zeigte anklagend mit dem Finger auf mich. »Ich wusste es! Du hast mich angelogen. Er kennt mich eben doch! Gerade eben hat er sich verplappert.« Sie zuckte die Schultern und setzte ein süßlich gemeines Grinsen auf. »Ihr zwei seid echt das Letzte!«

Donovan kratzte sich am Nacken. »Kann mich mal einer aufklären, was hier abgeht?«

Rylee wirbelte mit wehendem Haar zu ihm herum. »Ich bin euch auf die Schliche gekommen. Ein Mädchen teilen ist so mies!«

»Ich teile grundsätzlich niemanden«, antwortete Donovan. Verwirrt blickte er zwischen uns hin und her. Weil ich mir reichlich bescheuert vorkam am Boden, rappelte ich mich ebenfalls wieder auf, stellte mich aber bewusst nicht neben meinen Bruder, um keine Einheit zu symbolisieren. Jetzt bildeten wir eine Dreieckskombination, was auch nicht besser war.

»Woher kennst du sie?«, verlangte ich von Donovan zu wissen.

»Sie ist das Mädchen aus dem beFive«, bestätigte er meinen schlimmen Verdacht. »Die, mit der ich Sex hatte. Von der ich erzählt habe, dass ich sie gern wiedersehen würde. Gestern bin zu ihr hin, ins Wohnheim, aber sie hat nur wirres Zeug geredet von wegen Beziehung und so. Und dass Danbi und Donovan doch tot sind. Keine Ahnung, was sie von mir wollte. Das war mir zu doof, da bin ich abgehauen.« Er rieb sich die Arme. Hier im Flur war es tatsächlich kühl. Gänsehaut überzog seinen nackten Oberkörper, und seine Brustwarzen wurden hart. Mir war in Shirt und barfuß auch nicht sehr warm. Er nahm seine Lederjacke vom Haken hinter sich und schlüpfte hinein. In Unterhose und Jacke sah er wirklich lächerlich aus. Was aber nicht ins Gewicht fiel, weil die ganze Situation noch viel absurder war.

Mein Bruder hatte mit Rylee geschlafen. Sie geküsst und sie berührt. Er wusste, wie sie nackt aussah und welche Geräusche sie von sich gab, wenn sie den Höhepunkt erreichte. Mein Hals schnürte sich zu, und Bilder stiegen in meinen Gedanken auf, die ich nicht sehen wollte. Wie Donovan nackt auf ihr lag und sie sich an ihm festklammerte, während er in sie stieß. Sie küsste und berührte. Ich fühlte mich wie in meiner persönlichen Hölle. Das würde ich so schnell nicht vergessen. Meine große Liebe hatte

Sex mit meinem Bruder gehabt. Ich konnte es nicht glauben, dass diese Katastrophe tatsächlich eingetroffen war. Ich hasste ihn dafür. Gleichzeitig war mir bewusst, dass er nichts dafür konnte. Ebenso wenig wie Rylee. Wenn jemand Mist gebaut hatte, dann ich. Trotzdem verfolgte mich die Vorstellung von den beiden. Bohrte sich wie ein Parasit in mein Herz, meinen Kopf, meinen Körper. Alles war taub. Und gleichzeitig schmerzhaft deutlich. Rylee und Donovan. Ich konnte an nichts anderes mehr denken.

»Das ist Rylee«, erklärte ich. »Nicht Danbi. Danbi hat niemals existiert, das war nur eine Rolle für eine Hausaufgabe an der Academy. Rylee ist die Frau, die ich liebe. Das ist alles ein riesiges Missverständnis.«

Das L-Wort hatte ich ihr gegenüber bisher nicht ausgesprochen. Aber das war jetzt egal. Sie konnte ruhig wissen, wie intensiv ich für sie empfand.

»Das ist sie? Im Ernst?« Er riss die Augen auf. »Fuck!«

Wahre Worte, Bruder. Kein Wunder, dass sie dachte, dass wir sie verarschten. Schließlich hatte sie unwissentlich mit uns beiden geschlafen.

»Hört auf mit dem Schmierentheater! Ihr müsst nicht weiter so tun, als hättet ihr keine Ahnung voneinander. Seid wenigstens jetzt ehrlich zu mir.« Sie schniefte, fummelte aus ihrer Handtasche ein Taschentuch und schnäuzte sich hinein.

»Das ist die Wahrheit!«, sagten Donovan und ich gleichzeitig.

»Was?«, fauchte Rylee. »Das mit dem Schmierentheater? Oder dass ihr beide mit mir geschlafen habt?«

»Ich wusste nichts von dir und Donovan«, beteuerte ich.

»Und ich wusste nichts von dir und Tristan. Ich bin vielleicht ein Arsch, aber ich würde niemals etwas mit einer Frau anfangen, in die mein Bruder verliebt ist. Bruder vor Luder und so.«

Das stimmte zu einhundert Prozent. Donovan würde mich nie bewusst verletzen. Ebenso wenig ich ihn.

Wieder schnaubte sie und stopfte das zerknüllte Taschentuch zurück in ihre Tasche. »Dann weiß ich ja jetzt, was ihr über mich denkt. Ein Luder hat es verdient, so behandelt zu werden.« Sie wandte sich an mich. »Was war noch alles gelogen? Deine Familie? Deine Träume? Deine Ziele?« Sie fuhr sich über das Gesicht. Immer noch standen wir im engen Flur zwischen Jacken, Schuhen, Rücksäcken und Altglas, das noch niemand weggebracht hatte.

Donovan schnaufte. »So war das nicht gemeint, Rylee. So sind wir nicht. Wir nehmen uns nicht gegenseitig die Mädchen weg. Wir teilen uns auch keine. Wieso auch? Ich habe das gar nicht nötig. Nicht einmal er hat das nötig, obwohl er so verklemmt ist.« Er deutete mit dem Daumen auf mich. Ich verbesserte ihn nicht, denn im Grunde hatte er recht. »Wenn ich gewusst hätte, wer du bist, hätte ich meine Finger und meinen Schwanz bei mir behalten. Wir zwei hatten ein einziges Mal Sex. An dem Abend, als wir uns im beFive getroffen haben.«

»An dem Abend war ich zum ersten Mal Danbi«, sagte sie kaum hörbar.

»Keine Ahnung. Ich war Donovan, nichts gespielt oder vorgegaukelt. Nur ich.«

»Seitdem war also nur ich mit dir zusammen«, bekräftigte ich. »Ich wusste nicht, dass er dich aufgerissen hatte. Er konnte sich ja nicht einmal an deinen Namen erinnern. Wenn ich jedes Mal, wenn er jemanden flachlegt, genauer nachfragen würde, würde ich nicht mehr fertig werden.«

»So schlimm bin ich auch nicht«, brummte Donovan beleidigt.

Verunsichert sah Rylee zwischen uns hin und her.

»Ich würde euch so gern glauben. Aber ich kann nicht«, flüsterte sie.

Als hätte sie Schmerzen, kniff sie die Augen zusammen, presste sich die Hand auf den Mund und atmete bebend aus. Dann sah sie mich mit großen, vom Weinen geröteten Augen an.

Ich verstand sie gut. Vermutlich hätte ich uns auch nicht geglaubt. Die Geschichte war von außen betrachtet wirklich absurd.

Sie hob den Kopf. In ihrem Gesicht standen Schmerz und viele, viele Fragezeichen. »Warum hast du mir nicht einfach gesagt, dass du einen Zwillingsbruder hast? Und dass er das Vorbild für dein anderes Ich war?«

»Was? Du hast so getan, als wärst du ich?«, schrie Donovan mich an.

»Erklär ich dir später«, blaffte ich. Konnte er nicht einfach still sein?

Er lehnte sich an die Kommode und verschränkte die Arme vor seiner nackten Brust. Wartete wie Rylee auf eine Antwort. »Auf die Erklärung bin ich auch gespannt.«

Rylee schüttelte den Kopf. »Wisst ihr was? Eigentlich ist es mir völlig egal, was in euren verqueren Doppelhirnen vorgeht. Ich muss mir eure Lügen und Ausreden nicht antun. Ich gehe. Da das alles sowieso nicht echt war, muss ich auch mit niemandem Schluss machen. Wenigstens etwas Gutes.«

Ich tat einen Schritt in ihre Richtung, sie stoppte mich mit einer Handbewegung.

»Warum glaubst du uns nicht?«, fragte ich und hob ebenfalls meine Hände. Allerdings in einer Geste, die Frieden ausdrücken sollte. Mir war es egal, ob das bedürftig klang oder nicht. Ich begriff einfach nicht, warum sie immer noch davon überzeugt war, dass wir sie anlogen. »Ich liebe dich. Das ist die Wahrheit!«

Eigentlich wollte ich ihr diese drei Worte nicht im Streit hinwerfen, sondern wenn sie in meinen Armen lag, erschöpft und anschmiegsam vom Lieben. Bisher hatte ich mich nur noch nicht getraut. Und warum? Weil ich ein Feigling war. Diese Tatsache war offensichtlich meine momentane Lebensgrundlage.

Sie sah mich lange an. »Ich liebe dich auch. Oder ihn. Oder euch. Oder die Mischung von euch beiden. Oder wen auch immer. Ich war immer in Tristan verliebt, aber da ich nicht weiß, wer Tristan war und ist …« Sie stoppte, atmete tief aus, verletzt und verwirrt und immer noch wütend.

»Ich verstehe, dass du sauer bist. Aber wir wussten nichts voneinander, das kann ich nur immer wieder betonen. Gib dir und mir eine Chance. Gib uns nicht auf. Bitte!«

Sie sah mich gequält an. »Woher soll ich wissen, woran ich bin? Mit wem ich wirklich zusammen bin?«

»Weil ich es dir sage. Ich bin Tristan. Und war es immer. Auch wenn ich mich als Donovan ausgegeben habe. Außerdem habe ich die Narbe. Daran kannst du mich sicher erkennen.« Ich trat zu ihr, packte ihre Hand und drückte sie auf meinen Bauch. Sie versteifte sich, ihre Finger waren kalt und verkrampft. Mit einem Ruck zog sie sie weg und steckte sie in die Hosentasche.

»Warum sollte ich dir so etwas Schreckliches, wie das, was du Donovan und mir unterstellst, antun? Ich liebe dich. Es tut mir so leid, dass ich dir nicht von ihm erzählt habe«, wiederholte ich.

»Ich kann das nicht«, wisperte sie.

Donovan stieß sich von der Kommode ab. »Wenn du jemandem vertrauen kannst, dann ihm.« Ich war ihm dankbar, dass er mir helfen wollte, nur momentan kam nichts bei Rylee an.

»Ich brauche Zeit«, sagte sie leise. Okay, Zeit bedeutete nicht, dass alles aus war. »Ich muss erst mal mit alldem klarkommen. Ich kann das nicht einfach abhaken. Ich würde euch so gern glauben.«

Wir drehten uns im Kreis.

»Bitte, tu es doch einfach. Es ist die Wahrheit«, bettelte ich.

Donovan legte vorsichtig seine Hand auf ihre Schulter, aber sie schüttelte ihn ab. »Ich verspreche dir, ich werde mich komplett zurückziehen. Du bekommst nur noch ihn. Tristan. Ich geb dir mein Wort«, sagte er ungewohnt ernst. Ich spürte, dass er es auch so meinte. »Mir tut es auch leid. Ich wollte dich nicht verletzen.«

Ich glaubte ihr, dass sie uns glauben wollte. Aber sie schaffte es nicht. »Das ist alles auch noch so unfassbar peinlich. Dass ich nicht gemerkt habe, dass ich mit zwei verschiedenen Männern geschlafen habe. Wie doof kann man eigentlich sein?« Sie machte eine abwehrende Geste. »Ich könnte dir gar nicht mehr trauen. Weil ich nicht weiß, was außer Donovan noch gefakt war. War Tristan überhaupt echt? Ich könnte mir nicht trauen. Wenn ich es nicht gemerkt habe, wie kann ich dann sicher sein, dass ich nicht wieder darauf hereinfallen würde?«

»Weil es nur noch mich gibt. Tristan war immer der echte Tristan. Donovan habe ich nur erfunden, weil es eine Aufgabe war. Und weil ich ihn brauchte, um dich zu bekommen«, versicherte ich zum millionsten Mal.

Sie fuchtelte vor meinem Gesicht herum. »Wisst ihr was? Ich will gar keinen mehr von euch. Keinen echten Tristan, keinen Fake-Tristan, keinen gespielten Donovan und erst recht keinen echten Donovan.«

Es war das eingetreten, was ich befürchtet hatte. Sie sah Donovan und mich nicht mehr als Individuen, die zufällig das gleiche Aussehen teilten, sondern als Einheit. Als das Zwillingspaar, das wie in einer schlechten Verwechslungskomödie nur darauf aus war, die Umwelt reinzulegen, indem sich jeder als der jeweils andere ausgab. Solche Szenen spukten in so vielen Köpfen herum. Als hätten Zwillinge nichts anderes zu tun oder keinen anderen Spaß, als die Menschen um sich herum hereinzulegen und zu verwirren.

»Genau das ist der Grund, warum ich dir nicht von Donovan erzählt habe. Ich hatte Angst, dass ich dann nicht mehr Tristan für dich bin, sondern einer der Zwillinge. Aber so ist es nicht. Wir sind zwei Menschen, nicht einer.« Donovan verzog traurig das Gesicht. Er kannte das alles natürlich gut und ging beim Kennenlernen neuer Menschen auch nicht damit hausieren, dass er einen Zwillingsbruder hatte. »Ich lasse dich nicht gehen«, bestimmte ich. »Dazu ist das zwischen uns zu großartig. Wenn du Zeit brauchst, gebe ich sie dir. Aber ich weigere mich, unsere Beziehung zu beenden.«

»Hätte der echte Tristan wirklich den Schneid, das zu sagen? Würde er es nicht einfach hinnehmen, dass es aus ist?«, gab sie zu bedenken.

»Der alte Tristan vielleicht«, widersprach ich. »Nicht der jetzige. Der, der so verliebt ist, dass er fast ausflippt. Der nicht schlafen kann, weil er immer an dich denken muss. Der ohne dich nicht glücklich sein kann. Nicht vollständig ist. Der erst weil er ein anderer war, erkannt hat, wer er wirklich ist. Der mit dir den besten Sex seines Lebens hatte. Der dich braucht wie den Sauerstoff zum Atmen. Der dich will wie ein Junkie seinen Stoff.«

Sie sah mich nur stumm an.

Donovan pfiff leise durch die Zähne, offenbar beeindruckt von meiner Rede. Dann zog er die Augenbrauen hoch. »So was Schmalziges würde ich auf jeden Fall nie sagen. Ich bin keine Dramaqueen wie er. Also daran kannst du hundertprozentig erkennen, dass er es ist.«

Statt darauf einzugehen, starrte sie wortlos auf den Boden.

»Lass es nicht so enden, bitte. Lass mich dir beweisen, dass wir zwei es wert sind. Nur wir beide. Tristan und Rylee. Ich muss es dir nicht einmal versprechen. Weil es nie anders war. Es waren immer nur wir.« Wie oft hatte ich das heute schon versichert?

»Ich kann nicht einfach weitermachen, als wäre nichts passiert«, wiederholte sie. »Ich weiß momentan nicht, was ich denken soll.«

Mein Herz setzte aus, mein Brustkorb zog sich schmerzhaft zusammen, und für einen Moment konnte ich nicht atmen. Aber ich konnte jetzt nicht zusammenbrechen. Ich wollte stark bleiben. Für uns. »Wie viel Zeit brauchst du?«

»Ich weiß es nicht.« Ihre Stimme war so leise und gebrochen, dass ich sie kaum verstand.

»Glaubst du uns wenigstens endlich?«, fragte Donovan in die Stille.

Sie antwortete nicht. Kaute auf ihrer Lippe herum und musterte mich, als würde auf meiner Stirn die Lösung stehen. Abrupt drehte sie sich um, öffnete die Tür und stürmte hinaus. Hoffentlich verließ sie mich nicht für immer.

»Tut mir leid, Bruder«, sagte Donovan leise und umarmte mich, klopfte mir dabei fest auf den Rücken.

»Ich weiß. Du kannst nichts dafür.« Ich sank gegen ihn, und er hielt mich, tröstete mich wortlos, wie nur er es konnte. Wie das Weichei, das ich war, heulte ich gegen seine Schulter, schämte mich nicht für meine Tränen, und ausnahmsweise sparte sich Donovan einen blöden Kommentar.

Ich war nicht sauer auf ihn. Sondern auf das Leben. Und den Zufall. Oder das Schicksal. Oder what ever. Auf mich. Und auch auf Rylee, weil sie mir nicht glauben wollte.

»Ich hasse es, Zwilling zu sein«, schluchzte ich.

Er kicherte tonlos. »Tust du nicht. Du kannst nicht ohne mich.« Er schob mich ein Stück weg. »Das wird schon wieder. Ganz sicher.« Er lächelte, aber ich zweifelte stark daran, dass er recht hatte. »Lass sie ein bisschen schmollen und Wunden lecken. Dann hol sie dir zurück.« Weil ich nicht antwortete, wiederholte er. »Tris? Ich rede mit dir!« Ich sah hoch, in seine Augen, die meinen so glichen. »Was sollst du tun?«

»Sie mir zurückholen«, murmelte ich.

Auf einmal war der Gang voll mit den Mitgliedern meiner gesamten Familie. Morgan eilte zu mir, nahm mich in den Arm und rieb meinen Rücken und meine Haare.

»Wir haben alles mitbekommen«, sagte sie wie vermutet. Ohne mich loszulassen, wandte sie sich an Donovan und funkelte ihn an. »Was hast du dir dabei gedacht, Don?«

Der streckte kapitulierend seine Handflächen von sich. »Jetzt mal langsam, Schwester. Denkst du, das war Absicht?«

Sie atmete tief aus. »Nein, natürlich nicht. Tut mir leid.« Nate, Parker und Dad starrten mich an, als wäre ich todkrank. »Kommt mit ins Wohnzimmer. Ich hätte da noch ein paar Fragen.« Im Gänsemarsch folgten wir ihr und verteilten uns auf Sofa und Sessel.

Dann erzählte ich meiner Familie von der Hausaufgabe und wie ich mich in Donovan verwandelt hatte und von der Eigendynamik, die die Sache entwickelt hatte.

»Verdammt«, kommentierte Parker in ihrem typischen trockenen Tonfall. »Das ist übel. Warum hast du dir nicht eine ganz andere Person ausgedacht? Kein Wunder, dass sie denkt, du wolltest sie verarschen. Würde mir genauso gehen.«

»Parker hat recht«, pflichtete Morgan ihr bei. »Hättest du ihr von Anfang an nicht verschwiegen, dass du einen Zwillingsbruder hast, und hättest du dich nicht als er ausgegeben, gäbe es den Schlamassel jetzt nicht.«

Hätte, hätte, hätte. Jetzt war es zu spät.

»Du hättest ihn ja als Vorbild nehmen können, aber ein wenig Abwandlung hätte nicht geschadet. Wenigstens beim Namen. Ein bisschen mehr Kreativität hätte ich dir schon zugetraut«, ergänzte meine nervige große Schwester.

»Geheimnisse in einer Beziehung gehen immer nach hinten los«, bekräftigte Nate. Er wusste, wovon er sprach. Er hatte Morgan monatelang seine Krankheit verschwiegen. Und hatte sich lieber von ihr getrennt, als ihr endlich reinen Wein einzuschenken. »Es ist naheliegend, dass sie so denkt, wie sie es tut. Sich nur auf ein Wort zu verlassen, fällt vielen Menschen schwer.« Ihm zum Beispiel. Morgan liebte Nate, wie er war. Mit allen seinen Fehlern und Handicaps. Warum hatte ich es nicht geschafft, Rylee zuzutrauen, dass sie *mich* liebte? Warum hatte ich mich derart verstellen müssen? Mein Gehirn explodierte beinahe.

»Jaha, das weiß ich auch«, motzte ich. Toll, dass alle so schlau waren, nur ich so ein Vollidiot. Lediglich Dad hielt sich zurück. Aber ich merkte, wie er mich musterte. Besorgt und so, wie er normalerweise Donovan oder Parker ansah, wenn sie Riesenbockmist bauten.

»Sprich doch noch mal mit ihr«, riet Morgan.

»Was soll das denn bringen? Sie will mich nicht sehen.« Ich sank in mich zusammen und legte den Kopf auf die Lehne, den Blick zur Decke gerichtet.

Morgan stand auf, kniete sich vor mich und nahm meine Hände. »Dann sei nur noch du. Nur noch Tristan. Zeig ihr, wie du wirklich bist. Du bist so liebenswert.«

Ich entzog ihr meine Finger und verschränkte sie hinter dem Kopf. »Sie hat gesagt, dass sie sich in Tristan verliebt hat und Donovan eigentlich nicht leiden kann.«

»He, ich bin toll«, widersprach Donovan empört, aber keiner achtete auf ihn.

Morgan nickte, setzte sich wieder neben mich und rieb zärtlich über mein Knie. »Umso besser. Wenn sie dich liebt, dann wird sie einsehen, dass du nicht absichtlich gehandelt hast. Gib ihr Zeit. Manchmal braucht der andere das.« Ihr Blick huschte zu Nate. Die beiden hatten ihre eigenen Erfahrungen gemacht mit sich Zeit lassen und verstehen. »Bedränge sie nicht, aber zeig ihr, dass du sie immer noch willst und auf sie wartest. Und sei ab sofort immer ehrlich.«

»Du hast mir damals das Messer auf die Brust gesetzt. Nichts mit nicht bedrängen und so«, erinnerte sie Nate grinsend.

Sie funkelte ihren Freund mit zu Schlitzen verengten Augen an. »Das war auch eine andere Situation. Ohne Druck würde ich heute noch darauf warten, dass du aus deinem Selbstmitleid rauskommst.«

Nate lachte, beließ es aber dabei. Gut, dass er alles mittlerweile nicht mehr so ernst nahm.

»Hör auf deine Schwester«, schaltete sich Dad ein. Er verteilte selten Ratschläge, das überließ er Morgan. Trotzdem gab er uns immer das Gefühl, für uns da zu sein. Dass meine gesamte Familie hier war und mich unterstützte, bedeutete mir viel.

Donovan meldete sich, als wäre er in der Schule. Dort allerdings hatte er das quasi nie getan. »Soll ich sie für dich zurückerobern?«

Parker verdrehte die Augen und schüttelte den Kopf. »Du hast nichts verstanden, Don. Genau das soll er ja nicht mehr tun. Bist du wirklich zu doof, das zu kapieren, oder tust du nur so?«

»Er meint es doch nur gut«, verteidigte ihn Morgan und lächelte unseren Bruder liebevoll an. »Trotzdem: auf keinen Fall! Halt dich raus!«

Kraftlos hob ich meinen Kopf und wandte mich ihm zu. »Ja, lass es bitte. Du machst sonst alles nur noch schlimmer. Versprich es mir.«

»Klar. Versprochen. Sag einfach Bescheid, wenn du Hilfe brauchst.« Er zuckte die Schultern.

»Danke!« Damit meinte ich niemand Bestimmten.

»Jederzeit«, antwortete Morgan stellvertretend für alle.

Dad klopfte sich auf die Schenkel und erhob sich ächzend. »So, ich starte dann mal meinen Tag.«

»Hast du dieses Wochenende nicht frei?«, fragte Morgan.

»Doch, aber Nate und ich wollten uns um den Garten kümmern. Hecke rausreißen, Wurzelstöcke entfernen, Erde auffüllen. Damit meine große Tochter endlich ihr Gemüsebeet bekommt.«

»Nein, ich werde mich nicht übernehmen und achte auf mich«, spulte Nate seinen üblichen Satz ab, weil Morgan den Mund öffnete. Wir alle wussten, was sie sagen wollte. Ständig machte sie sich Sorgen um ihren Freund. In vielen Fällen war das begründet, oft aber auch nicht. Er war schließlich erwachsen und wusste, was er sich zumuten konnte.

»Ich helfe euch«, bot ich an. Dann konnte ich mich wenigstens ablenken und meinen Frust an der unschuldigen Hecke abreagieren.

Donovan hob seine Arme. »Ich bin raus. Muss was fürs College machen.«

Mit verwirrtem Gesichtsausdruck zog Parker die Augenbrauen hoch. »Seit wann lernst du denn freiwillig?«

»Seit er festgestellt hat, dass man mit Lernen bessere Noten bekommt und College nicht mehr Highschool ist«, klärte ich Parker auf.

Sie kicherte, Donovan schnaubte. »Haha. Ihr könnt mich alle mal. Wenn ich mal als Schönheitsdoc einen Arsch voll Kohle verdiene, werde ich *euch* auslachen. Und ich gebe euch nichts ab.« Er klang so trotzig, dass nur noch ein Ätsch fehlte.

Parker schüttelte den Kopf und streckte ihm die Zunge raus.

»Wir brauchen dein Geld gar nicht, Angeber. Tris wird sowieso mal reich und berühmt, Nate ist es jetzt schon, was Morgan automatisch auch reich macht, weil Nate nicht so ein geiziges, egoistisches Arschgesicht ist wie du. Tris sorgt sicher dafür, dass Dad ein schönes Leben hat, und ich komme schon irgendwie zurecht. Keine Sorge, großer Bruder.«

»Euch kann man es auch nicht recht machen. Lernt man nicht, ist es falsch, und lernt man, auch. Das soll einer verstehen.«

»Ich bin stolz auf dich, dass du dich einsetzt«, warf Morgan gewohnt besänftigend ein. Ich vermutete eher, dass Donovan eine Ausrede suchte, nicht im Garten helfen zu müssen.

Drei verflucht anstrengende Stunden und eine erstaunlich wehrhafte Hecke später ging es mir tatsächlich besser. Zwar schmerzte mein Körper an Stellen, die sonst friedlich waren, aber der Sauerstoff und das sture Arbeiten hatten auch geholfen, meinen Kopf frei zu bekommen. Das Mittagessen, das Morgan für uns vorbereitet hatte, bevor sie in den Laden gegangen war, schlangen wir ohne Aufwärmen in uns hinein. Danach legte sich Nate für einen Mittagsschlaf hin, Dad setzte sich vor den Fernseher, und ich ging in mein Zimmer.

Eigentlich wollte ich mir eine lange Dusche gönnen, aber weil Donovan in der Badewanne lag, duschte ich nur kurz den Schweiß und den Dreck herunter und verzog mich wieder und zog die Badezimmertür hinter mir zu. Damit ich Rylee nicht anrief oder bei ihr vorbeifuhr, vertiefte ich mich in ein Buch über Improvisationstechniken. Erinnerte mich an ihre Worte, dass sie Zeit brauchte, und Morgans Rat, ihr diese zuzugestehen. Rylee musste selbst erkennen, dass sie mir trauen konnte. Meine Aufgabe war, ihr das zu erleichtern. Ich wusste nur noch nicht genau, wie.

# Rylee

Das Wochenende verbrachte ich im ständigen Wechsel unterschiedlichster Stimmungen, als hätte ich auf einmal eine Multiple Persönlichkeitsstörung entwickelt. Ständig gewann ein anderes Gefühl die Oberhand. Wut, Enttäuschung, Trauer, Selbstmitleid, Selbstvorwürfe, Scham, Melancholie, Liebeskummer, Trotz. Ich wollte Tristan so gern glauben. Dass die beiden nichts voneinander gewusst hatten, dass nichts davon geplant gewesen war. Und dass Tristan mich liebte und außer dem einen Mal im beFive immer nur er mit mir geschlafen hatte. Aber ich konnte nicht. Der Zweifel nagte an mir wie ein Biber an einem Baumstamm. Wie Karies am Zahn. Nicht einmal gute Vergleiche fielen mir ein. Wie konnte ich mir sicher sein, dass ich wirklich nur mit Tristan zusammen gewesen war?

Eigentlich passte so ein mieses Spiel nicht wirklich zu Tristan. Zumindest nicht zu dem Tristan, den ich zu kennen glaubte.

Da half nur eins: ein Notfall-Konferenz-Video-Chat mit Sumi und Jasmin. Sumi diagnostizierte, dass ich wegen meines Erzeugers so misstrauisch war. Weil er sich nie für mich interessiert hatte, mir ständig etwas versprochen, es aber nie gehalten hatte und er meiner Mom damals auch nur etwas vorgespielt hatte, um sie ins Bett zu bekommen. Weil er eine einzige, wandelnde Lüge war. Ein Fake wie Tristan-Donovan. Dieses Urmisstrauen würde quasi in meinem Innersten drinsitzen, weshalb ich nun Tristan nicht komplett vertrauen könnte. Zwar war das in anderen Beziehungen nie an die Oberfläche gebrochen, aber jetzt eben schon. Keine Ahnung, wann sie zur Psychologin mutiert war oder ob ihre Theorie stimmte. Lösungsvorschläge hatte sie leider trotzdem keine, und es änderte auch nichts daran, dass ich nicht mehr aus meinem Loch herausfand. Jasmin war, was Vertrauen anging, ohnehin ein gebranntes Kind, deswegen hörte sie mir einfach nur zu und war für mich da. Aber leider brachte mich das auch nicht weiter.

Die Gedanken kreisten und rasten in meinem Kopf, verhedderten sich ständig. Mein Herz schrie nach Tristan, wollte ihm glauben und ihn einfach nur lieben und die Episode mit Donovan als lustige Anekdote abhaken. Mein Verstand dagegen haderte, zweifelte, misstraute, fragte sich, warum mich das Ganze so belastete.

Immer wieder versuchte ich, die Sache analytisch anzugehen.

Punkt 1: Tristan hatte mir seinen Bruder verschwiegen. War doof, aber aus seiner Sicht doch auf gewisse Weise verständlich. Zumindest das sollte ich ihm nicht nachtragen. Vorausgesetzt, er hatte es aus den Gründen getan, die er vorgab. Mich bewusst anzulügen, um sein perfides Doppelleben aufrechtzuerhalten, wäre unverzeihlich.

Punkt 2: Ich hatte mit seinem Bruder geschlafen. Aber nur, weil ich überzeugt war, es wäre Tristan. Auch doof, aber im Grunde ein unglückliches Versehen. Donovan hatte nicht gewusst, dass ich auf Tristan stand, und auch nicht, dass Tristan in mich verliebt war. Sonst hätte er nie mit mir geschlafen. Dass *er* mir nichts von einem Zwillingsbruder erzählt hatte, war nachvollziehbar. Schließlich ging es an diesem Abend um Sex, nicht darum, unsere Lebensgeschichten voreinander ausbreiten. Trotzdem kam ich mir beschmutzt vor. Dem echten Donovan hätte ich mich nicht so einfach freiwillig hingegeben.

Punkt 3 (der mir als der wichtigste erschien): Tristan hatte sich, statt eine neue Person zu kreieren, in eine reale verwandelt, nämlich seinen Draufgänger-Bruder. Angeblich, weil er sich nur als er traute, mit mir etwas anzufangen. Aber dazu hätte er sich auch eine andere Person mit diesen Eigenschaften ausdenken können. Und vor allem kreativer bei der Namenswahl sein. Allerdings waren Namen für ihr Ein-Mädchen-zwei-Brüder-Dings irrelevant. Also machte auch das keinen Unterschied. Fakt war: Ich hatte mit beiden geschlafen und nichts gemerkt. Also wäre es auch danach für sie ein Leichtes gewesen, jederzeit die Plätze beziehungsweise mich zu tauschen.

Nur, warum sollten sie das tun?

Darauf fand ich keine Antwort, außer dass beide ausgewachsene Arschlöcher oder Psychopathen sein mussten.

Vielleicht teilten sie mich ja auch in verschiedene Lebensbereiche auf: Tristan für die Academy, das Reden, als Freund und Begleiter, Donovan für den Sex. Oder abwechselnd.

Oder sie sagten doch die Wahrheit.

Sehr verworren war das Ganze auf jeden Fall. Einen Film mit diesem Plot hätte ich genervt abgeschaltet, weil zu unrealistisch. Und nun steckte ich selbst in so einem Schlamassel, war die Hauptdarstellerin in einer Telenovela. Aber das einzige Preisverdächtige war nicht meine Schauspielkunst, sondern meine Dummheit.

Mit dem Gesicht im Kissen – meiner momentanen Lieblingsstellung – lag ich auf dem Bauch in meinem Bett, als Cassidy von ihrer Schicht nach Hause kam.

»Hi!«, begrüßte sie mich. »Geht's dir besser?«

»Hm«, brummelte ich in mein Kissen.

»Was?«

Ich hob meinen Kopf und rollte mich auf die Seite. »Nicht wirklich«, übersetzte ich.

Wie so oft nach der Arbeit, roch sie nach Pommes und Bier. Ich sah ihr zu, wie sie sich aus der engen Kluft schälte, bis sie nur noch in ihrem Spitzentanga vor mir stand und in ihrer Kommode nach frischen Klamotten wühlte.

»Weißt du, was ich bei der ganzen Sache nicht verstehe?«, fragte sie, während sie in ihre Schlafleggings schlüpfte.

»Nämlich?«

»Dass sie sich gerade *dich* ausgesucht haben. Weil, du bist nicht gerade ... Na ja.« Wie ein Filmstar in einer Shampoowerbung löste sie ihren Zopf und schüttelte ihr Haar aus.

»Du meinst, ich bin nicht wie du?« Sie zuckte die Schultern, nahm ihren Kamm vom Nachtkästchen und strich Strähne für Strähne aus. Auf gewisse Art stimmte es ja. Ich war nicht die Art Frau, auf die alle Männer scharf waren. Dazu war ich zu wenig Mainstream, nicht langhaarig genug, nicht Mädchen genug, nicht willig genug. Als lediglich Halbasiatin taugte ich nicht einmal als Vorlage für Asian-Porno-Fantasien. Ich seufzte. »Keine Ahnung. Vielleicht war ich einfach eine leichte Beute.«

Ich stemmte mich hoch und setzte mich in den Schneidersitz.

Cassidy legte den Kamm beiseite und ließ sich auf ihrem Bett nieder. »Hast du schon mal in Erwägung gezogen, dass sie die Wahrheit sagen könnten?«

»Etwa alle fünf Minuten. Abwechselnd mit Mordfantasien.«

Sie kicherte. »Und, welche Tötungsmethode ist dein Favorit?«

»Ich schwanke noch.« Ich sank zurück auf mein Kissen. »Was soll ich denn jetzt machen?« Zwar hatte ich das Thema mit Sumi und Jasmin schon durchgekaut, aber eine dritte Meinung würde nicht schaden. Eins war zumindest sicher: Tristan und Donovan machten aus mir eine verunsicherte, viel zu viel nachdenkende Zweiflerin. Normalerweise wusste ich ganz genau, was ich wollte, und zog das auch durch. Allerdings war ich auch noch nie mit so einer komplizierten Situation mit so viel Emotionen beladen konfrontiert gewesen.

Cassidy lehnte sich an die Wand hinter ihrem Bett und sah mich an. »Was du machen sollst? Willst du eine ehrliche Meinung?« Ich nickte. »Vergiss den Kerl!« Das war nicht der Rat, den ich hören wollte. »Ich habe mich mal ein wenig zu den Twins umgehört«, fuhr sie fort. »Die sind stadtbekannt. Berühmt-berüchtigt sozusagen. Außer ihrer Familie und zwei drei anderen kann die beiden keiner auseinanderhalten, obwohl sie behaupten, dass sie ja ach so verschieden sind. Wenn du mich fragst: Ich glaube den beiden kein Wort. Von wegen sie wussten nichts voneinander. Das war ein abgekartetes Spiel. So was ziehen sie nicht das erste Mal ab.« Sie beugte sich mit verschwörerischem Gesichtsausdruck vor. »Angeblich hatten sie jahrelang gemeinsam einen Fitnessvertrag und sind abwechselnd hingegangen. Hat wohl ewig keiner gemerkt, aber irgendwann kamen Gerüchte auf, weil sie aus Versehen öfter zweimal am Tag trainieren waren. Man vermutet auch, dass Tristan regelmäßig für Donovan Klausuren geschrieben hat. Oder umgekehrt. Weil auffällig oft einer der beiden krank war, wenn ein Test anstand.« Beim Wort *krank* malte sie Anführungszeichen in die Luft. »Und dann musste der Test natürlich von dem Kranken nachgeschrieben werden. Wer kann schon sagen, dass wirklich der echte Kranke dort auftauchte? Die beiden sehen sich so ähnlich; wenn sie die Klamotten vom anderen anziehen, kann man sie unmöglich unterscheiden. Konnte aber keiner beweisen. Aber es war schon sehr auffällig, dass sie plötzlich in Fächern, in denen sie sonst nicht so gut waren wie der andere, beim Nachschreiben gute Noten erreichten.« Mit befriedigtem Sag-ich-doch-Gesicht lehnte sie sich wieder zurück und verschränkte die Arme vor ihrem perfekten Busen.

»Vielleicht hatten sie Nachhilfe?«, überlegte ich laut. Aber es klang schon alles sehr verdächtig, da musste ich Cassidy zustimmen.

Sie machte ein Geräusch, das alles Mögliche bedeuten konnte, antwortete aber nicht, sondern breitete weiter ihre Verschwörungstheorien aus. »Und eine Frau, die heute im Café war, hat mir erzählt, dass sie auf der Highschool in Tristan verliebt war und Donovan das ausgenutzt hat, um sie flachzulegen. Sie war damals noch Jungfrau. Wie mies ist das denn? Donovan hat den Ruf, alles zu vögeln, was nicht schnell genug wegrennen kann. Vielleicht war ihm langweilig, oder er hatte eine Wette mit seinem Bruder laufen, ob er es schafft, dass sie denkt, er sei er. Denen trau ich alles zu. Erinnert dich das an was? Oder an wen?« Sie hob einen Finger. »Und außerdem: Tristan ist auf einer Schauspielschule. Wenn der nicht geübt darin ist, jemand anders zu sein oder andere einzulullen, dann hat er den falschen Beruf gewählt, und sein Bruder ist wohl nicht weniger talentiert. Meine Chefin kennt die beiden von Geburt an. Kleinstadt eben. Sie hängen immer zusammen rum, mit Frauen sieht man sie aber immer nur einzeln. Na, klingelt da was? Das machen sie, damit niemand merkt, dass mal der eine, mal der andere sie datet. Sonnenklare Sache für mich.« Sie nickte, als wäre alles klar. »Aus zuverlässiger Quelle weiß ich, dass sie wohl schon mal eine gemeinsame Freundin hatten. Die Arme wusste auch nichts davon. Sie dachte, sie wäre mit Donovan zusammen. Bis sie festgestellt hat, dass sie sich abgewechselt hatten.«

Mit jedem Wort von Cassidy klopfte mein Herz schneller und starb etwas in mir. Ich wünschte, ich hätte Schokolade. Nur mit viel Zucker konnte man so etwas überstehen.

»Wie hat sie es herausgefunden?«

»Keine Ahnung.« Cassidy winkte ab. »Ist auch egal. Wichtig ist doch, dass die zwei Arschlöcher das nicht zum ersten Mal jemandem antun.«

Leider klang das alles sehr glaubwürdig. Cassidy hatte keinen Grund, mich anzulügen. Im Gegensatz zu den Zwillingen.

»Tristan hat eine Blinddarmnarbe, daran kann man sie unterscheiden«, merkte ich an.

»Aha. Und? Hast du sie jedes Mal gesehen? Bist du dir wirklich sicher, dass du immer mit Tristan geschlafen hast?«

Je länger ich darüber nachdachte, umso mehr Situationen fielen mir ein, in denen wir zwar Sex gehabt hatten, wir – oder er – aber nicht komplett nackt gewesen waren. Weil wir schnell zur Sache kommen wollten. Oder weil sie nicht wollten, dass ich die nicht vorhandene Narbe bei Donovan nicht entdecken würde? Mir schwirrte der Kopf.

»Nein«, gab ich zu. »Ich kontrolliere doch meinen Freund nicht ständig auf seine unveränderlichen Kennzeichen. Ich hatte ja keinen Grund. Weil ich dachte, dass es ihn nur einmal gibt. Neben seiner Rolle als Donovan. Die aber ja auch Tristan war.« Ich schlug die Hände vors Gesicht und stöhnte. »Das ist alles so verwirrend und surreal.«

»Für mich ist das mit der Narbe ein eindeutiger Beweis.«

Eigentlich war es nur ein Indiz, aber in der Auswirkung spielte das keine Rolle. Der Zweifel grub sich auch so immer tiefer in mich. Leider wollte ich Tristan immer noch. Aber es standen einfach zu viele Fragen im Raum. Zu viele Unsicherheiten. Zu viele verdächtige Situationen. Ich schloss die Augen, fuhr mit den Fingern durch meine Haare und ließ sie dort liegen.

»Wir spielen gemeinsam ein Liebespaar.« Meine Hände fielen

kraftlos in meinen Schoß. »Ich werde ihn küssen müssen und so tun, als hätte er mir nicht mein Herz gebrochen.«

»Frag doch deinen Dozenten, ob er dir nicht eine andere Rolle geben kann«, schlug meine Mitbewohnerin vor.

»Ja, ist vermutlich besser.« Allerdings hatte ich keine große Hoffnung auf Erfolg.

»Also ich würde mich ja rächen. Ihm großzügig vergeben – natürlich nicht in echt –, ihn verführen und dann bloßstellen oder demütigen.« Sie kicherte, aber nicht auf nette Weise. Ihr Gesicht verwandelte sich in eine gemeine Fratze, als wäre sie selbst verletzt worden. »Oder ihm seinen Penis im Schlaf abschneiden. Wenn du magst, kümmere ich mich um Donovan. Dann sind sie zukünftig als die schwanzlosen Zwillinge bekannt.« Sie rieb sich die Hände wie ein Schurke in einem Schwarz-Weiß-Film. Die Maßnahme erschien mir dann doch sehr übertrieben. Deswegen ging ich nicht darauf ein.

»Nein. Aber danke für deine Hilfe.«

Sie schien enttäuscht.

»Willst du noch einen Film schauen?«, schlug sie vor.

Ich war ihr dankbar, dass sie mich ablenken wollte, aber ich schüttelte den Kopf. »Ich bin müde. Ich schlafe lieber. Außerdem muss ich morgen früh raus.«

»Auch gut.« Sie lächelte, wieder auf freundliche Art. »Stört es dich, wenn ich noch mit Kopfhörern schaue?«

Ich schüttelte den Kopf, und sie öffnete ihren Laptop, machte es sich bequem und setzte ihr Headset auf. Traurig und frustriert wickelte ich mich in meine Decke, drehte mich zur Wand und versuchte, nicht zu weinen. Irgendwann schlief ich vor Erschöpfung ein.

Natürlich traf ich gleich am nächsten Morgen auf den Menschen, dem ich am wenigsten begegnen wollte.

Tristan stellte sein Fahrrad in einen der Ständer vor der Academy. Er sah so sexy aus in seinen engen Fahrradhosen und seinem Funktionsshirt, das sich an seinen sehnig muskulösen Oberkörper schmiegte. Um so zu tun, als hätte ich ihn nicht bemerkt, war es zu spät, denn genau in dem Moment, als ich mich vorbeischleichen wollte, blickte er auf. Seine himmelblauen Augen, die ich so liebte, leuchteten. Er strahlte mich an, und sofort hüpfte mein Herz. Diese Wirkung hatte er nun mal auf mich. Ich hatte ja nicht aufgehört, ihn zu lieben oder zu begehren. So, wie er mich ansah, war es schwer, zu glauben, dass seine Gefühle nur gespielt sein sollten. In seinem Gesicht spiegelte sich meine eigene Sehnsucht. Aber was wusste ich schon? Bisher hatte ich ihn auch völlig falsch gelesen.

»Guten Morgen«, raunte er mit seiner dunklen, ruhigen Stimme.

Mehr sagte er nicht. Vermutlich wusste er nicht, was. Ich auch nicht. Ich stand nur da, befangen und gefangen in seiner Aura, und versuchte, Antworten zu finden. Musste mich davon abhalten, ihn zu bitten, mir seine Narbe zu zeigen.

Andererseits: Was sollte Donovan hier an der Academy?

Ich wollte bleiben und ihn umarmen.

Gleichzeitig wollte ich weg von ihm und dieser seltsamen Stimmung.

»Wir sehen uns beim Kurs«, stieß ich hervor und eilte davon. Sein Blick brannte sich in meinen Rücken, doch ich drehte mich nicht um.

Mein erster Weg führte zu Reginalds Büro, wo ich entschlossen an die Tür klopfte. Von drinnen kam ein gedämpftes »Herein«, und ich ging hinein. Er saß an seinem Schreibtisch, der fast schon beängstigend ordentlich war, und unterstrich mit einem orangen Textmarker etwas in einem Text. Ich erkannte das Manuskript unseres Stücks. Als ich mich räusperte, hob er den Kopf und lächelte mich an.

»Rylee, was kann ich für dich tun?« Mit dem Stift deutete er auf den Besucherstuhl vor dem Tisch, und ich setzte mich.

»Ich wollte dich bitten, mir eine andere Rolle zu geben«, begann ich ohne Umschweife.

Er musterte mich, legte den Kopf ein wenig schräg, ließ aber sonst keine Regung erkennen. Ein guter Schauspieler eben.

»Warum?«

Sollte ich ihm die Wahrheit sagen?

»Ich fühle mich nicht wohl dabei, Tristan küssen zu müssen«, antwortete ich vage.

Wieder sah er mich nur an. Dann holte er tief Luft. »Ich frage gar nicht weiter nach, weil es mich nichts angeht. Trotzdem muss ich deine Bitte ablehnen. Als Regisseur kann ich keine Rücksicht auf etwaige Befindlichkeiten oder private Problemchen nehmen. Keiner kann das oder wird das tun. Da müsst ihr durch. Tut mir leid. Ein guter Schauspieler kann eigene Emotionen abschalten. Sieh es als Übung für deinen späteren Beruf. Wir sehen uns bei der Probe.«

Ohne weitere Worte beugte er sich wieder über den Text. Zwar hatte ich mir eine andere Antwort gewünscht, trotzdem bedankte ich mich für seine Zeit und verließ frustriert den Raum.

Weil ich auf der Toilette minutenlang vor dem Spiegel gestanden und mich angestarrt hatte, kam ich zu spät zu meinem Charakterstudien-Kurs. Die anderen saßen bereits auf dem Boden um Lambert herum und hörten ihm zu. Tristan hatte sich einen Platz etwas abseits gesucht, die Knie angezogen, die Hände hinter sich abgestützt. Als Einziger bemerkte er mein Erscheinen und sah mir entgegen, aber ich wandte den Blick ab. Schnell schlich ich hinein und setzte mich hinter einen anderen Studenten und hoffte, dass mich Lambert nicht entdeckte. Doch natürlich tat er das.

»Schön, dass Sie auch zu uns stoßen, Rylee. Für Ihr Zuspätkommen werden Sie unsere erste Freiwillige bei der heutigen Übung zur Empathie und Intuitionsschulung.« Er fragte nicht nach meinem Einverständnis, sondern entschied einfach, dabei wusste ich gar nicht, um was es ging. »Haben alle die Übung verstanden?« Alle bis auf mich nickten. »Ich wiederhole es gerne für Sie, Rylee. Wir wollen in diesem Kurs ja bekanntlich die Intuition stärken, weil uns das im nächsten Schritt hilft, uns in andere einzufühlen und letztendlich dadurch bessere Schauspieler zu werden.« Ich bejahte. Das wiederholte er ja ständig. »Heute werden wir uns nur auf unser intuitives Empfinden konzentrieren. Bedeutet, wir lassen alle Bilder zu, die in uns aufsteigen. Wie in unserer letzten Übung, allerdings gehen wir heute noch einen Schritt weiter.« Er streckte den Finger aus. »Sie stellen sich bitte vor die Wand. Sonst müssen Sie nichts tun. Versuchen Sie, in Gestik, Körperhaltung und Mimik neutral zu bleiben, und bleiben Sie stumm. Die Gruppe betrachtet sie einfach nur. Nach ein paar Minuten werden die ersten Bilder in den Köpfen der Zuschauer auftauchen. Das geschieht unweigerlich. Selbst bei denen, die sich eher als unsensibel bezeichnen würden.« Er drehte sich zu meinen Kommilitonen um. »Sprechen Sie bitte alle unreflektiert und unzensiert Ihre Gedanken aus. Fühlen Sie in sich hinein. Wie war Rylee als Kind? Mit vier Jahren? Wie war sie als Teenager? Danach können wir abgleichen, ob und wie Ihr Bild mit der Wirklichkeit übereinstimmt. Sie werden sich wundern, wie gut Ihre Eindrücke passen werden. Das fasziniert mich immer wieder aufs Neue.« Er lächelte erst mich, dann die Runde an, dann wieder mich. »Fühlen Sie sich dem gewachsen, Rylee? Manchmal kommen sehr persönliche Dinge zutage.« Ich hatte keine Geheimnisse, eine wunderbare Kindheit und Jugend hinter mir und deswegen keine Angst. Außerdem, was sollte schon dabei herauskommen? Keiner von meinen Mitstudenten war Hellseher. Ein wenig ging Lambert mir mit seinem Intuitionsgerede auf die Nerven. Trotzdem nickte ich wieder und stellte mich wie angewiesen vor die Wand. »Bitte lassen Sie die anderen nur reden, und kommentieren Sie nicht. Erst am Ende der Übung.«

Ein paar Minuten passierte gar nichts. Ich fühlte mich etwas unwohl, weil mich alle so intensiv anstarrten.

Monica räusperte sich. »Ich fange an.« Sie legte den Kopf schief, runzelte die Stirn und tippte sich mit dem Finger an die Lippen. »Du mochtest schon immer bunte Kleider.« Damit hatte sie zwar recht, es war aber auch nicht schwer zu erraten. »Als Vierjährige hattest du am liebsten Röcke an. Aus Tüll und mit viel Glitzer.« Stimmte auch. Aber viele kleine Mädchen liebten den Prinzessinnenlook.

»Ja, sehe ich auch so«, fügte ein anderer hinzu. Percy hieß er, glaubte ich mich zu erinnern. »Du warst ein richtiges Mädchen. Wolltest dich nicht dreckig machen. Hast gern mit deinen Barbies gespielt und deine Bücher angeschaut oder dir vorlesen lassen.« Ich hatte tatsächlich eine Menge Barbies inklusive Villa, Camping-Bus und einem Ken besessen, aber Lesen hatte damals nicht zu meinen Hobbys gehört, und ein richtiges Mädchen war ich nie gewesen. Auch vorgelesen zu bekommen, mochte ich nicht. Dazu war ich zu hibbelig. Viel lieber hatte ich mit meinen Freundinnen Fangen oder Verstecken oder Fußball gespielt. Außerdem: Gab es Mädchen, die keine Barbies besaßen? Das sagte also gar nichts.

Es folgten weitere Vermutungen und Interpretationen meiner vierjährigen Person. Manches davon stimmte erstaunlicherweise, anderes wiederum gar nicht. Ob das an der Stärke der Intuition der jeweiligen Leute lag? Oder waren es lediglich Zufallstreffer? Manches passte so gut zu mir, dass ich eine Gänsehaut bekam. Bilder und Erinnerungen stiegen in mir auf, viele gute, aber auch ein paar schlechte. Zum Beispiel, dass mir mein Dad zu einem Geburtstag, dem fünften oder sechsten, ein lang ersehntes Barbie-Pferd geschickt hatte. Mit rosa Sattel und Zaumzeug und einer Karte, auf der er mir schrieb, dass er mich liebe und vermisse. Erst viel später erfuhr ich, dass meine Mom das Geschenk besorgt und eingepackt und auch die Karte geschrieben hatte. Wie bei allen anderen meinen Geschenken seit meiner Geburt. Ich versuchte, mir nicht anmerken zu lassen, wie sehr mich die Übung aufwühlte, im positiven wie im negativen Sinn.

»Nein.« Wieder Monica. »Sie hatte keine Angst, sich dreckig zu machen. Dazu rannte sie viel zu gern herum. Und war zu neugierig. Ich wette, sie hat mit ihrem Dad wilde Verfolgungsjagden durch den Garten veranstaltet.« Auch falsch. Dass ich keinen Dad besaß, wussten sie nicht. Trotzdem versetzte mir die Vorstellung eines wie eben beschriebenen einen Stich.

»Sie hatten kein Haus.« Alle drehten sich zu Tristan um. Als Einziger hatte er noch nichts beigetragen. »Du bist sehr behütet allein mit deiner Mom aufgewachsen. Sie liebt dich sehr.« Die Art, wie er das sagte, klang, als meinte er damit auch sich selbst. Oder es war nur Wunschdenken von mir. »Ihr habt viel zusammen unternommen«, fuhr er leise, aber mit fester Stimme fort. »Du wolltest immer etwas erleben. Deswegen wart ihr in Museen, im Kino, im Theater, habt Ausflüge gemacht. Deine Mom hat deine Neugierde und deinen Wissensdurst immer unterstützt und den Grundstein gelegt, dass du heute so vielseitig interessiert und talentiert bist. Genauso wie sie auf deinen Bewegungsdrang eingegangen ist.« Ich schluckte. Konnte meine Augen nicht von ihm nehmen. »Am liebsten gingst du mit ihr auf Flohmärkte oder in Trödelläden. Du hast es schon als kleines Kind geliebt, in alten Dingen zu stöbern, die Geschichte dahinter zu entdecken oder sie dir auszudenken. Gebrauchtem neues Leben einzuhauchen. Du hast dich wahnsinnig gern verkleidet. Hast dich manchmal im Schrank deiner Mom versteckt und ihre Sachen angezogen. Oder dich in die Stoffe gewickelt, die ihr auf dem Flohmarkt gefunden hattet. Bist in andere Rollen geschlüpft und hast damit andere Welten erschaffen und entdeckt. Manchmal warst du so in dein Spiel versunken, dass du vergessen hast zu essen. Oder dass du deine Mom nicht gehört hast, wenn sie dich rief.« Er lächelte. »Wenn du bei einer Freundin warst und nicht gehen wolltest, hast du dich mit ihr versteckt. Du schafftest es, ganz leise zu sein, damit dich niemand findet. Die meiste Zeit aber hattest du so viel Energie, so viel Leben in dir, dass du nicht wusstest, wohin damit. Deine Mom hat dich deswegen im Ballett angemeldet, aber nach ein paar Stunden hast du wieder aufgehört, weil dir die Regeln dort zu streng waren. Du wolltest dich frei entfalten. Schon immer.«

Er hatte mit allem recht. Das war schön und gruslig zugleich. In diesen Details hatten mich die anderen nicht beschrieben. Nicht alles davon hatte ich ihm – oder Donovan – erzählt. Es war, als würde er mich auf eine Weise kennen wie sonst niemand.

»Oha«, platzte Percy heraus. »Jetzt stehen wir anderen ganz schön dumm da. Danke auch, Tristan.« Er lachte.

Auch Lambert schmunzelte. »Wir brechen hier mit der Interpretation der Kleinkind-Rylee ab und wenden uns dem Teenager Rylee zu. Bitte konzentrieren Sie sich wieder. Schließen Sie, wenn Sie wollen, die Augen, und heißen Sie die Bilder, die in Ihnen erneut aufsteigen, willkommen.« Er schloss selbst die Lider und senkte den Kopf.

Bevor irgendjemand die Chance hatte, zu spekulieren oder seine Bilder über mich in die Runde zu werfen, begann Tristan erneut. »Du warst eine neugierige, lebensfrohe Vierzehnjährige.« Sein intensiver, tiefgründiger Blick ruhte auf mir an, warm und weich wie eine unsichtbare Kuscheldecke. »Du hattest wenige, aber dafür gute Freunde. Und immer noch ein enges Verhältnis zu deiner Mom. Du wolltest nie so sein wie die anderen. Deswegen hast du dich damals schon anders gekleidet.« Bisher hatte er wieder mit allem recht, aber das war auch nicht schwer. Es waren Aussagen, die auf Millionen andere auch zutrafen. Jeder Teenager wollte sich von der Masse abheben. »Du hattest damals schon diese ausdrucksstarken Augen. Dein Körper begann sich gerade zu formen, wurde weiblicher, runder. Unfassbar sexy.« Es fühlte sich an, als würde er eigentlich über das Jetzt sprechen. Jemand kicherte, Monica vielleicht. Sie wusste nicht, dass Tristan und ich nicht mehr zusammen waren. Dachte wahrscheinlich, dass wir hier eine Show abzogen. Tristan schloss die Augen, redete aber weiter. »Du warst gern in Gesellschaft, konntest aber auch genauso gut allein sein. Dein Bewegungsdrang war nicht mehr so stark ausgeprägt. Deine Neugierde auf das Leben dafür umso mehr. Immer noch bist du über die Flohmärkte geschlendert, manchmal mit deiner Mom, manchmal mit einer deiner Freundinnen. Sumi und Jasmin. Aber oft auch allein und hast dir neue Stoffe gekauft.« Das mit den Stoffen und den Namen meiner Freundinnen hatte ich ihm einmal nach einer besonders schönen Liebesnacht erzählt. Zumindest da war ich mit Tristan zusammen gewesen. Oder Donovan hatte es danach seinem Bruder erzählt. Gab es eine Excel-Liste, in der sie sich gegenseitig auf den neuesten Stand brachten? Falls ja, hatte es nicht zuverlässig funktioniert.

Die anderen um uns herum schien Tristan zu vergessen. Es

war, als wollte er mir beweisen, wie aufmerksam er mir zugehört hatte. »Nächtelang hast du Zeitschriften mit Schnittmustern durchgeblättert, gezeichnet, genäht, umgearbeitet. Deine Mom hat dir das Nähen gezeigt. Nur die Grundlagen, das meiste hast du dir selbst beigebracht. Mit YouTube-Tutorials und ausprobieren.«

»Woher weißt du das alles?«, fragte ein Mädchen. Sie klang erstaunt. »Bei mir kommen irgendwie gar keine Bilder hoch. Nur Pippi Langstrumpf. Wegen der Schnürstiefel, die sie heute anhat.«

»Ruhe bitte«, mahnte Lambert. »Stören Sie Tristan nicht im Flow. Er macht das großartig. Es ist sehr faszinierend, ihm zuzuhören.«

»Du hattest damals deinen ersten Freund«, fuhr Tristan fort. »Und deinen ersten Kuss.« Auch das hatte ich ihm erzählt. Allerdings an einem anderen Tag. »Du warst auf eine Garagenparty bei deiner Freundin eingeladen, und er forderte dich zum Tanzen auf. Er hielt dich in den Armen, du schmiegtest dich an ihn, vergrubst deine Nase in seinem Hemd, atmetest seinen Duft ein.« Die Geschichte war eigentlich bis auf die Garage und die Gefühle beim Kuss ganz anders abgelaufen. Der Typ hatte mich damals nicht besonders liebevoll umarmt, sondern sich mehr wie ein Krake um mich gewickelt und wenig einfallsreich seine Zunge in meinen Mund gestopft. Tristan redete jetzt davon, wie es an diesem Tag zwischen uns gewesen war. Ich hatte ihm von meinem verunglückten ersten Kuss erzählt und wie gierig und grob Prestons Hände meine Brüste geknetet hatten. Tristan zeigte mir anschließend, wie sein erster Kuss mit mir abgelaufen wäre. Und der war nicht zu vergleichen mit Prestons. Der beste Kuss meines Lebens. Einer, an dem ich alle weiteren Küsse messen würde. »Dann nahm er dein Gesicht in die Hände, bog sanft deinen Kopf nach hinten und legte seine Lippen auf deine, die weich und warm waren und ihn einluden auf mehr. Du drängtest dich an ihn, bis ihr zu einer einzigen Person verschmolzt.«

»Mein erster Kuss war nicht so. Das klingt fantastisch«, warf das Mädchen von vorhin ein und seufzte laut. Wieder rief Lambert sie zur Ruhe. Ich hing an Tristans Lippen wie damals bei unserem Kuss, lauschte seinen Worten, fasziniert davon, wie detailliert er alles beschreiben konnte. Das schaffte man nicht, wenn man nicht selbst dabei gewesen war. An diesem Tag hatte ich tatsächlich Tristan geküsst.

»Er ging nicht weiter, bedrängte dich nicht. Du warst ihm genug und er dir. Das Licht schien auf deine Haare, und er sagte zu dir, dass dein Haar schimmert wie der Panzer eines glänzenden, wunderschönen Käfers. Du musstest kichern wegen des Vergleichs und hast ihn darauf hingewiesen, dass Schmeißfliegen auch grünlich schimmern, und er meinte daraufhin, dass er auch eine Fliege lieben würde, wenn du eine wärst.«

Unruhe machte sich um uns herum breit, einige fingen an, miteinander zu tuscheln, aber Tristan hörte nicht auf, mich an das zu erinnern, was zwischen uns gewesen war. Die Übung war vergessen. Nur noch Tristan und ich zählten.

»Ihr küsstet euch minutenlang. Ein Auto fuhr vorbei, mit offenen Fenstern, Eminem brüllte aus den Lautsprechern, jemand sang laut mit. Es roch nach Burger und Tomatensoße, weil jemand in der Nachbarschaft grillte, und du erzähltest von der Paprikasoße, die deine Mom immer selbst eingekocht hatte, weil sie auf Tomaten allergisch war und sie einen Tomatenersatz für Pizzen und Soßen brauchte. Du hattest dein Lieblingsshirt an, das mit den kleinen Affen drauf, die sich an den Schwänzen der anderen festhalten und wie bei einer Polonaise über deinen Oberkörper tanzen.«

»Das reicht jetzt«, unterbrach uns Lambert.

»Ja, aber echt. Langsam wurde es verdammt unglaubwürdig«, bestätigte irgendjemand. »Tristan will sich nur wieder wichtig machen, der Streber.«

»Außerdem gilt das nicht, weil sie miteinander Sex haben«, stellte Monica fest. »Er weiß viel mehr als wir anderen. Das ist unfair.«

»Das ist kein Wettbewerb, Monica«, belehrte sie Lambert. »Sondern eine Übung. Jeder kann entscheiden, wie intensiv er sich darauf einlässt.« Er klatschte in die Hände. »Leider ist unsere Stunde für heute zu Ende. Die Übung hat länger gedauert als geplant.« Lambert trat zu mir und fasste mich an die Schulter. »Ist es okay für Sie, wenn wir nächste Stunde reflektieren?« Ohne ihn anzusehen, nickte ich, mein Blick immer noch in Tristans verhakt. »Sehr gut. Dann steigen wir auch in die Evaluation Ihrer Hausaufgabe ein. Schöne Zeit bis dahin!«

Als die anderen schon längst den Raum verlassen hatten, stand ich immer noch untätig an der Wand, Tristan saß mir gegenüber auf dem Boden. Er öffnete den Mund, schloss ihn wieder. Für heute gab es nichts mehr zu sagen. Ihm so nahe zu sein, überforderte mich. Es schien, als würden uns nicht zwei Meter trennen, sondern Lichtjahre. Nicht äußerlich, aber innerlich. Und trotzdem zog es mich zu ihm wie einen Planet zu einem schwarzen Loch.

Langsam, als würde er sich einem verängstigten Reh nähern, stand er auf und kam auf mich zu. Aber kurz bevor er mich erreichte, löste ich mich aus meiner Starre und rannte weg. Vor ihm, vor der Situation, vor meinen Gefühlen und meiner Angst. Rannte, bis meine Lungen beinahe platzten und ich mich keuchend und kurz vor dem Erbrechen vornüberbeugte.

Ich vermisste ihn schrecklich.

# Tristan

Heute probten wir die Szene, die Rylee und ich im Keller gemeinsam durchgesprochen hatten. Das bedeutete, wir mussten uns küssen. Bei dieser Vorstellung raste mein Herz, meine Hände schwitzten. Wie heftiges Lampenfieber.

Viel zu früh kam ich auf der Probebühne an. Außer Reginald, der gerade eine Schubkarre Schrott und Holz auf die Bühne leerte, war noch niemand da. Er richtete sich auf, wischte seine Hände an der Hose ab und winkte mich zu sich.

Gemeinsam gingen wir hinter die Bühne und holten noch mehr »Requisiten«. So wollte er wohl Endzeitstimmung verbreiten. Ich fand, es sah eher aus wie auf einer Müllkippe. Und roch auch ähnlich. Allerdings war mir die Bühnenausstattung bei der Aussicht auf Rylees Lippen ohnehin egal. Ich hätte sie überall geküsst, selbst auf einem Haufen echter Zombies, denen das Hirn und die Gedärme herausquollen.

Nachdem wir alles auf die Bühne getragen und verteilt hatten, stellte Reginald sich mit den Händen in den Hüften hin und betrachtete unser Werk. Er nickte, sichtlich zufrieden.

»Wusstest du, dass Rylee mich um eine andere Rolle gebeten hat?« Ich schüttelte entsetzt den Kopf. »Ich weiß ja nicht, was zwischen euch vorgefallen ist. Und will es auch nicht wissen. Aber egal was, bekommt es auf die Reihe. Regelt das irgendwie. Reißt euch wenigstens beim Spielen zusammen. Es geht nicht, dass sich eure pubertären Befindlichkeiten auf mein Stück auswirken. Das lasse ich nicht zu. Sonst seid ihr beide raus. Dann habt ihr für dieses Jahr eben an keinem Stück mitgewirkt. Dir ist sicher klar, was das bedeutet.«

Ja, leider. Kein Stück, keine Credits. Ein verlorenes Studienjahr.

»Und ich werde sicher nicht wegen euch das ganze Stück umschmeißen. Wenn ihr später mal als Schauspieler Geld verdienen wollt, ist das auch kein Wunschkonzert-Ponyhof-Lalaland. Wenn euer Kusspartner Mundgeruch hat: Pech. Wenn ihr Liebeskummer habt und euch eigentlich zu Hause in Selbstmitleid vergraben wollt: Pech. Wenn euch der Regisseur nervt: Pech.« Er sah mich an. Vor Verlegenheit schob ich mit dem Fuß eine zerdrückte Coladose hin und her. »Verstanden?« Ich nickte. »Gut. Ich möchte euch beide nämlich ungern verlieren. Ihr habt beide Talent. Mehr als manch anderer, der hier auf der Academy rumhängt und sich wichtig und unwiderstehlich fühlt.«

»Danke«, murmelte ich.

»Du weißt, ich habe viel Verständnis für eure Launen. Das muss man auch, wenn man mit Künstlern«, er malte Anführungszeichen in die Luft, »arbeitet. Alles Narzissten, Psychotiker oder Soziopathen, die sich auf der Bühne ausleben wollen.« Wozu er mich zählte, verriet er nicht. »Aber manchmal muss man die Arschbacken zusammenkneifen und einfach weitermachen.« Er klopfte mir auf die Schulter und kümmerte sich dann wieder um das Arrangieren des Mülls.

In dem Moment betraten Carl und Monica mit Rylee und zwei anderen Studenten den Raum. Obwohl ich versuchte, Rylees Blick aufzufangen, mied sie mich bewusst. Sie trug das Affen-Shirt, von dem ich gestern in Charakterstudien erzählt hatte. Zufall?

Oder wollte sie mir damit etwas mitteilen? Ich liebte dieses Shirt an ihr, weil es ihren Busen betonte und weil das Braun der Affenschwänze so gut mit ihrer Augenfarbe harmonierte. Ich beneidete die Affen darum, dass sie ihr so nahe sein durften.

Da wir heute nur die Szene mit Rylee und mir und eine weitere proben würden, mussten nicht alle erscheinen. Monica und Carl spielten jeweils Einzelgänger, die sich im Laufe des Stücks anfreundeten und heute zum ersten Mal aufeinandertreffen würden. Die zwei anderen Anwesenden waren Zombies. Einer davon hatte sich bereits entsprechend gekleidet, in zerrissene, speckig fleckige Jeans und ein ausgeblichenes, löchriges Longsleeve sowie mit ausgetretenen Schuhen, seine Haare standen schmuddelig vom Kopf ab, als hätte er sie seit Wochen nicht gewaschen. Das nannte ich mal Einsatz.

»Alle auf ihre Plätze«, rief Reginald, setzte sich auf einen der Stühle vor der Bühne und überschlug die Beine.

Monica und Carl, der heute einen Cowboyhut trug und mich dadurch unwillkürlich an seinen Namensvetter aus der Serie erinnerte, nur älter und dicker, nahmen neben ihm Platz, Ihr Einsatz war erst später.

Auf der Bühne legte Rylee sich, wie das Theaterstück es vorschrieb, auf den Boden, Zombie 1 (der im Zombielook) platzierte sich über ihr. Es dauerte eine Weile, bis sie sich so positioniert hatten, dass Reginald zufrieden war. Zombie 2 (in Menschenkleidung) und ich warteten ein paar Meter abseits auf unseren Einsatz.

Auf das Kommando der Regie humpelte Zombie 2 auf Rylee zu, die Arme ausgestreckt, den Kopf schief gelegt und Stöhnkeuch-Geräusche von sich gebend.

»Viel zu übertrieben, Mike«, korrigierte ihn Reginald. »Aber für heute okay. Ich habe eine extra Einheit für euch Beißer geplant. Bis dahin schau dir bitte verschiedene Zombie-Beispiele aus Serien und Filmen an. Wir sind keine Horrorparodie, sondern ein seriöses Theaterstück.« Zombie Mike wirkte ein wenig geknickt, widersprach aber nicht und wankte erneut auf Rylee und seinen untoten Kumpel zu, diesmal etwas weniger robotermäßig. Rylee schrie aus Leibeskräften, was so echt klang, als würde sie tatsächlich in Lebensgefahr schweben. Der Zombie ging auf die Knie, beugte sich über sie und griff nach ihrem Bein, öffnete den Mund, und setzte zum Beißen an, da stürzte ich mit erhobenem Gummimesser (zur Aufführung würden wir welche aus Metall bekommen, bei denen die Klinge im Griff verschwand) von hinten hervor und stach ihm keuchend und knurrend mein Messer ins Gehirn. Ich wollte Alice so dringend retten wie meine Beziehung zu Rylee. Der nun nicht mehr untote Mike brach theatralisch auf Zombie 1 und Rylee zusammen und begrub sie unter sich. Es war schwer, ihn von Rylee herunterzuwuchten, weil der Typ ungefähr eine Tonne wog. Aber mit viel Ächzen und Gezerre schaffte ich es schließlich. Der andere, wesentlich kleinere war leichter. Rylee blickte mit aufgerissenen Augen und schwer atmend zu mir auf, ihr Gesicht eine Mischung aus Entsetzen, Angst und Erleichterung. Sie hatte wirklich Talent. Nur ein Gefühl fehlte. Denn laut dem Stück liebte Alice Eddie.

»Mir fehlt die Freude, dass du deine große Liebe wiedersiehst und dass er dich gerettet hat«, bestätigte Reginald. »Du lebst. Er hat sich für dich in Gefahr begeben. Du solltest glücklich sein. Das sind die Momente, die euch weiterleben lassen, obwohl die Welt um euch herum zugrunde geht. Liebe. Vertrauen. Die Gewissheit, dass ihr zusammengehört. Das will ich sehen.« Er zeigte mit dem Stift auf die Bühne. »Also noch mal.«

Noch zehnmal spielten wir die Szene, bis Reginald uns endlich weitermachen ließ, weil Rylee mich zufriedenstellend verliebt ansah. Letzte Woche hätte das garantiert besser geklappt. Bevor sie angefangen hatte, mich zu hassen.

»Alice«, stieß ich erleichtert hervor.

»Eddie, du bist da«, hauchte Rylee. Ich hasste meinen Rollennamen, weil er mehr nach altem Mann klang als nach einem jungen Kerl, der seine Freundin den lebenden Toten entrissen hatte.

Gleichzeitig streckten wir unsere Hände aus. Mit einem Ruck zerrte ich Alice hoch und zog sie an mich, schlang meine Arme um sie und hielt sie fest. Sie schluchzte in mein Hemd, zitterte überzeugend am ganzen Körper. Gleichzeitig spürte ich, wie sie sich immer mehr versteifte als wäre es ihr zuwider, von mir angefasst zu werden.

»Sehr gut«, lobte Reginald. Wenigstens hatte er nichts von Rylees Abwehrhaltung mitbekommen. »Und jetzt der Kuss.«

Rylee schluckte, spielte aber mit. Fasste an den Kragen meines Hemdes und stellte sich auf die Zehenspitzen. Unsere Gesichter näherten sich einander, ich neigte meinen Kopf, sah ihr fest in die Augen und glitt mit meinen Händen zu ihrem unteren Rücken. Wartete aber und ließ sie entscheiden, wann sie bereit war, mich zu küssen. Ich selbst konnte es kaum erwarten. Bereit war gar kein Ausdruck. Dann berührten ihre Lippen meine. Nur kurz und fest. Ohne Zunge. Und lösten sich wieder. Verwirrt sah ich sie an. So stand das aber nicht im Stück.

»Was war das denn?«, fragte auch Reginald kopfschüttelnd. »Das könnt ihr aber besser. Mehr Leidenschaft, Rylee. Wie während des Speed-Küssens bei den Vorproben. Mehr Feuer.« Er drehte die Handflächen nach oben und bewegte die Finger wie Flammen, führte sie nach oben und ließ das Feuer explodieren. »Du bist dem Tod entronnen. Dein Ritter hat dich im letzten Moment gerettet. Den du tagelang nicht gesehen hast und von dem du glaubtest, er sei tot. Das gerade war …« Er schüttelte den Kopf und verzog angewidert das Gesicht. »Auf jeden Fall nicht akzeptabel. Noch mal von vorn.«

Wieder zog ich sie hoch, wieder umarmten wir uns, wieder küssten wir uns. Und dann wieder. Und wieder. Aber kein Versuch war Reginald gut genug. Merkte er nicht, dass er uns damit quälte? Dass trotz unseres Bemühens unsere wahren Gefühle zwischen uns standen? Wie Rylee sich sperrte? Aber professionell, wie wir waren und wie er es von uns verlangte, drückten wir wieder und wieder und wieder unsere Lippen aufeinander und taten so, als würden wir uns lieben. Nein, das war falsch. Ich liebte sie wirklich, das musste ich nicht spielen.

Und Rylee?

Wir mussten vorgeben, alles wäre in Ordnung. Als hätte sie mich nicht verlassen. Als hätten wir uns bereits wiedergefunden, obwohl wir in Wirklichkeit weit davon entfernt waren. Sosehr ich mich anstrengte, ihr zu beweisen, dass sie mir vertrauen konnte, dass ich sie immer noch liebte, ihr zeigen wollte, was sie aufgab, sie öffnete sich nicht. Sie hing steif und abweisend in meinen Armen, tat lediglich, was das Stück vorgab, und das nicht einmal besonders engagiert.

»Jetzt reißt euch zusammen und erinnert euch, was ich euch gesagt habe«, motzte Reginald sichtlich genervt nach gefühlt tausend erfolglosen Kusswiederholungen. Auch die anderen wirkten mittlerweile sauer. Alle wollten verständlicherweise einfach weitermachen und nicht uns zusehen, wie wir umeinander herumeierten.

»Wir schaffen das«, flüsterte ich Rylee zu. »Lass dich einfach fallen und lass mich machen.« Sie nickte leicht und bemühte sich um ein Lächeln. Ich nahm ihr Gesicht in meine Hände und strich zärtlich mit dem Daumen über ihre Lippen und beugte mich vor, bis unsere Nasenspitzen sich berührten. Sie stöhnte leise, und endlich hörte es sich echt an. Mit geschlossenen Augen schmiegte sie sich in meine Hand, fuhr mit der Zungenspitze über ihre Lippen und wurde weich. Ihre Hände glitten meinen Rücken hoch an meinen Haaransatz, streichelte mit den Fingerspitzen meinen Nacken. Ein Schauer durchfuhr mich wie ein Blitz. Ich wollte sie. So sehr. Brummend senkte ich mein Kinn, gleichzeitig führte ich ihr Gesicht zu mir. Dann trafen sich unsere Lippen. Prallten aufeinander, verloren alle Hemmungen. Wenn Rylee nicht über ihren Schatten springen konnte, ihr Körper konnte es. Erkannte meinen. Reagierte automatisch auf mich. Gab die Kontrolle für einen Moment ab. Sie klammerte sich an mir fest, küsste mich, wie sie es immer getan hatte. Mit Liebe und Leidenschaft und voller Leben, wie nur sie es konnte. Ich hoffte so, dass das nicht nur gespielt war, sondern dass das hier echt war. Dass sie sich auf diese Weise erinnerte, wie gut wir beide miteinander funktionierten.

»Geht doch«, rief Reginald, aber ich hörte ihn nur wie durch Nebel. Ich wollte Rylee nie wieder loslassen. Wollte am liebsten diese Szene wieder und wieder spielen. Bis sie mir endlich verzieh und mir glaubte, dass ich sie nicht mit Donovan zusammen hintergangen hatte. Doch das war mir nicht vergönnt. »Fünf Minuten Pause«, verkündete unser Prof, woraufhin Monica und Carl und die zwei Untoten nach draußen gingen. Rylee und ich blieben bewegungslos auf der Bühne stehen. Mittlerweile fassten wir uns nicht mehr an, unsere Arme hingen untätig herab, unser Atem ging schwer. Wir sahen uns an, schwiegen aber. So viele Fragen standen in Rylees Augen, aber keine davon verließ ihre feuchten, geröteten Lippen.

Reginald kam zu uns und verschränkte die Arme, auf einmal wirkte er wieder verärgert. »Ich dachte, ich hätte mich klar ausgedrückt. Wenn ich noch einmal sehe, dass ihr euren Job nicht erledigt, fliegt ihr. Letzte Warnung.« Sein Ausdruck wurde freundlicher. »Ich weiß, ihr könnt das. Geht für heute heim und tut euch was Gutes. Sprecht miteinander, schlaft miteinander, wenn das hilft. Aber sorgt verdammt noch mal dafür, dass sich euer Problem nicht auf das Stück auswirkt.«

»Okay. Entschuldigung«, antwortete Rylee leise. »Wird nicht wieder vorkommen.«

Unser Regisseur drehte seinen Kopf zu mir, wartete auf meine Reaktion. »Sorry«, sagte ich deswegen auch. »Nächstes Mal wird es keine Probleme mehr geben. Du kannst dich auf uns verlassen.«

Ich linste zu Rylee, aber sie wandte sich ab. Mied erneut meinen Blick. Dabei mussten wir uns mit dieser Situation, der Spannung und uns auseinandersetzen. Sonst verloren wir nicht nur uns als Paar, sondern auch unsere Rollen und unseren Traum.

»Na hoffentlich.«

Stumm stiegen wir von der Bühne, nahmen unsere Rucksäcke und verließen den Raum. Vor der Tür gingen wir beide in verschiedene Richtungen davon.

# Rylee

»Willst du mit ins beFive?«, fragte mich Cassidy.

Wie die meiste Zeit in den letzten Tagen lag ich in Schlabberklamotten auf meinem Bett und litt vor mich hin. Das war neu für mich, denn eigentlich war ich niemand, der sich leicht erschüttern ließ oder der sich so ausgiebig selbst bemitleidete. Natürlich kannte ich Liebeskummer, aber nicht in diesem Ausmaß.

»Keine Lust«, murmelte ich.

Sie zuckte die Schultern. »Vielleicht magst du ja später nachkommen.«

Hätte sie sich nicht eine andere Bar aussuchen können? Dort hatte die ganze Katastrophe angefangen. Das beFive war der letzte Ort, an den es mich momentan zog.

Cassidys verständnisvolle Phase war offenbar schon wieder vorbei, denn sie verabschiedete sich in ihr Vergnügen und ließ mich in meinem Schmerz zurück. Jasmin und Sumi hätten mich in diesem Zustand nicht allein gelassen. Ich vermisste beide schrecklich.

Als hätte sie gespürt, dass ich sie gerade brauchte, leuchtete Jasmins Name auf meinem Display auf. Ich drehte mich auf die Seite, hielt mein Handy vors Gesicht und drückte auf den grünen Knopf. Meine Freundin grinste mich an, dann trat Sorge in ihr Gesicht.

»Ist es immer noch nicht besser?« Ich schüttelte den Kopf. Sie schnaufte tief aus. »Ach, Maus, es tut mir so leid.« Bei ihren Worten und ihrem ehrlichen Mitgefühl stiegen Tränen in mir hoch. Ein paar Minuten ließ sie mich weinen. »So kenne ich dich gar nicht. Du lässt dich doch sonst auch nicht von einem Kerl so aus der Bahn werfen.«

Es war ja auch keiner wie Tristan. Er war nicht einfach irgendein Kerl. Er war *der Mann* schlechthin. Zumindest bis vor ein paar Tagen. Schniefend erzählte ich ihr von der schrecklichen Probe und dem Zwangskuss, von Cassidys Enthüllungen, von meinen Zweifeln.

»Und warum glaubst du irgendwelchen Gerüchten mehr als ihm?« Die Frage war berechtigt. Ich stellte sie mir selbst nicht zum ersten Mal. Nur hatte ich darauf keine Antwort. »So geht das doch nicht weiter. Du musst wenigstens noch mal mit ihm sprechen.« Empört schüttelte ich den Kopf, wobei mir fast das Telefon aus der Hand fiel. Ich rappelte mich auf, strich meine Haare nach hinten und wischte mir mit der Bettdecke das feuchte Gesicht ab, antwortete aber nicht. »Okay, lass uns anders vorgehen. Erzähl mir haargenau von jedem Mal, wenn ihr euch getroffen habt. Vielleicht kommen wir so der Wahrheit näher.«

»Das bringt doch nichts«, widersprach ich matt. »Das habe ich bereits ungefähr eine Trillion Mal durchgespielt. Und bin nur immer wieder zu dem Ergebnis gekommen, dass ich eben nicht sicher sein kann, dass es immer Tristan war.« Ich seufzte laut. »Ich dreh mich nur im Kreis.«

Sie stützte ihr Kinn auf die Hand. »Und was willst du jetzt tun? Ihn vergessen?«

Ich sank gegen die Wand. Der raue Putz stach unangenehm in meinen Rücken. Aber der körperliche Schmerz war willkommen, weil er mich von meinem Herz- und Seelenschmerz ablenkte. »Das wäre am besten. Aber das schaffe ich nicht.«

Sie trank einen Schluck aus der Sternchentasse, die ich ihr letztes Jahr zu Weihnachten geschenkt hatte.

»Auf jeden Fall solltest du nicht weiter wie eine Leiche herumhängen. Das hast du nicht nötig. Geh aus und amüsier dich. Lenk dich ab. Schlepp einen Typen ab, wenn es dir dann besser geht.«

»Weiß nicht«, sagte ich vage. Ich wollte niemanden abschleppen.

»Aber ich. Ist Cassidy nicht da, die dich motivieren kann? Die geht doch gern feiern.«

»Sie ist in einer Bar.«

Jasmin rieb sich die Hände. »Perfekt. Du wirst jetzt duschen, ziehst dir was Schönes an und gehst auch in diese Bar.« Ich öffnete den Mund, um ihr zu erklären, warum ich gerade dort nicht hinkonnte. Aber sie ließ mich nicht zu Wort kommen. »Keine Widerrede.« Sie machte mit der Hand eine Kreisbewegung. »Öffne dich.«

Wofür denn, hätte ich am liebsten gefragt, aber ich fürchtete einen weiteren Vortrag über Vertrauen und Glauben und Liebe und das Leben. Dafür hatte ich jetzt keinen Nerv. Gerade sie musste reden. Sie war so oft von Männern verarscht worden. Aber ich sparte es mir, sie daran zu erinnern.

»Ich bleibe so lange dran, bis du aus dem Haus bist«, drohte meine Freundin und zeigte mit dem Finger auf mich.

»Willst du auch noch mit duschen gehen?«

Sie lachte. »Wir waren schon oft gemeinsam im Bad, Rylee, also tu nicht so verschämt. Ich weiß, wie du nackt aussiehst.«

»Okay, ich gehe in diese doofe Bar«, gab ich mich geschlagen. »Ich ruf dich nachher zurück, dann kannst du mich kontrollieren.«

Sie küsste in die Kamera. »Braves Mädchen. Du wirst sehen, das wird dir guttun.« Sie verzog die Lippen. »Weißt du noch, als ich Keith mit der Schlampe auf dem Klo erwischt habe? Auf dem Abschlussball?« Natürlich erinnerte ich mich an ihren Betrüger-Ex. Auch er hatte behauptet, dass es ganz anders gewesen wäre, als es aussah. Dass er sich nur die Hose heruntergezogen hätte, weil er pinkeln wollte, und Miss Bitch reingekommen wäre und sich, ohne zu fragen, vor ihn gekniet hätte und dann unverschämterweise ihre Lippen über seinen Penis gestülpt hätte. Er hatte das ganz sicher nicht gewollt, hatte er versichert. Und erst recht nicht initiiert. Ehrenwort. Verständlicherweise hatte Jasmin ihm nicht geglaubt. Sie hatte drei Brüder, sie wusste, dass sich Männer zum Pinkeln die Hose nicht bis zu den Knöcheln hinunterschoben. Und dass viele Männer es nicht ablehnen würden, wenn ihnen eine Frau spontan einen blasen würde. Monatelang hatte Jasmin danach gelitten, gehadert, ob sie ihm glauben sollte oder nicht. Seine Entschuldigungen ignoriert und seine Rückeroberungsversuche abgewehrt, bis sie irgendwann über ihn hinweg war. »Du hast mich damals auch in Bars geschleppt«, meinte sie nun und holte mich aus meinen Erinnerungen. »Hast mich zum Tanzen gezwungen. Immer wieder ermahnt, nach vorn zu schauen. Ohne dich hätte ich mich in meinem Zimmer vergraben und außerdem nie Jason kennengelernt.« Der sie nach einem halben Jahr wie alle anderen betrogen hatte.

»Ich will keinen anderen.«

»Ach, Maus.« Sie seufzte wieder. »Irgendwann wirst du wissen, was du glauben oder nicht glauben sollst. Und ob du ihn zurücknimmst oder nicht.«

»Er fehlt mir so«, flüsterte ich. »Und dass ich ihn jeden Tag an der Academy treffe, macht die Sache nicht besser.«

»Armes Mäuselchen.« Sie sah mich so liebevoll an, dass ich

beinahe wieder zu heulen angefangen hätte. »Ich würde ja sagen, lass dein Herz entscheiden, aber da bin ich die Falsche. Hätte ich es damals entscheiden lassen, wäre ich immer noch mit Keith zusammen. Und damit gleichzeitig auch mit Dutzenden anderen Frauen.« Sie schüttelte sich. Nach ihrer Trennung hatte sie herausgefunden, dass er sie regelmäßig betrogen hatte. Die Tussi vom Abschlussballklo war nur eine in einer langen Reihe Frauen gewesen. Alle zusammen hätten eine Stehpolonaise von L.A. nach NYC machen können. Wenigstens hatte sie daraus gelernt und Jason sofort nach seinem Seitensprung abgeschossen, ohne sich die immer gleichen windigen Ausreden anzuhören. »Für Herzensdinge ist Sumi zuständig.«

Mit ihrem jetzigen Freund war Jasmin nicht zusammen, weil sie so unsterblich in ihn verliebt war, sondern weil er vernunftmäßig passte. Fünfzehn Jahre älter, mit einem guten Job, treu und ehrlich, aber auch sterbenslangweilig. Ich dagegen wollte keine Beziehung, weil jemand theoretisch gut für mich war. Ich wollte lieben. Mit allen Sinnen. Mit allem, was ich zu geben hatte. Mit dem Herzen und mit der Seele und mit dem Bauch und dem Körper und dann erst mit dem Kopf. Deswegen war es ja auch so schwer für mich, Tristan loszulassen. Und umso erstaunlicher, dass mein Kopf, der sonst eher eine untergeordnete Rolle spielte, auf einmal die Oberhand gewann. Und wer war schuld daran, dass auf einmal meine Welt durcheinandergewirbelt wurde? Richtig. Tristan.

Und so intensiv ich für ihn empfand, so intensiv wehrte ich mich dagegen.

»Ich zieh mich jetzt um«, verkündete ich und legte das Handy mit Jasmins Bild darauf beiseite, um mir etwas herauszusuchen. Aufs Duschen verzichtete ich. Ich hatte ohnehin nicht vor, mit jemandem intim zu werden. Unrasierte Beine waren momentan mein kleinstes Problem.

Ich entschied mich für mein enges curryfarbenes Spitzenkleid und einen breiten schwarzen Ledergürtel und steckte eine Blume in der Farbe des Kleids ins Haar. Dann schlüpfte ich in meine Boots, tupfte rosa Gloss auf die Lippen und umrahmte meine Augen mit schwarzem Kajal. Während ich mich fertig machte, redete Jasmin weiter, erzählte mir von ihrer Arbeit und von einem Haus, das sie mit ihrem Vernunftsfreund, der sie niemals betrügen würde, weil er den Boden anbetete, auf dem sie wandelte, besichtigt hatte.

»Siehst du, ich verlasse jetzt die Wohnung.« Demonstrativ hielt ich das Handy an den Türknauf, öffnete und ging hinaus. Unsere Stimmen hallten im Treppenhaus. Den ganzen Weg über unterhielten wir uns, und immer wieder musste ich ihr zeigen, wo ich gerade war. Erst im beFive durfte ich auflegen, und kurz überlegte ich sogar, ob ich nicht spontan umdrehen sollte, ließ es aber. Jetzt hatte ich mich aufgerafft und aufgehübscht, dann blieb ich auch.

Ich entdeckte Cassidy sofort. Sie saß mit einem irre gut aussehenden Mann an der Bar, der ihr Bein streichelte und ihr etwas ins Ohr flüsterte. Immer wieder warf sie den Kopf zurück und lachte mit offenem Mund, bevor sie sich wieder ihm zuwandte und ihm ihre Brüste entgegenreckte.

Da störte ich bloß. Deswegen setzte ich mich in einen Ledersessel im Loungebereich und beobachtete das Geschehen um mich herum. Wippte mit dem Fuß im Takt, obwohl mir die Musik überhaupt nicht gefiel und es mir hier viel zu voll und viel zu laut war.

Auf einmal stand ein Kerl vor mir und hielt mir ein Glas mit grüner Flüssigkeit hin. »So allein hier, Schnecki? Darf ich dich auf einen Drink einladen?«

Er war sichtlich betrunken, seine Augen glänzten, und er schwankte stark. Ich konnte mich nicht entscheiden, ob er mir leidtat oder ob er mich anwiderte.

»Nein danke«, lehnte ich ab und sah demonstrativ in eine andere Richtung. Aber er ließ sich nicht abwimmeln. Unter Ächzen zog er sich einen zweiten Sessel heran, sank hinein und rutschte so dicht zu mir, dass ich seinen ekelhaften Alkoholatem riechen konnte. Ich lehnte mich zurück, aber er folgte mir, bis er nur noch wenige Zentimeter von meinem Gesicht entfernt war und ich nicht mehr weiter ausweichen konnte.

»Du bist süß, Schnecki«, lallte er. »Kann es sein, dass ich dich hier schon mal gesehen habe?« Er nickte und tippte mir auf die Brust. »Ja. Logisch. Du bist mal mit Donovan abgezogen.« Er grinste, wie nur Besoffene grinsen können. »Wie wär's? Gehst du heute mit mir mit? Ein bisschen ficken?« Er patschte auf mein Knie, aber ich wischte seine Hand weg.

»Nein danke«, wiederholte ich. Weder ein bisschen noch mehr. Niemals. Demonstrativ rückte ich ein Stück weg.

»Ach komm schon, Schnecki, tu nicht so verschämt. Das ist anstrengend. Bei Donovan hast du dich auch nicht so geziert.«

*Der war ja auch kein Widerling wie du.* Aber das sagte ich nicht, denn das hätte er sicher nicht witzig gefunden. Der Typ wirkte unberechenbar. Ich fühlte mich mehr als unwohl und wollte nur von ihm weg, aber er versperrte mir den Weg, indem er sich breitbeinig dicht vor mich stellte und mich am Aufstehen hinderte.

»Ich bin sicher, du findest eine andere«, presste ich beherrscht hervor. Sein Schritt war genau auf meiner Augenhöhe. Mir wurde schlecht. Warum hatte ich mich nicht an die Bar gesetzt?

Er wackelte mit den Augenbrauen und stieß rhythmisch seinen Unterkörper vor und zurück. »Ich will aber dich«, raunte er. Vermutlich dachte er, er wäre sexy, aber in Wahrheit war er erbärmlich. Und wahnsinnig aufdringlich und hartnäckig. Wie kam ich aus der Sache nur unbeschadet heraus? Leider war er kein Hündchen, dem man ein Stöckchen hinwerfen konnte, damit es wegrannte, um es zu fangen.

»Lass sie in Ruhe, Cooper. Ich glaube, sie will deine Gesellschaft nicht. Und erst recht nicht deine dreckigen Grapschfinger.«

Cooper sah hoch. »Verschwinde, Donovan! Sie gehört mir. Du hast sie schon gevögelt. Jetzt bin ich dran. Gleiches Recht für alle.«

Das konnte er vergessen.

»Ich bin Tristan«, sagte Tristan. Oder Donovan. Wer wusste das schon. »Und sie gehört niemandem. Sie ist eine Frau, kein Gegenstand. Und keine Sexpuppe.«

Cooper schnaubte. »Du bist nicht Tristan. Der taucht nie hier auf. Der sitzt lieber zu Hause und liest oder macht irgendwelche anderen langweiligen Sachen. Häkeln oder Texte für sein Schwuchteltheater lernen.« Tatsächlich war ich mir ebenso unsicher, welcher der beiden mich gerade retten wollte. Er war weder wie Tristan gekleidet noch wie Donovan. Sondern ausnahmsweise neutral. Mit blauer Jeans, weißen Sneakers und schwarzem Kapuzenpulli. Dass Cooper dachte, Tristan sei ein Langweiler, zeigte schon, wie wenig er ihn – oder die Version, die mir präsentiert worden war – kannte. Außerdem hatte Tristan behauptet, dass er nie ins beFive geht.

»Donovan ist zu Hause«, sagte der eine Zwilling, sah dabei aber mich an. »Ich bin nur hier, weil ich gehofft hatte, dich zu treffen.«

Ich erwiderte nichts.

»Verarsch mich nicht. Ich kenne euch beide seit dem Kindergarten. Tristan hat gar nicht die Eier für das, was du gerade abziehst. Der ist immer weggerannt, wenn's brenzlig wurde. Geprügelt hat sich immer nur Donovan. Sogar wenn Tristan eigentlich die Prügel abbekommen sollte.«

Der vermeintliche Tristan verschränkte die Arme. »Tja, dann habe ich mich eben verändert. Du kennst uns nicht einen Bruchteil so gut, wie du vielleicht glaubst.«

Cooper verdrehte die Augen. Ob aus Genervtheit oder wegen seines Alkoholspiegels konnte ich nicht beurteilen. »Oh doch, ich kenne euch. Ihr wart oft genug bei mir zu Hause. Habt rumgeheult, als eure Mom abgehauen ist. Ich kann euch durchaus unterscheiden, Donovan. Mich legt ihr nicht rein wie so viele andere.«

»Wir legen überhaupt niemanden rein«, widersprach wer auch immer. Wenn ich hätte tippen müssen, hätte ich auch auf Donovan getippt. Tristan ging nach eigenen Aussagen nie ins beFive und war abseits von seiner Rolle auch nicht mutig genug, Frauen vor besoffenen Grapschern zu retten. Oder doch? Wie gut kannte ich Tristan eigentlich?

»Pff, das glaubst du doch wohl selbst nicht.« Cooper beugte sich vor und stach Tristan-Donovan den Finger in die Schulter. Der rührte sich keinen Millimeter, hielt Coopers Blick stand und verschränkte die Arme. »Was war damals, als Tristan der Erzieherin weisgemacht hat, dass er die Süßigkeiten nicht geklaut hat, sondern du? Damit er keinen Stress bekommt? Weil er damals schon ein verdammter Feigling war?«

»Mein Gott, da waren wir vier!« Er schüttelte den Kopf. »Und ich habe mich entschuldigt, als es rauskam. Was übrigens schnell passiert ist, weil Miss Abigail uns damals durchaus unterscheiden konnte. Auch wenn sie eine der wenigen war. Aber sie wusste immer genau, wer wer war, obwohl uns unsere Mom oft gleich angezogen hat.« Mit dem Mittelfinger deutete er auf den Widerling. »Du bist ein Vollidiot, Cooper.« Der verengte die Augen und ballte die Fäuste, als wollte er gleich auf sein Gegenüber losgehen. »Es hat Gründe, warum wir nicht mehr befreundet sind«, fügte TD, wie ich den unerkannten Zwilling im Stillen nannte, in meine Richtung hinzu.

»Das interessiert mich alles nicht«, rief ich. »Ich will nichts von irgendwelchen Täuschungsmanövern oder Verwechslungsgeschichten hören. Mir reicht meine eigene.« Wie ein kleines Kind hielt ich mir die Ohren zu. »Ich gehe«, informierte ich die beiden und stemmte mich hoch.

»Nein«, platzte TD heraus und packte meinen Arm, bevor ich mich an ihm vorbeidrängeln konnte. »Bitte bleib.« Mit möglichst finsterem Blick sah ich auf seine Hand, woraufhin er mich losließ. »Ich will nur mit dir reden«, sagte er so leise, dass ich es im Discolärm kaum hörte. Ich schloss die Augen, als würde er so einfach verschwinden. »Bitte.« Seine Stimme klang sanft, beinahe flehend.

Schnell brachte ich Abstand zwischen uns, bevor ich mich ihm aus einem Reflex heraus an den Hals warf und alles vergaß. »Hat Tristan dich diesmal auch vorgeschickt, weil er selbst zu feige ist, sich mit mir auseinanderzusetzen?«, fragte ich ihn.

Er nahm mein Handgelenk und zog mich von Cooper weg und aus der Lounge. Im Flur vor den Waschräumen stoppte er und drehte sich zu mir herum. Kommentarlos hob er sein Oberteil ein Stück und schob den Bund seiner Jeans nach unten.

»Ich bin's. Tristan«, sagte er überflüssigerweise und sah mich eindringlich an.

»Willst du jetzt jedes Mal, wenn wir uns außerhalb der Academy begegnen, deine Narbe zeigen? Haha!«

»Wenn es sein muss, ja.« Er versuchte ein Lächeln, aber es

wirkte gequält. »Ich würde auch nackt herumlaufen, damit du mir glaubst, dass ich es bin.« Er wartete einen Moment, aber weder lachte ich, noch widersprach ich oder reagierte anderweitig, was ihn sichtlich verunsicherte. »Du könntest mir aber auch einfach vertrauen.«

Er suchte meinen Blick, seine Augen, die ich so liebte, mit den langen, dichten Wimpern, verrieten seinen Schmerz und seine Sehnsucht. Konnte er das wirklich so überzeugend schauspielern? Oder fühlte er tatsächlich so? Allerdings war ich ja nicht die Beste im Gesichterentschlüsseln. Außerdem machte es keinen Unterschied, was er für mich empfand, solange ich mir nicht sicher sein konnte, dass er mich nicht mit seinem Bruder geteilt hatte. Egal, wie sehr ich in ihn verliebt war, ich war kein Gegenstand, den man hin und her schieben konnte. Das hatte er vorhin richtig festgestellt.

»Ich würde dir gern vertrauen. Und glauben«, wisperte ich.

Wie oft hatte ich diesen Satz in den letzten Tagen gedacht oder gesagt? Ich konnte ihn schon nicht mehr hören.

Er trat einen Schritt auf mich zu, aber ich wich zurück, bis ich an die Wand stieß. Doch statt mich nicht weiter zu bedrängen, stützte er seine Arme rechts und links neben meinem Gesicht an die Wand und neigte seinen Kopf. Beugte sich leicht über mich und strich mit seiner Nase zart an meinem Kiefer entlang zu meiner Schläfe. »Dann tu es«, flüsterte er. Der Lufthauch seiner Worte kitzelte mich. Instinktiv reagierte mein Körper auf ihn. Anders als bei der Probe schaffte ich es in diesem Moment nicht, mich so gegen die Anziehung zu wehren, wie ich wollte. Aber ich konnte mich jetzt nicht von ihm einlullen lassen. Nicht, solange nicht alles geklärt war. Unter größter Anstrengung atmete ich ein und aus und legte meine Hände auf seine Brust. Er brummte leise, leckte sich die Lippen und näherte sein Gesicht meinem.

Doch bevor er mich küssen konnte und ich doch noch schwach wurde, schob ich ihn entschieden von mir und schlüpfte unter seinen Armen hindurch. Meine Reaktion verletzte und verunsicherte ihn sichtlich. Um mich davon abzuhalten, ihm die Sorgenfalten und die Traurigkeit aus dem Gesicht zu streicheln, verschränkte ich meine Arme und steckte meine Hände unter die Achseln.

Er schluckte. »Warum zweifelst du so an mir? Ich liebe dich, Rylee. Ich will dich nicht verlieren. Ich würde dich nie bewusst anlügen. Du kannst doch das ...« Er berührte meine Brust, dann zog er meine Hand hervor und presste sie auf Höhe seines Herzens an sich. » ... nicht einfach wegen ein paar dummer Gerüchte und eines Missverständnisses wegwerfen.«

Ich riss meine Hand weg. »Gerüchte? Ihr habt also nie dieses Eineiige-Zwilling-Ding gespielt? Das glaubst du doch wohl selbst nicht. Oder lügen die alle?«

Er schüttelte den Kopf. »Natürlich haben wir andere schon veräppelt. Wir wären vermutlich das erste Zwillingspärchen, das das nie gemacht hat. Aber immer nur aus Spaß. Ehrlich! Nicht, wenn es um etwas Ernstes ging. Nie, um jemandem bewusst zu schaden.«

»Was war mit dem Mädchen, das in dich verliebt war und gegenüber dem sich Donovan als du ausgegeben hat, um sie zu entjungfern?«

»Hä? Wo hast du denn die Geschichte ausgegraben?« Er zog das Kinn zurück. »Willst du wissen, wie es wirklich war?« Er wartete meine Antwort nicht ab. »Tina stand auf uns beide. Auf keinen Bestimmten von uns zumindest. Sie fand es auf eine creepy Art faszinierend, dass es uns zweimal gab. Sie wollte uns beide, irgendwas lief da gehörig schief bei ihr. So war das. Wir haben dann beide abgelehnt. Wir waren hormongesteuerte Jungs, aber das war uns zu abgefahren. Selbst Donovan. Und ich konnte noch nie Sex ohne Gefühle. Wie gesagt, wir teilen uns keine Frauen. Damals nicht und heute auch nicht. Sie hat es später nur anders herumerzählt, damit sie nicht als Schlampe dasteht. Sie hat uns sogar einen Dreier vorgeschlagen. *Sie* war die mit dem verkorksten Hirn. Nicht wir.«

Ich schluckte trocken. Ich wusste nicht, was ich ihm glauben konnte. Man sollte sich einfach nicht in Schauspieler verlieben.

Die Tür zum Gastraum öffnete sich, und zwei Mädchen kamen tuschelnd und kichernd in den Gang getaumelt. Ihre roten Wangen und ihr unsicherer Gang ließen vermuten, dass sie schon einiges intus hatten.

»Hi, Doni-Darling«, flötete die eine und winkte. Die andere klimperte mit ihren falschen Wimpern. »Wenn es mit der da nichts wird, wir warten auf dich.« Sie grinste zweideutig, die andere nickte und zog ein Duckface. Diesmal verzichtete Tristan darauf, den Namensfehler richtigzustellen. Er ignorierte die zwei Frauen einfach, wandte nicht einmal den Blick von mir. Weil niemand sie beachtete, verzogen sich Blondie 1 und Blondie 2 in die Toilette, wo ich sie weiter lachen hörte.

»Es tut mir alles so leid«, sagte Tristan in flehendem Ton. Seine Augen glänzten, als würde er gleich zu weinen anfangen. »Bitte glaub mir.«

Die zwei Blondinen torkelten aus dem Waschraum und auf Tristan zu. Sie hängten sich an jeweils eine Seite von ihm und küssten ihn auf die Wange, die eine rutschte allerdings ab und landete auf seinem Kinn. Ihre Hände fuhren über seine Brust und seinen Rücken, während sie seltsame Geräusche von sich gaben, die vermutlich sexy klingen sollten. Ich wäre nie auf die Idee gekommen, einen Mann anzubaggern, der sich gerade mit einer anderen Frau unterhielt. Mit einem für Tristan untypischen Knurren schüttelte er sie ab und stieß sie von sich, was die zwei nicht davon abhielt, ihn weiter zu begrapschen.

»Je öfter du wiederholst, dass ich dir glauben soll, umso weniger tue ich es. Ihr scheint ja beide sehr beliebt bei den Frauen zu sein.«

Ein Mann trat aus dem Herrenklo, und ich musste zur Seite gehen, damit er vorbeikam. Dabei berührte mein Arm Tristan. Ein Stromschlag durchzuckte mich. Vermutlich wegen des aufgeladenen Polyesters meines Kleids, nicht weil zwischen uns noch immer die Funken flogen.

Ich wollte einfach nur weg, mir keine Lügen oder Ausreden mehr anhören und nicht weiter zusehen müssen, wie er befummelt wurde. Deswegen drehte ich mich wortlos um und lief auf den Hinterausgang zu.

Mit dem ganzen Gewicht musste ich mich gegen die schwere Metalltür stemmen, bis sie endlich aufglitt. Frische Luft empfing mich, und erleichtert atmete ich sie ein und ließ sie in meinen Körper strömen.

Ich hörte, wie mir jemand folgte, und auf einmal überholte mich Tristan und stoppte eine Stufe unter mir. Ich hätte problemlos an ihm vorbeilaufen können, trotzdem blieb ich stehen. Der vertraute Duft seines Aftershaves stieg mir in die Nase. Donovan benutzte das gleiche. Das konnte doch kein Zufall sein. Ein weiteres Indiz dafür, dass sie nicht wollten, dass man sie unterscheiden konnte.

»Ihr riecht sogar gleich.«

»Nur, weil Donovan zu faul ist, sich selbst ein Aftershave zu kaufen. Deswegen nimmt er meins. Ich habe es aufgegeben, mit ihm zu diskutieren«, erklärte Tristan. Er war mir so nah, dass ich jede einzelne seiner Wimpern und das Funkeln im Blau seiner Iris erkennen konnte. Nur die Wahrheit erkannte ich leider nicht.

Sein Körper strahlte Wärme und Stärke aus, und am liebsten hätte ich mich an ihn fallen lassen und alles vergessen. Ich schloss die Augen, aber so wurden die Eindrücke noch intensiver, also öffnete ich sie wieder.

»Aha«, sagte ich bloß. Ich hatte keine Geschwister, deswegen wusste ich nicht, ob so etwas normal war.

»Die Zeiten, in denen wir Spaß dran hatten, wenn andere uns verwechselten, sind lange vorbei.« Er bewegte sich auf mich zu, aber ich hob die Hand, und er blieb stehen. »Wir sind nicht die Art Zwillinge, die immer zusammen rumhängen, gleich fühlen, immer das Gleiche machen und sich immer einig sind und so. Wir sind Tristan und Donovan. Zwei verschiedene Menschen. Klar stehen wir uns nah, näher vermutlich als viele andere Geschwister, näher als sonst einem Menschen, aber wir haben trotzdem unser eigenes Leben und Träume und Ziele und wollen als Individuen wahrgenommen werden. Deswegen tat ich mir so schwer damit, dir von ihm zu erzählen. Weil die Leute uns immer als Einheit sehen. Das nervt. Und ist manchmal auch verletzend, weil wir dadurch in unserer Person abgewertet werden. Für Außenstehende sind eineiige Zwillinge immer irgendwie gruslig oder zumindest seltsam, weil sich die wenigsten vorstellen können, wie es ist, einen Klon zu haben. Sie denken, dass wir nur zusammen funktionieren. Ohne den anderen vor Sehnsucht vergehen. Immer mit ihm zusammen sein wollen. Das mag für manche Zwillingspaare gelten, für uns nicht. Nicht in dem Maß zumindest.« Ohne ihn anzusehen, setzte ich mich auf die oberste Stufe und stützte mein Kinn in meine Hand. Warum hörte ich mir seine lahmen Ausreden und unglaubwürdigen Erzählungen eigentlich noch an? Er ließ sich neben mir nieder, allerdings mit etwas Abstand. Seine Finger krampften sich um seine Knie. »Unsere Mom hat uns als Babys und Kleinkinder gern gleich angezogen. Bis zur Grundschule ging das so. Ich habe es gehasst. Donovan fand es eher witzig. Wie soll man so eine eigene Persönlichkeit entwickeln? Dad war es dagegen wichtig, dass wir unseren eigenen Stil finden, uns entwickeln, wie wir wollen und wie es unserem Charakter entspricht. Er unternahm regelmäßig etwas mit nur einem von uns beiden, während Mom grundsätzlich alle ihre Kinder mitschleppte. Irgendwann weigerten wir uns, wie Anziehpuppen behandelt zu werden, und sie erlaubte uns widerwillig, unsere eigenen Klamotten auszusuchen.«

»Warum erzählst du mir das alles?«, fragte ich. Das Gitter der Fluchttreppe stach unbequem in meinen Po, deswegen rutschte ich auf der Suche nach einer gemütlicheren Position hin und her. Wortlos zog Tristan seine Jacke aus und hielt sie mir hin, und ich nahm sie und schob sie unter mich als Sitzkissen. Warum musste er auch so aufmerksam sein? Dass er jetzt vermutlich fror, tat mir fast gar nicht leid.

»Damit du verstehst, wie wir ticken.« Er drehte sich um neunzig Grad und lehnte sich ans Geländer. »Natürlich fanden wir es bis zu einem gewissen Alter witzig, wenn andere uns verwechselten. Aber wir handelten nie in böswilliger Absicht, unsere Streiche waren immer harmlos. Und meistens klärten wir es dann auch auf. Mit der Zeit wird das ohnehin langweilig und peinlich. Irgendwann hat man das nicht mehr nötig.«

»Also hattet ihr auch keinen gemeinsamen Fitnessvertrag?«, hakte ich nach.

Er stutzte. »Woher weißt du denn das alles?«

»Das ist doch egal. Beantworte bitte meine Frage.« Vor Anspannung krallte ich meine Finger in Tristans Jacke.

Langsam nickte er. Bestimmt fragte er sich, was man mir noch alles erzählt hatte. Und wer. »Doch, wir hatten einen gemeinsamen Vertrag«, gab er zu. »Im Nachhinein echt auch eine dämliche Aktion. Aber das wirklich nur wegen des Geldes. Dad arbeitet ohnehin schon so viel. Das war ein Grund, warum wir mit dem Modeln angefangen haben. Wir wollten ihn und Morgan nicht noch mehr belasten und etwas zum Familieneinkommen beisteuern.« Er hielt sich am Geländer hinter sich fest, als wollte er sich davon abhalten, mich zu berühren. War auch besser so. Für uns beide.

»Na klar, ihr betrügt den Besitzer des Studios, weil ihr so arm seid, und modelt auch nur wegen des Geldes«, wiederholte ich.

»Natürlich macht es auch Spaß«, stimmte er zu. »Das Modeln meine ich, nicht das Betrügen. Und es macht sich auch gut im Lebenslauf als Schauspieler, solange ich keine Schmuddelfotos mache. Es ist leicht verdientes Geld. Irgendetwas Gutes muss die ganze Zwillingssache ja haben. Die Leute lieben uns.« Er lachte leise, aber mir war nicht nach Lachen. Nichts hieran war witzig. »Was ich dir damit sagen will: Wir haben dich nicht wissentlich getäuscht. Das wäre mies und niederträchtig, und dann dürftest du uns zu Recht verachten. Aber da wir nicht getan haben, was du uns vorwirfst.« Er hob in einer resignierenden oder auch hilflosen Geste die Arme. Den Satz ließ er unvollendet. »Wir sind nicht das doppelte Lottchen, Rylee«, sagte er stattdessen.

Den Film konnte ich nicht ausstehen, und nun wusste ich auch, wieso. Es war demütigend, so behandelt zu werden. Als Kind hatte ich mich immer gefragt, wieso die eigenen Eltern den Tausch nicht bemerkten. Jetzt verstand ich es.

»Ich weiß nicht, was ich denken soll. In den letzten Tagen habe ich so viel über euch gehört, was dem widerspricht, was du erzählst. Woher soll ich wissen, was die Wahrheit ist?«

»Indem du mir vertraust.« Das klang so einfach, war es aber nicht. »In einer Kleinstadt wird viel geredet. Das heißt nicht, dass alles auch stimmt. Jemand ist drei Wochen krank – er hat Krebs.

Jemand fährt ohne seine Frau in den Urlaub – sie hat ihn rausgeworfen, weil er eine Affäre hat. Der Gemüsehändler hat keine Orangen mehr vorrätig – er bestellt keine mehr, weil er ohnehin bald pleite ist. Ein Mädchen macht Stress in der Schule – das liegt daran, dass ihr alleinerziehender Vater sie und die drei anderen Geschwister nicht im Griff hat. Jemand trinkt einen Abend mal zu viel – er ist Alkoholiker. Ein Mädchen wird von zwei Jungs gleichzeitig abserviert – sie haben sie zu einer Dreiecksgeschichte gezwungen. So ist das hier. Die Leute tratschen nun mal gern. Glaub nicht alles, was sie erzählen. Glaub lieber mir.«

»Ich bin nicht leichtgläubig«, antwortete ich.

Er ging nicht darauf ein, rutschte ein Stück vor und griff nach meiner Hand. Spielte zart mit meinen Fingern, wie ich es liebte. Instinktiv schloss ich meine Augen und senkte den Kopf. Das mit der Ablenkung war gründlich schiefgelaufen. Hierherzukommen hatte alles nur noch schlimmer gemacht. Mich noch mehr verwirrt.

»Gib mir eine Chance, Rylee. Lass mich dir beweisen, dass es immer nur ich war, der dich geliebt hat«, bat er mich leise. »Und der dich immer noch liebt.«

»Und wie?« Ich seufzte tonlos, musste die Tränen zurückhalten. »Wie willst du es mir beweisen?«

Die Tür wurde aufgestoßen, und einer der Türsteher polterte heraus. Sein ohnehin schon mürrischer Blick verfinsterte sich noch mehr.

»Ihr dürft hier nicht sitzen. Das ist ein Fluchtweg. Macht euch vom Acker.« Er nickte mit dem Kinn Richtung Straße, fummelte eine Packung Zigaretten aus seiner Hosentasche, klopfte eine heraus und steckte sie in den Mund. »Du bist doch einer von den Twins, oder?« Tristans Blick huschte zu mir, und er verdrehte die

Augen, wollte er mir sagen: Siehst du, das meine ich. »Wo ist der andere?«

»Keine Ahnung«, brummte Tristan. »Wir informieren den anderen nicht ständig über unsere Pläne.«

»Ich dachte immer, Zwillinge sind *so*«, Der Türsteher krümmte die Zeigefinger und hakte sie ineinander.

»Wie viele Zwillingspaare kennst du?«, fragte Tristan mit hochgezogenen Augenbrauen.

»Nur euch«, gab der zu. Tristan nickte, als wäre die Frage damit beantwortet.

Der Türsteher zuckte die Schultern und zog so fest an seiner Zigarette, dass man die Spitze aufglühen sah. »Was macht ihr noch hier? Ihr sollt eure Hintern von der Treppe bewegen. Sonst helfe ich euch.«

Schnell standen wir auf.

»Soll ich dich nach Hause bringen?«, bot Tristan an, und auf einmal hatte ich ein Déjà-vu.

Doch diesmal lehnte ich ab. So weit war ich noch nicht. Mit ihm in einem engen Auto eingesperrt zu sein, hätte mich überfordert. Der Spaziergang nach Hause würde mir außerdem guttun und mein Gehirn frei machen.

Hoffentlich.

Doch als ich endlich in meinem Wohnheim ankam, ging es mir nicht besser. Eher noch schlechter, als ich das rote Band am Türknauf entdeckte. Cassidys Zeichen, dass sie nicht allein war und nicht gestört werden wollte. Vermutlich der Typ aus dem beFive.

Ich rutschte an der Tür herunter und zog meine Knie an, lehnte meinen Kopf an das Holz und schloss die Augen. Von drinnen hörte ich gedämpftes Stöhnen in zwei verschiedenen Tonlagen, das sich in Intensität und Geschwindigkeit steigerte und schließlich in einem hellen und kurz darauf einem tiefen Aufschrei endete. Wenigstens eine, die heute Abend Spaß hatte.

# Tristan

In Donovans Zimmer brannte noch Licht. Leise Musik lief, und ich hörte außer der meines Bruders noch eine weitere männliche Stimme.

Ich klopfte einmal, wartete aber nicht auf die Antwort, sondern ging einfach hinein, weil ich jemanden brauchte, der mich von meinem Liebeskummer ablenkte. Tanner und Donovan sahen auf und nickten beide zum Gruß. Mein Bruder lümmelte oben ohne und in Jogginghose auf dem Bett, einen Energydrink in der einen Hand, in der anderen einen von Morgans legendären Schokocookies. Nur ihre waren derart riesig und enthielten drei verschiedenfarbige Schokotropfen. Tanner saß am Fußende auf dem Boden und blätterte in der Zeitschrift mit dem schicksalsträchtigen Katastrophenfoto. Wortlos schlurfte ich zum Bett, ließ mich neben Donovan fallen, nahm ihm den Cookie weg und schob ihn in den Mund. Doch nicht einmal der half mir heute gegen den Frust und das Rumoren in meinem Magen.

»Geht's noch? Das war mein Keks«, beschwerte sich Donovan. Zur Strafe schlug er mir auf den Arm, stoppte aber, als er meine Stimmung bemerkte. »Alles okay?«

Ich holte nur tief Luft und stieß sie langsam wieder aus. Schüttelte den Kopf, als er mir seine Dose hinhielt. Auch Tanner richtete seine Aufmerksamkeit auf mich. Die Zeitschrift legte er neben sich auf den Boden. Von mir aus hätte er sie auch wegschmeißen können. Oder gleich verbrennen.

»Don hat mir die Sache mit deiner Rylee erzählt«, sagte er. »Dumm gelaufen.«

Das war die Untertreibung des Jahrhunderts.

»Sie ist nicht meine Rylee«, berichtigte ich. Beide sahen mich mitfühlend, oder vielleicht auch mitleidig, an. »Ich habe sie vorhin im beFive getroffen.«

Tanner runzelte die Stirn. »Seit wann gehst du denn ins be-Five?«

»Wollte einfach mal raus«, antwortete ich vage. Dass ich extra dorthin gegangen war, weil ich gehofft hatte, auf Rylee zu treffen, verschwieg ich, weil mir das zu bedürftig erschien.

»Und?«, hakte Donovan nach. »Konntest du mit ihr sprechen?«

»Ja, aber ich fürchte, das hat alles nur noch schlimmer gemacht. Irgendjemand erzählt Blödsinn über uns. Dass wir schon immer Leute verarscht haben, uns Mädels geteilt haben und so.«

»Wieso sollte jemand so etwas tun?« Tanner wirkte ehrlich verwirrt. Er war der ehrlichste Mensch, den ich kannte. Jemanden anzulügen oder Gerüchte zu verbreiten, würde ihm nie in den Sinn kommen.

»Keine Ahnung. Der- oder diejenige will vielleicht nicht, dass Rylee und ich zusammen sind.«

Donovan ließ die Dose, aus der er gerade trinken wollte, sinken. »Seit wann bist du Verschwörungstheoretiker, Bruder?«

Ich zuckte nur die Schultern.

»Vielleicht Rache von einer Ex?«, überlegte Tanner laut.

»Rylee ist seit ungefähr tausend Jahren Trisis erste Frau überhaupt«, warf Donovan ein.

Das kam in etwa hin.

Tanner nickte heftig und zeigte auf ihn. »Umso wahrscheinlicher ist, dass eine andere, die er nicht wollte oder bei der er nicht gemerkt hat, dass sie auf ihn abfährt, sich jetzt rächt.«

Donovan schüttelte schnaufend den Kopf. »Kermit, du hast keine Ahnung von Frauen. Die wenigsten sind solche Bitches, wie du sie darstellst. Du hast zu viel *Denver Clan* gesehen.«

»Nur weil ich schwul bin, habe ich trotzdem Kontakt mit dem weiblichen Geschlecht. Ich habe vier Tanten und neun Cousinen. Da kriegt man so einiges mit.« Tanner verschränkte die Arme und schob seine Unterlippe vor. In dem Moment sah er so tuntig aus, wie er es nie wollte.

Ich rutschte mit dem Po nach unten, bis ich flach auf der Matratze lag. »Sie wusste sogar von Tina. Allerdings die Version, die Tina damals in Umlauf gebracht hat«, sagte ich zur Decke.

Donovan zerquetschte die Energydrinkdose, was ein fürchterliches Quietschgeräusch verursachte, und stellte sie auf sein Nachtkästchen. Es folgte eine Reihe derber Flüche. »Wow, diese Bitch! Das ärgert mich immer noch, dass sie uns damals als Arschlöcher hingestellt hat. Als ob wir das nötig hätten.« Mit der Faust hieb er auf die Dose, bis sie nur noch flacher Metallmüll war und ich sie Reginald als Requisite für unser Stück mitbringen konnte. »Du hast Rylee gegenüber die Sache hoffentlich klargestellt.«

Ich seufzte und legte meinen Unterarm über die Augen. »Natürlich! Aber sie hat mir nicht geglaubt.«

»Was stimmt mit ihr nicht, dass sie dir nicht glaubt?«, wollte Donovan wissen.

»An ihr stimmt alles«, antwortete Tanner für mich. Natürlich hatte ihm Donovan alles brühwarm erzählt. »Mir würde es an ihrer Stelle genauso gehen. Jeder vernünftige Mensch würde bei dieser aberwitzigen Geschichte ins Grübeln und Zweifeln kommen.

Noch dazu, wenn mir jemand dann Sachen über euch erzählt, die meine Befürchtungen und meinen Verdacht bestätigen.« Er redete sich regelrecht in Rage. »Sie weiß wegen deiner Scharade gar nicht, wie und wer der wirkliche Tristan ist. Sie kennt eigentlich nur eine Tristan-Donovan-Mix-Version. Ich würde mich auch fragen: Warum der ganze Mist? Warum wollte mich Tristan nicht als Tristan kennenlernen? Warum hat er, der doch ansonsten so ein kreativer Mensch ist, die Persönlichkeit seines Bruders kopiert? Inklusive Namen wohlgemerkt. Er hätte schließlich jeden anderen Draufgänger kreieren können. Und letztendlich: Warum hat er bezüglich seiner Familie gelogen?«

»Ich habe nicht gelogen, lediglich einen Teil weggelassen«, verteidigte ich mich. »Wenn man dich so hört, klingt das, als wäre ich der mieseste Kerl ever. Dabei war das alles keine Absicht. Es hat sich so ergeben. Ich gebe zu, dass ich nicht richtig nachgedacht habe, aber deswegen bin ich doch kein Lügner und Vollarsch. Ich habe einmal in meinem erbärmlichen Leben nur gehandelt, ohne groß nachzudenken. Ist das so verwerflich?«

»Ihr zwei schafft es immer, alles schönzureden, oder?« Tanner schüttelte den Kopf und verzog das Gesicht. »Du hast sie bewusst getäuscht, ihr etwas vorgespielt – und du bist ein fantastischer Schauspieler –, sie hört die aberwitzigsten Geschichten über euch, von denen einige vermutlich tatsächlich passiert sind, die ihre Meinung über euch bestätigen. Wieso sollte sie dir also – einfach so, nur weil du es sagst – plötzlich glauben?«

»Weil sie mich liebt?«, fragte ich.

»Würdest du dir glauben? Nein, würdest du nicht«, sagte er, bevor ich selbst etwas entgegnen konnte. »Weil du viel zu viel nachdenkst. Du hast nicht einmal geglaubt, dass sie dich als Tristan nett finden könnte, sonst hättest du das alles nicht veranstalten müssen.«

Wenn er das so zusammenfasste, klang es wirklich aussichtslos und vor allem unheimlich schäbig. Und geplant. Und ehrlich gesagt auch unrealistisch. Er hatte recht, sie konnte gar nicht anders, als misstrauisch sein. Mit den Handflächen rieb ich mir übers Gesicht.

»Aber sie ist nicht ich. Sie ist kein Kopfmensch wie ich. Rylee ist stark und mutig und frei und lebensfroh und ...« Ich bedeckte meine Augen mit meinen Händen und seufzte tief.

»Heulst du etwa?«, fragte Donovan.

Ja, beinahe. Trotzdem schüttelte ich den Kopf. Er gab ein erleichtertes Geräusch von sich.

»Ich hab's ganz schön verbockt, oder?«, nuschelte ich gegen meine Finger.

»Ja, hast du«, bestätigten Tanner und Donovan unisono.

»Und jetzt?« Ich nahm meinen Arm weg.

Donovan und Tanner sahen mich an. Donovan bedauernd, Tanner wie eine böse Lehrerin, die gleich eine Strafarbeit austeilte. »Du musst ihr Vertrauen zurückgewinnen. Bring sie dazu, dir zu glauben.«

Leicht gesagt ... »Und wie?«

Donovan nahm eine Coke aus seinem Nachttisch und trank einen großen Schluck. Wie konnte er nach so viel Koffein noch schlafen? Aber das war nicht mehr mein Problem. Seit wir getrennte Zimmer hatten, hielt er mich wenigstens nicht von meiner eigenen Nachtruhe ab. »Das musst du schon selber wissen«, sagte er ungerührt. »Du hast dir den ganzen Mist eingebrockt, du musst ihn auch wieder auslöffeln.«

»Die Suppe«, warf Tanner ein, und Donovan und ich sahen ihn gleichzeitig an. Tanner lachte. »Ihr solltet euch mal sehen. Zweimal das gleiche doofe Fragezeichengesicht. Wie haltet ihr das bloß aus, immer gespiegelt zu bekommen, wie blöd man schaut?«

Wieder kicherte er und fuhr sich durch die Haare. Er benahm sich, als wären wir das Lächerlichste, das er jemals gesehen hatte. Dabei kannte er uns schon fast unser Leben lang. »Die Suppe«, wiederholte er. »Man brockt sich eine Suppe ein, die man dann auslöffeln muss, keinen Mist.«

Ich drehte mich auf die Seite und stützte mich auf meinen Ellenbogen. »Ich glaube, es geht beides«, klugscheißerte ich, statt nachzudenken, wie ich Rylee meine Glaubwürdigkeit beweisen und sie damit zurückerobern konnte.

Donovan leerte die Dose, presste sie in seiner Faust zusammen und warf sie Richtung Schreibtisch, wo sein Abfalleimer stand. Er verfehlte knapp, sodass die Dose scheppernd auf dem Parkett aufschlug. Dort würde sie vermutlich die nächsten Tage liegen, bis Morgan sich erbarmte und sie wegwarf. Anschließend versuchte er es mit der zerknautschten Energydrinkdose, aber auch die landete woanders. »Ist doch völlig egal. Du willst sie zurück. Also komm in die Gänge.«

»Du bist an der ganzen Sache nicht ganz unschuldig, du könntest mir ruhig helfen«, brummte ich. Damit tat ich ihm unrecht. Donovan hatte Rylee schließlich vor mir erobert, und hätte er von meinen Gefühlen gewusst, hätte er seine Finger – und andere Körperteile – von ihr gelassen.

Mit dem Fuß kickte er mir von hinten in die Kniekehle.

»Aua«, beschwerte ich mich, aber ich wusste, dass ich es verdient hatte. Dafür, dass ich ihm Vorwürfe machte, und vor allem, dass ich Rylee mit meiner feigen Maskerade so viel Leid zugefügt hatte. Hoffentlich fiel mir bald etwas ein. Mich auf unterschiedliche Rollen einzulassen, fiel mir nicht schwer, ich selbst zu sein und mein eigenes Drehbuch zu schreiben dafür umso mehr.

Tanner gähnte und rappelte sich auf. »Ich geh ins Bett.« Zum

Abschied hob er die Hand und die Zeitschrift vom Fußboden auf und steckte sie in die hintere Hosentasche.

Ein paar Minuten vergingen, in denen keiner von uns beiden etwas sagte. Am liebsten hätte ich mich an meinen Zwillingsbruder gekuschelt und heute bei ihm geschlafen, weil ich mich nach Nähe und Trost sehnte.

»Alles klar?«, fragte er ungewohnt sanft in die Stille.

»Geht schon.« Er wusste, dass ich log, und ich wusste, dass er es wusste, aber beide taten wir so, als würde ich die Wahrheit sagen.

»Dir fällt schon was ein«, sprach er mir Mut zu. Hoffentlich behielt er recht. Mein Bruder war viel: Kindskopf, spaßsüchtig, Frauenheld, Chaosverbreiter und Problemeanzieher, aber wenn ich ihn brauchte, war er immer da.

Wie alle in meiner Familie.

Irgendwann löschte Donovan kommentarlos das Licht, schlüpfte aus seiner Jogginghose und breitete die Bettdecke über uns beide, als hätte er meinen unausgesprochenen Wunsch gespürt.

Als ich aufwachte, war der Platz neben mir leer, obwohl es draußen noch stockdunkel war. Verschlafen blickte ich mich um. Donovan stand vor seinem Schreibtisch, der Stuhl lag auf dem Boden. Einbeinig versuchte mein Bruder, eine Socke anzuziehen. Er trug seine Sportklamotten und sein Stirnband, mit dem er wie ein Tennisspieler aus den Achtzigern aussah.

»Gehst du laufen?«, murmelte ich verschlafen und gähnte.

Er blickte hoch und nickte. »Hab heute keine Zeit fürs Studio. Das Lernen ist so fucking anstrengend. Ich muss mich dringend abreagieren.« Endlich war die Socke oben, und er stieg in seine Laufschuhe. »Kommst du mit?«

Kurz überlegte ich tatsächlich, aber ich war viel zu müde und frustriert. »Nein.« Ich musste heute erst später zur Academy und auch nicht im Buchladen arbeiten. Deswegen wollte ich liegen bleiben, bis alle das Haus verlassen hatten oder (in Nates Fall) so ins Arbeiten vertieft waren, dass sie nichts um sich herum bemerkten. Ich hatte keine Lust und keine Energie auf weitere Fragen, die unweigerlich folgen würden, wenn mich meine Familie in diesem Zustand erlebte.

Noch bevor Donovan aus dem Raum war, schlief ich wieder ein.

Mein Plan funktionierte, denn als ich zum zweiten Mal die Augen aufschlug, war es bereits neun. Ich duschte in Ruhe, rasierte mich und stand dann minutenlang vor meiner Kommode. Meine Klamotten durften keine Zweifel aufkommen lassen, dass ich es war, gleichzeitig aber nicht zu aufgesetzt nach mir selbst wirken. Wobei Rylee sich vermutlich denken konnte, dass in der Academy wirklich immer nur ich ich war. Trotzdem wollte ich kein Risiko eingehen. In Zukunft sollte sie sich immer zu hundert Prozent sicher sein, wen sie vor sich hatte. Auch ohne Narbenkontrolle.

Schließlich entschied ich mich für eine unspektakuläre blaue Jeans und das Hemd, was ich getragen hatte, als wir uns das erste Mal begegneten. Damals bei unserem ersten spontanen Kuss, der mich so beindruckt hatte, dass ich kein Detail von diesem Tag jemals vergessen würde. Sogar die Unterhose und die Socken von damals wählte ich aus. Der unbelastete Tristan. Der Kerl, den sie unvoreingenommen nett und anziehend gefunden hatte. Natürlich war ich mir bewusst, dass sie sich vielleicht nicht an meine Kleidung von vor einem halben Jahr erinnerte, aber das war mir egal. Ich brauchte das für mich. Es war wie ein Reset auf Werksteinstellung. Tristan 1.0. statt 2.0. Oldschool-Tristan. Das Original. Nicht die seltsame Mischversion der letzten Wochen.

Am Frühstückstisch fand ich eine Schüssel und eine Tasse, beides leer. Daneben eine Thermoskanne und eine Packung Müsli, auf der ein Zettel klebte: *Guten Morgen, Langschläfer! Milch steht im Kühlschrank. Dein Lunchpaket auch. Viel Spaß an der Academy! Hab dich lieb, Mo«*, stand darauf. Unwillkürlich musste ich lächeln. Das war ihre Art, mir beizustehen.

Während im Hintergrund das Radio lief, aß ich mein Müsli und trank meinen Tee und scrollte durch Instagram. Natürlich folgte ich Rylee, aber sie war nicht besonders aktiv, und seit ein paar Tagen hatte sie gar nichts mehr gepostet.

Nate kam in die Küche geschlurft, bemerkte mich aber nicht. Wenn er im Schreibmodus war, blendete er die Welt um sich herum komplett aus. Er öffnete den Kühlschrank, nahm sich die Milch und trank direkt aus der Flasche.

»Das verrate ich deiner Freundin«, meinte ich, um ihn zu ärgern.

Erschrocken fuhr er herum, verschüttete dabei Milch und starrte mich mit aufgerissenen Augen an. »Was machst du denn hier?« Sein Brustkorb hob und senkte sich schnell, und er musste sich an der Kühlschranktüre festhalten.

»Ich wohne hier.«

»Ja, aber doch nicht um diese Zeit«, gab er berechtigterweise zu bedenken.

»Ich habe heute erst später Kurse. Sorry, dass ich dich so erschreckt habe. War keine Absicht.« Dass ich ursprünglich früher an die Academy gewollt hatte, um Rylee so schnell wie möglich wiederzusehen, ich aber gleichzeitig eine Heidenangst davor hatte und deswegen herumtrödelte und verzweifelt versuchte, einen Rückeroberungsplan zu schmieden, mir aber keiner einfiel, behielt ich für mich. Nate schrieb abgedrehte Science Fiction, keine Liebesschnulzen mit Happy End, er konnte mir in dieser Sache nicht weiterhelfen. Außerdem war das Leben leider kein Roman, in dem der Autor die Geschichte steuern konnte.

»Verstehe« war offenbar das Einzige, das ihm dazu einfiel.

Die Milch stellte er zurück in den Kühlschrank, schloss ihn, wischte mit Küchenrolle die Schweinerei am Boden auf und trollte sich wieder in sein Schreibzimmer. Ich räumte mein Geschirr in die Spülmaschine und die Cornflakespackung in den Schrank und machte mich auf den Weg zur Academy.

Rylee traf ich weder vor noch zwischen meinen Seminaren, noch in der Mittagspause, und auch bei Charakterstudien tauchte sie nicht auf. Stattdessen musste ich die heutige Übung mit einem Kerl ausführen, der nach Käsefüßen und ungewaschener Kleidung roch und die ganze Zeit redete.

Danach suchte ich Monica, in der Hoffnung, dass sie wusste, wo Rylee steckte. Ich fand sie im Männerwaschraum, wo sie mit Carl knutschte. Wenigstens die beiden hatten es endlich auf die Reihe gekriegt. Als sie mich bemerkten, ließen sie voneinander ab. Beide hatten rote Wangen, wirkten aber nicht peinlich berührt, weil ich sie beim Herummachen erwischt hatte.

»Weißt du, warum Rylee heute nicht da ist?«, fragte ich Monica.

Sie sah mich verwirrt an. Wie viel hatte ihr Rylee erzählt? Wusste sie, dass wir uns beziehungsweise Rylee sich von mir getrennt hatte?

»Hat sie dir nicht Bescheid gesagt? Sie ist krank und nach Hause zu ihrer Mom gefahren und lässt sich dort pflegen. Sie ist, glaube ich, zwei Wochen krankgeschrieben. Oder noch länger. Reginald ist stinksauer, weil er den Probenplan umschmeißen muss. Aber hey, sie ist krank. Er soll sich nicht so anstellen!«

Sie war nicht plötzlich krank, sie ging mir aus dem Weg. »Warum weißt du davon nichts? Du bist doch ihr Freund.« Also war sie nicht auf dem aktuellen Stand, was mich seltsamerweise beruhigte.

»Mein Akku war leer«, log ich.

»Aha.« Sie wirkte nicht überzeugt. Carl war zwischenzeitlich in eine Kabine verschwunden und kam jetzt wieder heraus und wusch seine Hände. Monica warf er ein zweideutiges Grinsen zu, und sie kicherte und senkte den Kopf. Die beiden waren irgendwie süß. Und erinnerten mich an Rylee und mich und was ich verloren hatte.

»Ich ruf sie nachher an«, fügte ich hinzu, bevor ich flüchtete und die zwei wieder ihrem Verliebtsein überließ.

Die nächsten Tage versuchte ich stündlich, Rylee zu erreichen. Aber sie ging nicht ans Telefon, antwortete auf keine meiner Nachrichten. Aufgeben würde ich trotzdem nicht. Irgendwann würde sie sich schon melden, und wenn es nur deshalb war, weil sie nicht mehr von mir gestalkt werden wollte.

In ihrem Wohnheimzimmer war sie tatsächlich nicht. Kurz hatte ich nämlich den Verdacht, dass sie sich lediglich vor mir versteckte. Aber Cassidy zeigte mir die halb leeren Schränke und dass Rylees Sachen aus dem Bad verschwunden waren. Außerdem beschimpfte sie mich und stellvertretend auch Donovan als manipulatives Betrügerarschloch und wünschte mir, dass mir der Schwanz abfaulen sollte. Ebenso wie meinem Bruder.

Ich lehnte mich mit verschränkten Armen und Füßen an den Türrahmen zum Bad. »Hast du ihr diese ganzen Lügengeschichten über mich und Donovan erzählt?«, konfrontierte ich sie mit meinem Verdacht.

Sie presste die Lippen zu einem Strich zusammen. »Und wenn? Stimmt es denn nicht?«, antwortete sie schnippisch.

»Warum tust du das? Was hast du davon, wenn Rylee und ich Streit haben?«

Sie funkelte mich an, spuckte trocken vor mir aus. »Du und dein Bruder, ihr seid das Letzte!«

»Du kennst uns doch gar nicht. Du bist weder hier aufgewachsen, noch sind wir befreundet. Alles, was du über uns zu wissen glaubst, sind Gerüchte oder Geschichten, die dir irgendwer anders erzählt hat. Woher weißt du, dass sie stimmen? Du weißt gar nichts über uns.«

»Leck mich!«, zischte sie. Ihr Gesicht war zu einer hässlichen Fratze verzogen.

Ich grinste gequält. »Garantiert nicht. Das überlasse ich gern anderen.«

»Aber er wollte nicht!«, kreischte sie auf einmal. Was war denn jetzt los? »Ich wollte ihn an dem Abend haben. Ich hatte ihn fast so weit. Und dann taucht diese Schlitzaugen-Altkleider-Bitch auf und nimmt ihn mir weg!«

Ich verstand gar nichts.

»Wen denn verdammt?«

»Deinen Bruder!«, brüllte sie. Spucketröpfchen spritzten in meine Richtung. Bevor noch Feuerstrahlen aus ihren Augen schießen würden, hob ich besänftigend die Hände. Was ungefähr so wirkungsvoll war, wie einen Bulldozer mit einem Gänseblümchen aufhalten zu wollen. »Im beFive. Ich habe den ganzen Abend in ihn investiert. Er wollte nur noch schnell aufs Klo, und dann wollten wir zu mir. Aber nein«, ätzte sie.

Ich hatte noch nie jemanden so gehässig reden hören. Als Schauspieler konnte man sich eine Menge von ihr abschauen. Allerdings war ihr Ausbruch nicht gespielt. Das hier war leider echt. Langsam dämmerte mir, was hier vor sich ging.

»Du hast ihr aus Rache Lügen über mich erzählt? Weil Donovan lieber mit Rylee mitgegangen ist als mit dir?«

»Ja, ich war's. Ich habe ihr Scheiße erzählt. Weil sie es verdient hat. Sie ist fett und hässlich und soll sich genauso fühlen wie ich, als sie ihn einfach gepoppt hat! Dabei gehört er mir! Mir! Zur Hölle mit ihr! Ich will, dass sie nie wieder glücklich wird!« Ihre Augen blitzten in ihrem roten, zu einer Grimasse verzogenen Gesicht, die Hände waren zu Fäusten geballt.

Ich taumelte zurück. Die Frau war total irre. »Ich glaub's nicht. Du zerstörst eine Beziehung wegen eines verpassten One-Night-Stands mit meinem Bruder?«

»Ich liebe ihn schon so lange. Er hätte sich nach unserer gemeinsamen Nacht auch in mich verliebt. Sie hat ihn mir weggenommen«, schluchzte sie jetzt.

Das bezweifelte ich stark. »Nein, hätte er nicht. Vielleicht. Keine Ahnung.« Ich rieb mir über das Gesicht. »Aber das gibt dir nicht das Recht, Rylee so zu behandeln. Und auch nicht mich und Donovan.«

Sie schwieg, atmete nur schwer und fixierte mich mit hartem, unnachgiebigem Blick. Wortlos quetschte ich mich an Cassidy vorbei, öffnete die Tür und ging betont langsam hinaus, ohne die Tür hinter mir wieder zu schließen.

Draußen setzte ich mich in Nates Wagen, den er mir geliehen hatte, und legte meine Stirn aufs Lenkrad. Wie konnte man so hinterhältig sein wie Cassidy? Wie konnte sie uns das antun?

Nachdem meine Hände nicht mehr so stark zitterten, rief ich Donovan an und erzählte ihm von Cassidy.

»Was? Spinnt die?«, brüllte er so laut, dass mir fast mein Ohr explodierte. »Erstens wusste ich nicht, dass die zwei Mitbewohnerinnen sind. Und zweitens lief an dem Abend gar nichts mit Cassidy. Ja, wir haben geflirtet, aber ich habe schnell gemerkt, dass wir nicht das Gleiche wollen. Sie hat nach fünf Minuten davon geredet, wie verknallt sie in mich ist. Angeblich schon seit Wochen. Hat von Liebe gefaselt und so einem Quatsch. Dabei kennt sie mich gar nicht. Höchstens vom Sehen am College. Du weißt, ich schlafe nicht mit Frauen, die in mich verliebt sind, wenn ich es nicht bin.« Mein Bruder war durchaus schon verliebt gewesen und hatte sogar glückliche Beziehungen geführt. Er lehnte Liebe nicht ab, aber solange sie ihn nicht traf, lebte er sein Singleleben mit allem, was dazugehörte. Aber niemals, wirklich nie, nutzte er die Gefühle von Frauen aus. Das war er nicht. Er liebte Sex, aber er war immer fair und ehrlich. Und vor allem hasste er Komplikationen. Nur leider zog er Probleme an wie ein Magnet. Was er mit Cassidy mal wieder bewies. »Ich habe ihr freundlich erklärt, dass ich sie nett und sexy finde, aber dass das mit uns nichts wird, weil ich nicht das Gleiche empfinde wie sie und ich sie nicht verletzen will. Das musst du mir glauben, Bruder.« Ja, natürlich tat ich das. Cassidy hatte sich aufgeführt wie eine Psychopathin. Besonders glaubwürdig war das nicht. Das sagte ich ihm auch. Er stieß ein erleichtertes Geräusch aus. »Von außen wirke ich sicher wirklich wie ein Arsch.« Er seufzte.

»Manchmal vielleicht«, gab ich zu. »Aber viel mehr Leute wissen, dass du keiner bist.«

»Tut mir leid, dass das alles passiert ist«, sagte er leise.

»Ich weiß. Es ist nicht deine Schuld.«

Im Rückspiegel sah ich, wie Cassidy das Gebäude verließ. Hoffentlich tauchte sie nicht bei uns zu Hause auf. Ihr traute ich alles zu.

»Krass, wozu Frauen fähig sind«, stieß Donovan hervor.

Leider änderte das nichts an der Tatsache, dass Rylee momentan unerreichbar war. Zwar wusste ich jetzt, wer sie bewusst und hinterhältig manipuliert hatte, aber letztendlich nützte das nichts. Rylee blieb weg.

Nach dem Gespräch mit meinem Bruder blieb ich noch eine Weile im Auto sitzen und starrte blicklos durch die Windschutzscheibe. Vielleicht sollte ich mich ebenfalls krankmelden. Die Realität einfach verdrängen und mich in meinem Selbstmitleid baden. Aber so wollte ich nicht mehr sein. Ich wollte endlich ein Mann sein, auf den Rylee stolz sein konnte. Kein weinerliches Weichei.

Also holte ich tief Luft, zeigte Cassidy in Gedanken den Mittelfinger und startete den Wagen.

# November

# Rylee

Seit zwei Wochen hing ich mittlerweile bei meiner Mom herum. Ich verließ kaum mein Zimmer, und wenn, dann lag ich stundenlang in der Badewanne, hörte traurige Musik oder telefonierte mit Jasmin und Sumi. Statt mich mit Fragen zu bedrängen, kochte Mom mir mein Lieblingsessen, leistete mir beim Serienschauen Gesellschaft, brachte mir nach der Arbeit Kuchen mit, tröstete mich, wie nur Moms es können. Leider verschwanden meine Gefühle für Tristan nicht einfach, sosehr ich es wollte. Im Gegenteil. Jeden Tag vermisste ich ihn mehr. Auf seine Anrufe und Nachrichten reagierte ich trotzdem nicht, hörte nicht einmal meinen Anrufbeantworter ab. Er würde mir ohnehin nur immer wieder die bereits bekannten Lügen und Ausreden auftischen.

Immer wieder wälzte ich die gleichen Fragen hin und her. Eine Erkenntnis befiel mich leider nicht.

An Tag sechzehn meines Exils rief mich mein Erzeuger an. Was komisch war, weil er das nie tat. Also wirklich nie, nicht einmal zu meinen Geburtstagen oder an Weihnachten. Alles, was die Finanzierung meines Studentenlebens und der Academy betraf, lief per Mail oder per Post. Einmal hatte er mir sogar ein Fax an die Academy geschickt, das mir eine Sekretärin dann in den Kurs brachte.

Verwirrt, was er von mir wollte, nahm ich ab.

»Hallo?«, fragte ich vorsichtig.

»Rylee?« Wer denn sonst? Er klang bereits jetzt genervt.

»Ja.«

»Kannst du dich nicht wie normale Menschen mit Namen melden?« Keine Begrüßung, nur Anblaffen. Das hätte er sich auch sparen können. Zum Antworten gab er mir keine Chance, denn er redete sofort weiter. »Hör zu. Ich kann dir dein Studium und alles andere nicht mehr bezahlen«, warf er mir ohne vorherigen Small Talk vor die Füße. »Auch keinen sonstigen Unterhalt mehr. Du bist alt genug, für dich selbst zu sorgen. Pamela ist schwanger, und wir werden heiraten. Ich brauche mein Geld für mein richtiges Kind.« *Mein richtiges Kind*. Diese drei Worte trafen mich härter als die Nachricht, dass er mir den Geldhahn zudrehen wollte. Abgesehen davon besaß er genug Kohle, um zehn weitere Kinder zu finanzieren. »Das Wohnheimzimmer habe ich schon gekündigt. Du hast bis Ende der Woche Zeit, deine Sachen zu holen, weil sie es bereits weitervermietet haben. Die aktuelle Semestergebühr für die Academy ist leider bereits bezahlt, Rückzahlungen verweigern sie. Dein Glück. Danach bist du auf dich gestellt. Geh arbeiten. Du hast mir ohnehin viel zu lange auf der Tasche gelegen.« Ich hatte ihm nicht auf der Tasche gelegen, es war seine verdammte Pflicht, Unterhalt zu zahlen. Schließlich war sein Sperma schuld, dass ich überhaupt existierte. Außerdem arbeitete ich, seit es mir gesetzlich erlaubt war. Das vergaß er wohl. Auch dass Mom sich den Hintern aufriss, um mich zu versorgen, weil sein sogenannter Unterhalt zu mickrig gewesen war, um ins Gewicht zu fallen. Wut und Enttäuschung stiegen in mir auf. Das hatte mir gerade noch gefehlt. Erst Tristan und jetzt Mister Superdad Gunner Rylee. Was kam als Nächstes? Mein Rauswurf von der Academy, weil ich krankgeschrieben war?

Pamela, also die zukünftige Mrs Rylee, kannte ich nur von Fotos vom Instagramaccount meines Erzeugers, den er extra angelegt hatte, um mit seiner jungen Kunstbusen-und-Botoxlippen-Tussi anzugeben. Von ihrem eigenen Instaprofil wusste ich, dass sie seit Langem an einem Kind »arbeiteten«. Keine Ahnung, warum ich den beiden überhaupt folgte. Vermutlich eine unentdeckte masochistische Ader. Wegen der konnte ich auch nicht aufhören, Tristan zu lieben.

»Hast du verstanden, was ich gesagt habe?«, hakte er nach, weil ich immer noch nichts erwidert hatte.

»Ja, habe ich. Du lässt mich hängen. Wie immer. Das bin ich ja gewöhnt«, konnte ich mir nicht verkneifen zu sagen.

»Ich lasse mich von dir nicht beschimpfen oder mir ein schlechtes Gewissen einreden. Ich habe dich und deine Mutter all die Jahre unterstützt, obwohl ich das nicht gemusst hätte.« Doch, musstest du. Moralisch und rechtlich. Du hattest nur Glück, dass Mom nie den vollen Unterhaltsanspruch eingeklagt hat. »Also sei nicht so unverschämt und undankbar.«

»Unterstützt?« Jetzt wurde ich wirklich sauer. »Du hast dich einen Scheiß für mich oder Mom interessiert. Du hast sie geschwängert und dann sitzen lassen und sogar versucht, dich komplett rauszuwinden. Erst nach einem Vaterschaftstest hast du zugegeben, dass du der Vater bist. Der lächerlich geringe Geldbetrag, den du Unterhalt nennst, obwohl du wirklich nicht arm bist, reicht nicht einmal für die Miete. Nur weil Mom dich immer noch liebt, warum auch immer, hat sie das alles hingenommen. Sie hatte zeitweise drei Jobs! Drei! Also erzähl mir nichts von finanzieller Unterstützung. Du hast es nicht einmal für nötig befunden, mich, deine Tochter, mal zu besuchen oder zu dir einzuladen. Oder wenigstens eine Geburtstagskarte zu schicken, die nicht Mom geschrieben hat. Ich war dir eine Last, ein Fickunfall, mehr nicht.« Er schnaubte und wollte etwas sagen, aber ich würgte ihn ab. »Aber weißt du was? Erstick an deinem Geld. Wir kommen schon ohne dich zurecht. Mussten wir die letzten zwanzig Jahre ja auch. Hoffentlich schaffst du es, wenigstens dein richtiges Kind«, ich spie ihm dieses Wort regelrecht entgegen, »zu lieben, wenn du mich schon so verabscheust.« Ich atmete schwer. Aus Rücksicht Mom gegenüber hatte ich die ganzen Jahre über meinen Mund gehalten. Aber Gunner Rylee hatte es verdient. Er konnte mich kreuzweise! »Vielen Dank für nichts und noch ein schönes Leben!«, blaffte ich. Dann legte ich ohne Verabschiedung auf.

Ich presste die Handflächen auf die Augen und versuchte, meinen rasenden Puls zu beruhigen. Ich hasste diesen Menschen abgrundtief.

Was sollte ich jetzt tun? Ich hatte keinen Job, keine Wohnung. Selbst wenn ich mit meinem Ersparten die Academy bezahlen konnte, wovon sollte ich leben? Ich musste schließlich etwas essen. Und irgendwo schlafen.

Nicht einmal weinen konnte ich. Das war alles so absurd. In nicht einmal drei Wochen hatte ich meinen Freund, meine Wohnung und meinen sogenannten Vater verloren, musste vielleicht meinen Traum, Schauspielerin zu werden, begraben und mir eine Arbeit suchen. Von Monica wusste ich, wie schwer das in Minot war. Die Stadt war klein und voller Studenten, die einen Job brauchten. Alles stürzte über mir zusammen. Und nun liefen doch die Tränen. Überfordert schluchzte ich auf.

Ohne aufzusehen, wusste ich, dass Mom mein Zimmer betreten hatte. Neben mir senkte sich die Matratze, und im nächsten Moment spürte ich ihren Arm auf meiner Schulter.

»Ach mein armer kleiner Schatz, ist es immer noch nicht besser? Willst du mir nicht endlich erzählen, was vorgefallen ist?«, fragte sie auf Koreanisch. Ich antwortete nicht, schniefte nur. »Ist es wegen dieses Jungen? Hat er dir wehgetan? Oder etwas gemacht, was du nicht wolltest?«

Ich hob meinen Kopf und wischte mir mit dem Unterarm über das nasse Gesicht. »Umma, ich bin seit Jahren keine Jungfrau mehr, falls du das meinst. Im Übrigen warst du jünger als ich jetzt, als du mich bekommen hast.« Sie wurde rot, hörte aber nicht auf, meinen Rücken zu streicheln. »Ja, er hat mich verletzt, aber ich will jetzt nicht darüber reden.«

Sie nickte und lächelte liebevoll. »In Ordnung. Trotzdem habe ich das Gefühl, dass da noch mehr ist. Ich habe dein Telefon klingeln hören. Hast du schlechte Nachrichten bekommen?«

Warum ihr die bittere Wahrheit verschweigen? Sie musste es ohnehin erfahren. »Mein Erzeuger stellt ab sofort seine Zahlungen ein. Pamela ist schwanger, und er braucht das Geld für sein richtiges Kind.«

»Du bist sein richtiges Kind.« Sie wirkte ehrlich verwirrt.

»Das sieht er nicht so, Mom.« Ich rutschte auf meinem Bett nach oben, bis ich mich ans Kopfende lehnen konnte.

Moms Lippen zitterten, sie blinzelte, kratzte sich an der Nase. »Das musst du irgendwie falsch verstanden haben. Er hört sicher nicht auf, uns zu unterstützen.«

Ich schüttelte den Kopf. »Nein, ich habe nichts falsch verstanden. Er will nicht mehr zahlen, sondern sein ganzes Geld für sich und seine neue Familie ausgeben. Er hat sogar schon mein Wohnheimzimmer gekündigt.«

»Aber wir sind seine Familie«, hauchte Mom. Tränen standen in ihren Augenwinkeln, und eine löste sich und rann ihre Wange hinab. Abrupt setzte sie sich aufrecht hin. »Ich rede mit ihm. Das hat er sicher nicht so gemeint. Du hast etwas falsch verstanden.«

»Mom«, sagte ich schärfer. »Komm endlich in der Realität an. Wir waren nie eine Familie. Es gibt nur dich und mich. Wir sind ihm völlig egal. Egaler geht es gar nicht. Er liebt weder dich noch mich, nur sich selbst und vielleicht Pamela.«

»Aber …« Mom schluchzte, war von der neuen Entwicklung verstörter als ich. Aber ich hatte ja schon immer gewusst, dass Gunner Rylee ein Arsch war. Mom hatte sich an die Hoffnung geklammert, dass er irgendwann zu ihr zurückkommen würde und wir dann heile Familie spielen könnten. »Aber er kann uns doch nicht so einfach im Stich lassen. Was wird aus deinem Studium?«

»Ich werde schon eine Lösung finden.« Ich schluckte. »Zur Not muss ich eben an der Academy aufhören und hierher zurückziehen.« Die Vorstellung schnürte mir den Hals zu.

»Das wirst du nicht!«, sagte Mom viel bestimmter als noch vor ein paar Sekunden. »Ich gebe dir meinen Notgroschen, und dann holst du deine Sachen aus dem Wohnheim und ziehst erst einmal ins Motel oder eine Pension, bis du eine neue Wohnung gefunden hast. Wir sprechen mit der Academyleitung, sie können dir sicher helfen, etwas zu finden. Und du suchst dir dort einen Job. Wir schaffen das schon.«

Gerade eben dachte ich noch, sie würde zusammenbrechen. Woher kam plötzlich ihre Kraft?

»Mom, der Notgroschen ist, wie der Name sagt, für Notfälle.«

»Und was ist das jetzt?« Sie reckte das Kinn vor. »Richtig, ein Notfall. Also nimm das Geld. Du wirst deinen Traum nicht aufgeben. Das werde ich verhindern. Und wenn ich Tag und Nacht arbeiten muss, um dir das zu ermöglichen.«

Ich krabbelte zu ihr und umarmte sie. Schmiegte mich in ihre bedingungslose Liebe.

»Vergiss mal für einen Moment deinen Dad«, sagte sie sanft. »Ich mache mir große Sorgen um dich. Das hier bist nicht du.« Sie schob mich sanft von sich. »Du verkriechst dich nicht bei Problemen oder Kummer. Du schaust nach vorn, hakst die Vergangenheit ab und beginnst etwas Neues.« Sie drückte meine Oberarme. Ich versuchte zu lächeln, brachte aber nur ein dämliches Grinsen zustande. »Liebst du ihn denn noch?« Ohne nachzudenken, nickte ich. »Will er dich zurück?« Wieder bestätigte ich. Sie nahm meine Hand, drückte meine Finger. »Willst du ihn denn auch zurück?« Ich schüttelte den Kopf. Zuckte die Schultern. Nickte. Sie lächelte. »Das ist doch eine gute Voraussetzung. Nimm dir alle Zeit der Welt, die du brauchst. Wenn er dich wirklich liebt, wird er auf dich warten.

Ich schloss nicht aus, dass ich Tristan irgendwann verzeihen würde. Oder, falls er die Wahrheit sagte und es nichts zu verzeihen gab, ihn zurück in mein Leben lassen würde. Aber momentan war ich noch nicht bereit. Er sollte sich ruhig anstrengen. Er hatte so viel Engagement in sein Donovan-Ding gesteckt, da konnte er das auch bei meiner Rückeroberung. Schließlich hatte er eine Menge wiedergutzumachen. Und wenn nicht, wusste ich wenigstens, woran ich war.

Ein paar Tage später räumte ich meine Sachen aus dem Wohnheimzimmer in den Mietwagen, den ich mir geleistet hatte, weil ich nicht jeden Koffer und jede Kiste einzeln ins Motel tragen konnte. Nur Monica wusste, dass ich wieder da war, hatte mir auch angeboten zu helfen, war aber dann spontan von einer Erkältung niedergestreckt worden. Cassidy hatte mir lediglich eine Nachricht geschrieben, dass ich den Schlüssel auf meinem Bett liegen lassen sollte. Kein nettes Wort des Abschieds oder Bedauerns. Als hätten wir uns nie gekannt.

Nun standen meine Habseligkeiten in meinem schäbigen Motelzimmer am Stadtrand und starrten mich an. Doch zum Trübsalblasen hatte ich keine Zeit. Ich musste den Mietwagen zurückbringen, bevor ich eine weitere Stunde bezahlen musste. Sparen, wo es ging, war ab sofort mein Motto. Der »Umzug« hatte mich fast den ganzen Tag gekostet, und mittlerweile war es dämmrig. Gleich morgen würde ich an der Academy um Hilfe bei der Wohnungssuche bitten. Und natürlich wieder meine Kurse besuchen. Mich meinem neuen Leben stellen. Ich war Rylee, stark und mutig, und ließ mich nicht so schnell unterkriegen. Weder von Gunner Rylee noch von Tristan Jones oder Geldproblemen. Mit Tristan würde ich mich vorerst arrangieren müssen, schließlich studierten wir zusammen und waren im Stück ein Liebespaar. Ob ich ihn erneut auch außerhalb der Academy in mein Leben lassen würde, wollte ich davon abhängig machen, wie er sich mir gegenüber verhielt. Und wie er mir seine »Unschuld beweisen« wollte. So zumindest der Plan. Die letzten Wochen hatten mir gezeigt, dass sowieso alles ganz anders kam.

Die Tür zum Büro des Direktors stand offen, was für uns Studenten bedeutete, dass er zu sprechen war. Deswegen klopfte ich, blieb aber im Türrahmen stehen, bis er mich hereinbat.

»Guten Morgen, Miss Chang, was kann ich für Sie tun?« Wie er es schaffte, sich die Namen aller Studenten zu merken, war mir ein Rätsel. Hatte er ein Album mit Fotos, die er auswendig lernte? Fragte ihn seine Frau regelmäßig ab? Er deutete auf die Sitzgruppe am Fenster, stand auf und kam um den Tisch herum. »Setzen Sie sich.«

Ich nahm in einem der Sessel Platz und knetete nervös meine Hände. In wenigen Sätzen fasste ich meine Probleme zusammen: dass mein Erzeuger die Gebühren nicht mehr übernehmen würde, ich aber unbedingt weiter bleiben wollte, dass ich momentan im Motel wohnte und dringend eine Wohnung und einen Job brauchte.

Miller schob die Lippen vor und zurück und sah mich dabei mit gerunzelter Stirn an.

»Zu Punkt eins«, begann er. »Wir haben ein Programm für mittellose und einkommensschwache Studenten. Wir kooperieren diesbezüglich mit einer hiesigen Bank, die ohne Liquiditätsprüfung günstige Kredite vergibt, zusätzlich zu unseren internen Fördermitteln. Ich kann Ihnen die Kontaktdaten geben und Sie dort empfehlen. Zusätzlich werde ich mich mit dem Kollegium beraten, ob und in welcher Höhe wir Sie aus unserem Fond berücksichtigen können. Leider sind die Vorgaben hierbei sehr streng, da es um staatliche Gelder geht. Den Verwaltungsaufwand können Sie sich gar nicht vorstellen.« Er atmete scharf aus und schüttelte den Kopf. »Aber das sollte nicht Ihr Problem sein. Ich würde Sie ungern verlieren. Ich höre von Ihren Dozenten nur das Beste.« Interessant. Aber ich hakte nicht weiter nach, was genau er meinte. Ich war nicht hier, um mich loben zu lassen. »Zumindest das sollte also kein Hindernis sein, weiter an der Academy zu bleiben.« Er verschränkte die Finger auf seinem Bauch und lehnte sich zurück. »Was Ihr Wohnungsproblem angeht, kann ich Ihnen leider nicht helfen. Der Wohnungsmarkt ist aufgrund der hohen Studentenzahlen von Academy und College zusammen prekär. Katastrophal genauer gesagt. Ihr Zimmer ist sicher bereits weitervermietet.« Ich nickte, und er seufzte. »Ich kann mich gerne ein wenig umhören und Ihnen die Nummer eines befreundeten Maklers geben. Aber versprechen Sie sich davon nicht zu viel.« Er verzog bedauernd sein Gesicht. »Auch bei Ihrer Jobsuche wird es nicht viel einfacher sein. Aus den gleichen Gründen. Eine Kleinstadt mit unheimlich vielen jungen Menschen, die alle arbeiten wollen, um sich das College oder die Academy zu finanzieren. Das Leben natürlich nicht zu vergessen.« Das hatte ich befürchtet, würde mich aber davon nicht entmutigen lassen. Das Motel war schäbig, aber dafür unschlagbar billig, sodass ich dort die nächsten drei Monate bleiben konnte. Länger allerdings würden Moms Notgroschen und mein Erspartes nicht reichen. Direktor Miller legte den Kopf schief. »Haben Sie keine Freunde oder Bekannten, bei denen Sie für eine Weile unterkommen könnten?«

»Leider nicht.« Monica wohnte selbst in einem Zimmer, das nicht viel größer als ein Schuhkarton war, und außer ihr kannte ich nicht wirklich jemanden.

»Hm.« Wir verfielen in Schweigen. »Ich lasse es Sie wissen, wenn mir etwas zu Ohren kommt«, sagte er dann in die Stille und stemmte sich hoch. Zeit zu gehen, hieß das wohl. Ich hievte mich ebenfalls hoch. Wir schüttelten uns die Hände, ich bedankte mich und ging zur Tür.

»Schließen Sie bitte die Tür hinter sich«, rief er mir noch zu, bevor er sich seinem Computer widmete.

Vor seinem Büro lehnte ich mich an die Wand, schloss die Augen und atmete tief durch. Zwar hatte sich nicht alles geklärt, aber zumindest ein Teil. Erleichterung stieg in mir hoch. Ich konnte weiter die Academy besuchen, der Rest würde sich hoffentlich auch noch ergeben.

# Tristan

»Alles okay?«

Sie zuckte zusammen, riss die Augen auf und stieß sich von der Wand ab. Kurz lächelte sie, verkniff es sich dann aber doch. Doch dieser kurze Moment Offenheit und Zuneigung ließ mein Innerstes anschwellen. Sie fehlte mir so.

»Ja.« Sie trat einen Schritt auf mich zu, aber nicht, um mich zu umarmen, sondern weil sie an mir vorbeiwollte.

»Warum warst du bei Miller? Gibt es Probleme? Weil du so lange gefehlt hast?«

»Nein.«

Konnte sie nicht mehr als Einwortsätze sagen? So war es verdammt schwer, sich mit ihr zu unterhalten. Ich wollte ihre Stimme hören, wissen, wie es ihr ging, ob sie mich noch immer so liebte wie ich sie.

Stumm standen wir voreinander und sahen uns an. Mein Herz klopfte, in meinem Magen rumorte es. Und das lag nicht an meinem Frühstück.

Die Tür von Millers Büro öffnete sich, und der Direktor streckte den Kopf heraus. »Ah, gut, dass Sie noch da sind, Rylee. Sie haben die Nummer des Maklers vergessen.« Er reichte ihr einen Zettel. »Viel Erfolg! Ich hoffe, er kann Ihnen helfen.«

Rylee nickte und lächelte scheu, ihr Blick huschte zu mir. Den

Zettel steckte sie so schnell ein, als hätte Miller ihr die Kontaktdaten eines Drogendealers übergeben.

»Danke«, sagte sie leise.

Miller hielt die Faust hoch. »Ich drücke Ihnen die Daumen.« Dann verschwand er wieder in seinem Büro, aus dem man das Telefon klingeln und kurz darauf Miller sprechen hörte.

Natürlich ging es mich nichts an, trotzdem konnte ich mir nicht verkneifen zu fragen: »Makler? Warum brauchst du die Nummer eines Maklers? Willst du umziehen?«

Zuerst zögerte sie. »Wollen ist das falsche Wort«, antwortete sie schließlich. Sie verzog die Lippen und zuckte mit den Schultern.

Mit der Hand machte ich eine Geste, die sie zum Weitersprechen auffordern sollte. »Aber?«

Ungefragt folgte ich ihr nach draußen, als sie plötzlich loslief. Obwohl es nieselte, steuerte sie eine Bank vor dem Academygebäude an. Keine Ahnung, ob sie wollte, dass ich mich neben sie setzte, ich tat es einfach. Sie hatte offenbar ein Problem, und damit würde ich sie nicht allein lassen. Freunde machten so etwas. Wenn sie mich schon nicht mehr – oder zumindest im Moment – als Geliebten wollte, konnte sie vielleicht wenigstens meine Freundschaft ertragen.

»Du bist doch sonst nicht so aufdringlich.« Sie klang müde. »Der Tristan, den ich kenne, ist zurückhaltender. Donovan ist der, der mich stalken würde.«

»Erstens würde der echte Donovan das nicht tun. Mein Bruder stalkt niemanden. Er ist nur nicht so höflich und verkopft wie ich und handelt spontan. Zweitens bin ich nicht aufdringlich, sondern aufmerksam. Und drittens ...« Sie sah mich an. Eigentlich wollte ich ihr sagen, dass es den alten Tristan nicht mehr gab, aber das hörte sich blöd an. Also schwieg ich. Außerdem hätte sie ja auch weggehen können. Machte sie aber nicht. So schlimm konnte meine Gesellschaft also nicht sein. Das war doch schon mal ein Anfang. »Was ist jetzt mit dem Makler und deinem Wohnheimzimmer?«

Sie schnaufte lang gezogen aus. »Ich bin aus dem Wohnheim geflogen.«

»Wieso denn das? Hast du nachts um zwei Trompete geübt? Oder Cassidy im Schlaf ermordet?« Wobei ich das – aus bestimmten Gründen – nicht einmal schlimm gefunden hätte. Ob Rylee von der Intrige wusste?

Zu meinem Erstaunen und meiner Freude lachte sie. Aber schnell verfinsterte sich ihr Gesicht wieder.

»Nein, ich spiele weder Trompete noch ein anderes Instrument, und Cassidy ist zwar nicht gerade meine beste Freundin, aber schon okay.« Womit geklärt war, dass sie nicht wusste, was für eine manipulative Schlampe Cassidy in Wirklichkeit war. »Mein Erzeuger hat beschlossen, dass er mich nicht mehr finanziert. Und hat gleich auch noch mein Zimmer gekündigt.«

»Und was heißt das jetzt?«, fragte ich heiser. Würde sie die Academy verlassen, weil sie sich die Studiengebühren nicht mehr leisten konnte? Der Gedanke schnürte mir die Kehle zu.

Sie hob resignierend die Arme und ließ sie wieder fallen. Durch den Nieselregen glänzten ihre Haare, ein Wassertropfen rann ihre Schläfe hinab. Mir war kalt, und ich hasste Regen, aber sie wurde mich nicht mehr los. Ich wollte für sie da sein. In meinem Spind hatte ich Wechselkleidung, zwar nur eine Jogginghose für das Tanzseminar, aber das war mir egal. Für Rylee wäre ich auch den ganzen Tag im geblümten Catsuit herumgelaufen.

»Das heißt, dass ich bald pleite bin. Mein Erspartes reicht nicht mehr lange. Sprich, ich brauche dringend einen Job.« Sie lehnte sich zurück und legte den Kopf in den Nacken, ließ den Regen ihr Gesicht benetzen. Ihr Anblick erinnerte mich an unseren Sex in der Dusche ihres Wohnheimzimmers. Weil wir es nicht geschafft hatten, uns im Stehen zu lieben, hatten wir uns einfach auf den Boden gesetzt. Ich hatte mich mit angezogenen Knien an die Fliesen gelehnt, und sie hatte mich geritten, den Kopf genüsslich zurückgelegt, die Augen geschlossen. Wie jetzt. Fuck! Ich liebte sie so sehr, dass es schmerzte. »Nur, wo finde ich einen Job? Ich kann doch keinen herzaubern! Miller meint, die ganzen Studentenjobs in Minot sind alle vergeben. Und dass es ohnehin viele arbeitssuchende Studenten gibt.«

Ich kannte eine Menge Leute, irgendjemand wusste sicher irgendetwas. Doch zuerst musste etwas anderes geklärt werden.

»Heißt das auch, du bist momentan obdachlos?«

»Kann man so sagen«, sagte sie leise. »Ich wohne mit meinem Kram in einem Motel.«

Ich erschrak. »Doch nicht etwa dem Minot's Inn?«

Leider nickte sie. Das war kein Motel, das war eine heruntergekommene Baracke. Eine schäbige Absteige in einem noch schäbigeren Viertel. Billig, aber genau deswegen benutzten es Prostituierte als Stundenzimmer oder zwielichtige Typen für Dinge, die man besser nicht wissen wollte.

»Das geht gar nicht. Du schläfst bei uns«, bestimmte ich spontan.

Mit entrüstetem Gesicht schüttelte sie den Kopf. »Du musst mich nicht retten, ich bin schon groß. Ich kann auf mich selbst aufpassen!«

Dachte sie, ich hielte sie für schwach? Garantiert nicht. Sie war eine der stärksten Frauen, die ich kannte. Sie brauchte tatsächlich keinen Aufpasser. Trotzdem musste sie ihr Glück ja nicht herausfordern. »Das Inn ist echt das Letzte. Wenn du da wohnst, solltest du Geld bekommen, nicht ausgeben. Und es ist gefährlich. Ich habe kein gutes Gefühl, wenn du dort allein bist.« Ihr Gesichtsausdruck wechselte von trotzig zu skeptisch und wieder zurück. »Wir haben genug Platz.«

»Ich werde sicher nicht bei dir einziehen«, widersprach sie vehement und rückte ein Stück von mir ab. »Das will ich nicht. Deine Familie sicher auch nicht. Außerdem bin ich immer noch sauer auf dich. Wir beide so nah zusammen, in einem Haus, das wäre keine gute Idee.«

Als Zeichen, dass sie einen Augenblick warten sollte, hob ich einen Finger, zog mein Handy aus der Hosentasche und schrieb eine Nachricht in die Familiengruppe.

*Tristan: Kann Rylee eine Weile bei uns wohnen? Sie hat ihr Wohnheimzimmer verloren, weil ihr Erzeuger ihr den Geldhahn zugedreht hat. Sie hat hier sonst niemanden.*

*Parker: Was für ein verfickter Arsch! Trotzdem. Muss das sein?*

*Morgan: @Parker: Wortwahl! @Tristan: Natürlich helfen wir ihr. Sie ist herzlich willkommen. Aber bist du dir im Klaren, was das mit deinem Herzen anstellt, wenn sie hier bei uns wohnt?*

*Parker: @Morgan. Aber wenn es doch wahr ist!*

*Tristan: @Parker: Ich stimme dir voll zu. @Morgan: Danke, Schwester. Ja, ist mir bewusst. Ich will ihr einfach helfen.*

Donovan: Du willst was ganz anderes, gib's zu ;) Wir alle wissen, dass du immer noch scharf auf sie bist. Und nur mal einfach so machst du gar nichts. Du hast immer gut durchdachte Gründe.

Nate: Weiß die Arme, was sie sich antut, wenn sie hier einzieht?

Donovan: Schnapp sie dir, Brudi! Das ist deine Chance! Das ist Schicksal!

Tristan: Seit wann glaubst du an Schicksal?

Donovan: Seit dieser ganze Zwillings-Verwechslungs-Scheiß passiert ist. Und seit ich mitbekommen habe, wie sehr du durch den Wind bist, weil du sie so liebst. Das ist irgendwie putzig. Ich will eben nicht, dass du unglücklich bist.

Parker: @Don: Wirst du jetzt zum gleichen Weichei wie Tris?

Nate: @Donovan: Bist du neidisch? Liebe ist etwas Wunderbares!

Morgan: Ich finde es schön, dass Donovan will, dass sein Bruder wieder glücklich wird. Und wenn wir alle dabei helfen können, tun wir das gerne. @Nate: Ich liebe dich auch.

Parkers Antwort waren ein Smiley, der die Augen verdrehte, und ein Kotzemoji.

*Dad: Von mir aus. Ich habe hier ohnehin nichts zu melden. Schläft sie in deinem Zimmer?*

*Tristan: Ich glaube nicht, dass sie das will. Ich dachte an das Gästezimmer unterm Dach.*

*Donovan: Klar will sie. Sie will es nur nicht zugeben. Dachzimmer ist auch gut, dann muss ich euch nicht zuhören.*

*Morgan: Lass ihr Zeit. Bedrängen hilft gar nichts.*

Offenbar gingen alle davon aus, dass eine Wohngemeinschaft mit Rylee dazu führen würde, dass wir wieder ein Paar wurden oder zumindest miteinander schliefen. Ich selbst hatte da mehr Zweifel, auch wenn ich beides natürlich hoffte. In erster Linie wollte ich tatsächlich, dass sie nicht auf der Straße beziehungsweise in dieser Absteige hausen musste.

*Nate: Sagt die, die mich gezwungen hat, zu ihr zurückzukommen ;) <3*

*Morgan: Ich habe dich zu nichts gezwungen!*

*Tristan: Könnt ihr das später besprechen? @Dad: Kann ich später dein Auto haben, damit wir ihre Sachen aus dem Minot's Inn holen können?*

*Donovan: Sie wohnt im Inn? Fuck! Hol sie da raus, Mann!*

*Tristan: Genau das habe ich vor, schlauer Bruder. Kannst du mir tragen helfen?*

*Donovan: Logisch. Sag mir nur, wann.*

*Tristan: Danke, Leute! Ihr seid die Besten.*

»Sie sind alle einverstanden«, fasste ich unseren Gruppenchat für Rylee zusammen. Die Details behielt ich vorsorglich für mich. Falls sie sich wunderte, warum ich so lange hin- und hergeschrieben hatte, ließ sie sich nichts anmerken.

»Es wäre tatsächlich gut, wenn ich das Geld für das Motel und den Bus in die Academy sparen könnte.« Sie sah mich an, in ihren Augen glaubte ich Unsicherheit und Sehnsucht zu lesen, auch wenn sie Entschlossenheit vorgab. »Aber das bedeutet nicht, dass ich dir einfach verzeihe und wir wieder zusammen sind.«

»Natürlich«, versicherte ich ihr. »Ich werde dich nicht bedrängen, nicht nachts in dein Zimmer schleichen, um dich zu verführen, außer du bittest mich darum. Aber du kannst mich nicht daran hindern, weiter wie verrückt in dich verliebt zu sein und zu hoffen, dass alles wieder gut wird. Und dir zu beweisen, dass ich dich niemals angelogen habe.«

Sie musterte mich lange, knetete ihre Hände. Dann nickte sie langsam. »Okay. Danke!«

Ein Wassertropfen rann an ihrem Pony herab und verfing sich in ihren Wimpern. Der Drang, ihre vom Regen glitzernden Lider zu küssen, war beinahe unerträglich. Aber ich blieb standhaft.

»Komm, lass uns reingehen, bevor wir uns in Regenwürmer verwandeln. Charakterstudien wartet«, sagte ich heiser.

Sie nahm ihre Tasche und ich meinen Rucksack, und gemeinsam liefen wir endlich ins Trockene.

Um zehn fielen Donovan, Rylee und ich erschöpft vom Kistenschleppen auf die Couch. Wie hatte sie das allein nur geschafft? Rylee saß in der Mitte, ihre Schenkel berührten meine. Nur ganz leicht, trotzdem prickelte meine Haut, und mein Schwanz regte sich sehnsüchtig.

»Was hast du nur in den Kisten?«, fragte Donovan ächzend und wischte sich dramatisch über die gar nicht verschwitzte Stirn. »Ziegelsteine?«

»Klamotten, Bücher, Schnittmuster, Schuhe, was man halt so alles hat«, antwortete Rylee grinsend. Den ganzen Umzug über hatten wir gescherzt und gelacht und uns gut verstanden, ganz so, als wäre nie etwas zwischen uns vorgefallen. Trotzdem gab ich mich nicht der Illusion hin, dass plötzlich alles vergeben und vergessen war. »Ich bin auch ganz schön fertig.« Gleichzeitig ließen wir unsere Köpfe auf die Lehne fallen und stöhnten. Eine Weile saßen wir so und schwiegen. »Danke, Jungs«, sagte Rylee dann leise und küsste jeden von uns auf die Wange, wobei sie auf meiner länger verweilte. Ihre Lippen brannten auf meiner erhitzten Haut. Sehnsucht wallte in mir auf, weil ich genau wusste, wie sich ihr Mund auch auf anderen Stellen meines Körpers anfühlte. Leider konnte ich nicht verdrängen, dass Donovan das auch wusste. Jedes Mal, wenn ich mich daran erinnerte, konnte ich kaum noch atmen, und Eifersucht überflutete mich.

Morgan hatte das Gästezimmer natürlich bereits hergerichtet, das Bett frisch bezogen, Blumen in einer Vase auf dem Fensterbrett arrangiert und Handtücher im oberen Bad bereitgelegt. Die Kisten hatten wir an der Wand gestapelt.

»Du wirst schnell merken, wer wer ist. Wir sind nicht so gleich wie alle denken«, brummte Donovan mit geschlossenen Augen.

Rylee richtete sich auf und sah von Donovan zu mir und wieder zurück. »Ist das so?«

»Yepp«, antwortete Donovan. »Ich bin der Schönere und Coolere von uns beiden.«

»Der Angeber meinst du wohl«, murmelte ich.

Er zuckte die Schultern und lachte. »Das nennt man selbstbewusst. Ein Zustand, der dir fremd ist.« Seine Hand landete auf Rylees Knie. »Im Ernst, Rylee. Ich hoffe für euch beide, dass du wirklich merkst, dass Tris nicht ich ist und ich nicht er. Und dass du mit ihm zusammen warst. Nur mit ihm.« Er verzog die Lippen und setzte ein geknicktes Gesicht auf. »Bis auf das eine Mal, wie gesagt. Aber sonst: immer er. Glaub Cassidy nicht. Das wenigste davon ist wahr.«

»Cassidy?«, fragte Rylee und wandte sich an Donovan.

»Sie war es doch, die dir diese ganzen Geschichten über uns und was wir angeblich alles abgezogen haben, um andere zu verarschen, erzählt hat. Stimmt's, oder hab ich recht?«

»Doch«, gab sie zu. »Aber ...«

»Es gibt kein Aber. Cassidy hat gelogen. Das kannst du jetzt glauben oder nicht, es ist so. Und weißt du, warum?«

In nicht ganz freundlichen Worten fasste er Cassidys Racheplan zusammen und endete mit nicht minder heftigen Schimpfworten.

Mit blassem Gesicht starrte mich Rylee an. »Warum hast du mir das nicht gesagt?«

»Hättest du mir geglaubt? Die Gefahr bestand, dass du denkst, das wäre auch nur wieder gelogen. Zugegeben, die ganze

Story ist total unglaubwürdig. Wie in einer schlechten Soap. Aber leider ist es genau so gewesen.«

Sie blinzelte, kaute auf ihrer Unterlippe herum. »Ich weiß gar nichts mehr.« Verständlich. »Das ist alles so verworren. Aber ehrlich gesagt, passt es irgendwie zu Cassidy.«

Donovan klatschte in die Hände. »Na super. Dann ist ja alles gut. Happy End. Ihr könnt euch jetzt küssen.« Er machte eine auffordernde Geste. Ich wich zurück, aus seiner Reichweite, damit er nicht noch auf die Idee kam, unsere Köpfe aneinanderzudrücken.

»So einfach ist das nicht, Donovan. Nur weil ich dir zustimme, dass Cassidy ein gemeiner Mensch ist, beweist das noch nicht, dass ihr mich nicht trotzdem geteilt habt.«

Er zuckte die Schultern. »Doch, eigentlich schon.«

»Nein, tut es nicht«, widersprach Rylee.

Leider musste ich ihr zustimmen. Ich seufzte. »Nein, Rylee hat recht.«

Frustriert fuhr er sich durch die Haare, bis sie in alle Richtungen abstanden. »Euch ist echt nicht zu helfen.«

»Dann sag mir, wie ich mir sicher sein kann, Donovan«, verlangte sie.

»Indem du uns einfach glaubst?«

»Also kann ich mir nicht sicher sein. Habe ich jedes Mal die Narbe gesehen? Nein. Hat er sich jedes Mal anders benommen? Ja. Manchmal haben wir fast gar nicht geredet. Sind nur übereinander hergefallen. Manchmal sogar ohne uns vorher auszuziehen. Nur Hose runter und los. Ohne langes Vorspiel. Klingt das nach deinem Bruder?« Sie redeten über mich, als wäre ich gar nicht anwesend. Außerdem plauderte sie Details aus, die meinen Bruder nichts angingen. Aber ich hielt sie nicht auf, weil ich verstehen wollte, wie sie dachte und empfand.

Donovan schüttelte den Kopf. »Klingt tatsächlich eher nach

mir«, gab er zu. »Aber in dem Moment war er ja nicht er. Sondern ich, aber nicht in echt. Also schon er, aber nicht ... Verdammt! Du weißt, was ich meine.«

Weder bestätigte sie, noch widersprach sie. »Und manchmal war er so liebevoll und achtsam. Hat mich langsam und genüsslich ausgezogen, gestreichelt, regelrecht gehuldigt, mich überall geküsst und verwöhnt, bis ich meinen Namen nicht mehr wusste, bevor er mich zärtlich liebte.« Donovan grinste und wackelte mit den Augenbrauen, sparte sich aber doofe Kommentare. »Manchmal haben wir stundenlang geredet, über Gott und die Welt. Wie kann ich da nicht zweifeln, nachdem ich euch beide kennengelernt habe? Sag mir das!«

»Kein Mensch hat immer gleich Sex. Das wäre ja furchtbar fad. Nicht mal mein langweiliger Bruder will das. Und wie gesagt: Er konnte nur aus sich heraus, wenn er ich war. Das ist krank, ich weiß. Aber so ist er nun mal. Ich schwöre dir. Sex mit mir ist anders als mit ihm.« Mit dem Daumen deutete er auf mich.

»Vergiss nicht, dass wir bereits einmal Sex hatten«, erinnerte sie ihn. »Und es war *nicht* besser als die anderen Male.«

Nur wer Donovan so gut kannte wie ich, konnte sehen, wie ein beleidigter Ausdruck über sein Gesicht huschte. Für andere blieb er weiter cool.

Donovan lehnte sich zurück und schloss kopfschüttelnd die Augen. »Ich geb's auf. Glaub's oder eben nicht. Ich kann dir nur sagen, wie es ist. Vielleicht kannst du dich ja wenigstens überwinden, uns wirklich kennenzulernen. Vor allem Trissi. Dann wird dir klar werden, was die Wahrheit ist. Wenn's sein muss, lauf ich die ganze Zeit nackt rum, damit du immer schwarz auf weiß sehen kannst, wer wer ist.« *Nein, lass mal.*

Rylee jedoch lehnte nicht ab. Fand sie das tatsächlich eine adäquate Lösung? Er beugte sich vor und tippte mir aufs Knie. »Jetzt bist du am Zug. Kriegt das endlich gebacken. Kann ja keiner mit anschauen. Jedem ist sonnenklar, dass ihr aufeinander abfahrt.« Ich fuhr nicht auf sie ab, ich liebte sie. Er hievte sich hoch. »Bis morgen! Ich gehe ins Bett.« Als er schon halb draußen war, drehte er sich noch einmal um. »Falls du was Bestimmtes frühstücken willst, musst du das Mo nur sagen. Sie macht es dir dann. Kein Problem. Sie steht auf so was.«

Rylee nickte unsicher. Man merkte ihr an, wie es in ihrem Kopf ratterte. Ich wollte nicht noch weiter auf sie einreden, also beschloss ich, sie allein zu lassen.

»Du findest den Weg nach oben?«, fragte ich, obwohl der nicht besonders schwer war. Ganz oben gab es nur drei Zimmer. Das Gästezimmer, ein Bad und eine Rumpelkammer, die mit allem möglichen Zeug vollgestopft war.

Wieder bestätigte sie stumm. Fixierte mich mit ihrem Blick, aber diesmal konnte ich ihn nicht deuten.

»Gute Nacht, Rylee! Schlaf gut«, sagte ich leise.

»Gute Nacht, Tristan!«, flüsterte sie.

# Rylee

Ich hatte erstaunlich gut geschlafen, trotz der vielen Dinge, die mir im Kopf herumgingen. Die Zwillinge waren gestern wirklich nett gewesen. Aber das hieß noch lange nicht, dass alles gut und vergessen war. Vor allem Cassidys Intrige nagte an mir. Oder logen die Zwillinge auch hier? Ich wünschte mir einen Lügendetektor, der mir automatisch bei jedem Wort zeigen könnte, woran ich war. Grün blinken bei Wahrheit, rot bei Lüge.

Mit meinem Kulturbeutel und frischer Kleidung huschte ich in meinem Schlafshirt über den Gang in das winzige Bad, das gegenüber dem Gästezimmer lag. Das Waschbecken und die Dusche glänzten, Zitronenduft lag in der Luft, Muscheln und Steine waren zur Deko auf dem Fensterbrett verteilt. Die Handtücher rochen frisch gewaschen und erinnerten mich an meine Mom. Sie benutzte das gleiche Waschmittel. Plötzlich vermisste ich sie. Vielleicht sollte ich doch alles aufgeben und nach Hause fahren, nicht bei Fremden wohnen, um einem Traum nachzujagen, der mir vielleicht nicht zustand.

*Lass dich nicht hängen, Rylee,* schalt ich mich selber, zog mich aus und stieg in die Duschkabine. Es dauerte eine Weile, bis das Wasser heiß wurde. Weil ich nicht wusste, ob ich den anderen Bewohnern das Warmwasser wegnahm, duschte ich nur kurz. Dann putzte ich meine Zähne, schlüpfte in mein Kleid und steckte meine Haare mit Klammern aus dem Gesicht. Schminke ließ ich weg, weil heute die Kostüm- und Make-up-Probe für unser Stück angesetzt war und wir alle »in natura« erscheinen sollten.

Schließlich konnte ich es nicht mehr hinauszögern, mich der Familie Jones zu zeigen. Ich wohnte hier, alle wussten das und waren einverstanden, also musste ich keine Angst haben. Warum fühlte ich mich dann so unsicher?

Ich richtete meine imaginäre Krone, atmete tief ein und stieg die Treppe hinunter, in die Richtung, aus der ich Stimmen und Lachen hörte, blieb aber vorsichtshalber vor der halb offenen Tür stehen. Noch hatte mich niemand bemerkt, sodass ich die Szene in der Küche in Ruhe in mich aufnehmen konnte.

Morgan, die mich gestern noch kurz begrüßt und willkommen geheißen hatte, stand an der Arbeitsplatte und belegte Brote, ein Teenagermädchen las in einem Comic und biss nebenbei von ihrem Erdnussbuttertoast ab. Das musste Parker sein. Ein Mann, ich schätzte ihn auf Ende zwanzig, lehnte mit verschränkten Füßen rückwärts an der Arbeitsplatte, die eine Hand hinter sich aufgestützt, in der anderen hielt er eine Tasse, und plauderte mit Morgan. Für einen Vater von Teenagern war er zu jung. Also war er vermutlich Morgans Freund. Donovan und Tristan saßen nebeneinander am Tisch und hatten beide eine Schüssel mit breiigem Inhalt vor sich. Porridge? Wie konnte man so etwas nur frühstücken? Noch dazu warm. Innerlich schüttelte ich mich. Obwohl Mom seit über zwanzig Jahren in den Staaten wohnte, aß sie morgens immer noch warmen Reis mit Gemüse. Manchmal sogar Suppe. Vielleicht kam daher meine Abneigung gegen Frühstück. Egal ob kalt oder warm. Ich konnte Reis nicht ausstehen, und seit ich gelesen hatte, wie arsenverseucht der manchmal war, verweigerte ich ihn komplett.

Tatsächlich glaubte ich zu erkennen, wer von den Brüdern wer war, obwohl sie beide ungekämmt und nur mit Jogginghose und einem T-Shirt bekleidet waren und deswegen quasi identisch aussahen. Nur ihre T-Shirt-Farben waren unterschiedlich. Einer trug schwarz, der andere weiß. Allerdings wirkte der Schwarze irgendwie lässiger, hatte die Ellbogen auf der Tischplatte aufgestützt und gähnte, ohne die Hand vorzuhalten. Breitbeinig lümmelte er auf seinem Stuhl, die Hose tiefer auf den Hüften als sein Ebenbild. Als er mich entdeckte, lehnte er sich zurück, verschränkte die Hände im Nacken und grinste frech. Das war bestimmt Donovan. Der, von dem ich annahm, dass es Tristan war, schnitt sich gerade eine Banane in kleine, exakt gleich große Würfel und drapierte sie ordentlich auf seinem Porridge, er hatte dabei einen so ernsten und konzentrierten Ausdruck im Gesicht, dass es aussah, als bekäme er eine Note für Obstarrangieren. Auch im Körperbau bemerkte ich beim genaueren Hinsehen winzige Unterschiede. Tristan war insgesamt schmaler, nicht auffällig, aber im direkten Vergleich doch sichtbar. Seine Bewegungen waren geschmeidiger und kontrollierter als die seines Bruders, dessen Brei nackt blieb.

»Guten Morgen, Rylee!«, begrüßte mich Donovan grinsend.

Bei meinem Namen riss Tristan den Kopf hoch, dabei fiel ihm das Messer aus der Hand und landete scheppernd in seiner Schüssel. Er lächelte schüchtern, seine Wangen färbten sich rosa. Auch mich ließ sein Anblick nicht kalt. Die Muskeln an seinen Unterarmen spannten sich auf sexy Weise an, als er das Messer aus der Schüssel fischte und umklammerte. Sein Blick wanderte meinen Körper entlang, warm und weich, drang in mich ein und setzte sich dort fest. Breitete sich aus, als wollte er sich sein Revier zurückerobern. Beinahe spürte ich seine Berührungen. Meine Haut kribbelte, die feinen Härchen an meinem Körper stellten sich auf. Donovans Blick dagegen ließ mich völlig kalt.

»Guten Morgen«, sagte ich und winkte dämlich in die Runde.

Alle Köpfe wandten sich mir zu. Parker musterte mich nur kurz, bevor sie sich wieder ihrem Comic widmete. Ich verbuchte ihre Reaktion unter Teenagerverhalten und hoffte, dass der Rest mir gegenüber offener war.

Morgan wischte ihre Hände an einem Geschirrtuch ab und lief lächelnd auf mich zu, nahm mich in den Arm und drückte mich kurz an sich. Sie roch nach Kaffee und Wärme und Frühstück und Leben.

»Hast du gut geschlafen?«, fragte sie. In ihrer Gegenwart fühlte ich mich unwillkürlich wohl. Sie strahlte Ruhe und Liebe und etwas Mütterliches aus, das eigentlich gar nicht zu ihrem Alter passte.

Ich lächelte zurück. »Ja danke.«

»Donovan, lass Tristan in Ruhe«, schimpfte sie mit ihrem Bruder wie mit einem kleinen Jungen, als der sich die Bananenschale schnappte und Tristan vorne in den Ausschnitt steckte. Zumindest wurde durch Morgans Motzen meine Identitätszuteilung bestätigt.

»Spinnst du?«, brüllte Tristan. Er beugte sich vor und fummelte die Bananenschale aus seinem T-Shirt. Mit Wucht klatschte er sie Donovan ins Gesicht und gegen die Schulter. Der kicherte, pflückte den Biomüll von sich herunter und warf ihn in Tristans Schüssel.

»Hört mir eigentlich einmal jemand zu?«, jammerte Morgan.

Parker ließ die Zeitschrift sinken, tauchte einen Löffel in das Erdnussbutterglas neben sich und schleuderte wie mit einem Löffelkatapult die Erdnussbutter in Richtung ihrer Brüder. Es platschte leise, als sie direkt in Tristans Nacken landete, der sie hektisch mit einer Serviette wegzuwischen versuchte. Donovan half ihm mit dem Finger und leckte dann die Erdnussbutter ab.

»Hallo!«, rief Morgan, aber keiner beachtete sie.

Tristan und Donovan schubsten sich, Parker hielt sich kichernd ihr Comic vors Gesicht, der Mann lachte leise und schüttelte den Kopf, hielt sich aber raus. In dem Moment wirkten die Zwillinge wie zehn, nicht wie zwanzig. Wahrscheinlich musste die arme Morgan viel aushalten. Wenn ich sie so zusammen beobachtete, konnte ich mir gut vorstellen, dass die beiden aus Spaß die Leute in ihrem Umfeld veräppelten.

Würde ich jemals Gewissheit bekommen?

Der Thekenmann hob seine Tasse und lächelte mich ebenfalls an. »Willkommen im Irrenhaus!«, sagte er und lachte offen und fröhlich. »Ich bin Nate.« Er stieß sich von der Arbeitsplatte ab und ging zum Tisch, dabei humpelte er leicht. Vielleicht hatte er sich verletzt? Aber das ging mich nichts an. Ich war dankbar, dass ich hier wohnen durfte, da wollte ich nicht neugierig sein. Morgan verdrehte die Augen und schlug ihm auf den Arm, aber er duckte sich lachend weg und rutschte auf einen Stuhl. Neben ihm hielt Donovan die Hand hoch, sie klatschten sich ab und machten ein Geräusch, das wie *Ahu* klang.

»Denk dir nichts, die sind immer so. Tut mir leid«, warf Tristan ein. Er wirkte genervt und so, als wäre ihm das Verhalten seiner Familie peinlich. Mit gesenktem Kopf wischte er sich Bananenfäden vom Shirt.

»Das stimmt nicht. Nate lässt sich nur von deinem Bruder anstecken. Eigentlich ist er ein ernster, vernünftiger Mensch«, widersprach Morgan. Sie setzte sich auf Nates Schoß, schlang die Arme um seinen Hals und küsste ihn auf den Mund. »Stimmt doch, oder?«

Sofort packte er sie an der Hüfte, zog sie näher an sich und zuckte mit den Schultern. Seine Hände fuhren Morgans Rücken hoch, dann nahm er ihr Gesicht in seine Hände und küsste sie noch einmal. Sie kam ihm entgegen und stöhnte leise, aber so lustvoll, dass mir Hitze in die Wangen stieg und ich mich abwandte.

»Könnt ihr nicht einmal die Finger bei euch lassen?«, beschwerte sich Parker und stöhnte ebenfalls, allerdings aus einem anderen Grund und in einer anderen Tonlage.

Gott sei Dank hörten Morgan und Nate daraufhin auf, sich zu küssen, drehten ihre Köpfe zu Parker, Wange an Wange, und grinsten. Als Morgan sich aufrappelte und ihre Kleidung glatt strich, brummte Nate protestierend.

»Was möchtest du frühstücken?«, fragte Morgan, noch immer ein wenig atemlos.

»Nur einen Tee bitte.«

»Nichts essen?«, hakte sie nach.

Ich verneinte. »Danke. Ich krieg so früh nichts runter.«

Sie runzelte die Stirn und sah so unzufrieden aus, dass ich unwillkürlich ein schlechtes Gewissen bekam. »Das Frühstück ist die wichtigste Mahlzeit des Tages. Du brauchst doch was im Magen, bevor du an die Academy gehst.«

»Mo, jetzt lass sie doch. Sie ist alt genug, sie kann selbst entscheiden, ob und wann sie etwas essen will«, sagte Tristan mit genervtem Unterton. »Außerdem ist das mit dem Frühstück und der wichtigsten Mahlzeit ein Relikt aus einer Zeit, als die Leute erstens wenig zu essen hatten und froh waren, wenn sie überhaupt was in den Magen bekamen. Und zweitens tagsüber auf dem Feld geackert haben. Heute kann man durchaus ohne Frühstück überleben. Manche essen bewusst nichts. Nennt sich 16:8 Intervallfasten. Also gib ihr Tee und akzeptier einfach, dass sie sonst nichts will.«

Zwar schien Morgan nicht einverstanden, trotzdem nickte sie. »Dann mache ich dir wenigstens wie den anderen ein Lunchpaket.«

Abhalten konnte ich sie nicht, denn sie machte sich sofort daran, mir ein Sandwich zu belegen und einen Apfel zu schneiden, und legte alles in eine Dose. Mit der Box in der Hand drehte sich Morgan zu mir herum. »Hier. Lass es dir schmecken.«

»Danke, aber das musst du nicht tun«, sagte ich leise. Ihr Kümmern war mir ein wenig unangenehm, tat mir gleichzeitig aber auch gut. Ich mochte Morgan schon jetzt.

Lächelnd drückte sie mir meine Brotzeit in die Hand. »Doch, muss ich. Du hast es momentan schwer genug.«

»Danke, dass ich hier sein darf. Wenn ich mich irgendwie einbringen kann, dann mache ich das gerne.«

Das meinte ich ernst. Schließlich war das hier kein Hotel.

»Über Hilfe im Haushalt bin ich immer froh«, stimmte Morgan zu. »Die Chaosbande hier macht ja nichts.« Sie zeigte mit dem Messer zum Tisch.

»Weil wir es dir ohnehin nicht recht machen können«, warf Donovan ein.

Und Tristan fügte hinzu: »Außerdem helfe ich dir oft.«

»Ja, stimmt. Da bist du aber auch der Einzige«, gab seine Schwester zu. Dann wandte sie sich wieder an mich. »Entschuldige übrigens, dass wir dich gestern nicht gebührend empfangen konnten. Ich hoffe, die Twins haben dir alles gezeigt?« Ich nickte. Viel gab es ohnehin nicht zu erklären. »Willst du dich nicht endlich setzen?«

Ich rutschte auf einen freien Stuhl, und sofort stellte mir Morgan eine Tasse heißes Wasser und eine Holzbox mit Teebeuteln hin.

Einen davon hängte ich in meine Tasse und schwenkte ihn hin und her. »Ich will niemandem zur Last fallen und erwarte auch kein Begrüßungskommando oder so etwas.« Als wollte ich mich an ihr festhalten, faltete ich die Finger um die Tasse.

Morgan trat zu mir, kniete sich vor mich und nahm meine Hand. »Du fällst niemandem zur Last, hörst du? Wir haben dich gern hier. Wir würden das auch für Parkers oder Donovans Freunde tun.« War ich Tristans Freundin? Und in welchem Sinn? Wie viel wusste sie von uns?

Donovan prustete. »Okay, ich sag's Tanner.«

»Bitte nicht Tanner!«, quengelte Parker. »Der ist wie du, nur in schwul. Das halte ich nicht aus. Ich bin mit euch beiden schon genug gestraft.« Sie wedelte zwischen ihren Brüdern hin und her.

Kopfschüttelnd stieß Morgan Luft aus. »Bin ich wirklich mit euch verwandt?«

Aber keiner antwortete. Die Ähnlichkeit war ohnehin unübersehbar, auch wenn Morgan kleiner und rundlicher als ihre Geschwister war. Aber alle besaßen die gleichen blauen, ausdrucksstarken Augen.

»Cooles Kleid übrigens. Ist das selbst gemacht?«, fragte Parker.

Ich sah an mir hinab, als wüsste ich nicht, was ich anhatte.

»Danke!« Ich lächelte. Endlich jemand, dem meine Kreationen gefielen. »Ja und nein. Ich habe es aus zwei alten Kleidern zusammengenäht.« Das Oberteil war eng und aus Spitze und stammte ursprünglich von einem schwarzen Gothic-Hochzeitskleid, das ich in einem Vintageladen gekauft hatte. Der rotschwarz karierte, ausgestellte Rock aus Satin war früher das Unterteil eines Rockabillykleids gewesen.

Parker schien beeindruckt. »Du kannst nähen? Kannst du es mir zeigen?«

»Das würde ich gern. Leider musste ich meine Nähmaschine in Ohio lassen.«

»Wie schade. Vielleicht kannst du dir hier eine neue kaufen«, schlug Parker vor. »In der Innenstadt gibt es einen Laden, der

Stoffe und Fäden und so 'n Zeug verkauft. Gwen und ich kommen da manchmal vorbei, wenn wir unterwegs sind. Vielleicht haben die ja auch gebrauchte Nähmaschinen.«

»Ihr kommt nur dran vorbei, weil daneben diese Kneipe ist, die auch an Minderjährige Alkohol ausschenkt«, stellte Donovan fest. »Da waren wir früher auch oft.« Er stieß seinen Bruder mit der Schulter an.

»Ich sag gar nichts dazu«, kommentierte der, am Grinsen erkannte man aber, dass Donovan recht hatte.

Morgan hob in einer hilflosen Geste die Arme und ließ sie dann kraftlos fallen. »Ich will es lieber nicht wissen. Und leider gibt es in dem Laden keine Nähmaschinen. Sie können zwar welche bestellen, aber die sind wahnsinnig teuer. Ich habe mich letztes Jahr mal erkundigt, weil meine alte kaputtgegangen ist. Mein Nähtalent beschränkt sich allerdings darauf, Hosen zu kürzen oder Flicken aufs Knie zu nähen.« Sie ging zurück zur Spüle und fing an, das Geschirr abzuwaschen, obwohl es eine Spülmaschine gab.

Innerlich seufzte ich, ließ mir aber nicht anmerken, wie sehr ich meine Nähmaschine vermisste. »Momentan kann ich mir nicht einmal eine gebrauchte Nähmaschine leisten. Und ich wüsste nicht, wie ich meine von Wooster hierher bekommen sollte.«

»Das tut mir leid«, sagte Morgan, und an ihrem Tonfall merkte ich, dass sie es wirklich so meinte.

»Muss es nicht, neben der Academy werde ich, wenn ich nebenbei noch arbeiten muss, ohnehin keine Zeit mehr für irgendetwas anderes haben. Alles gut.« Ich hoffte, ich glaubte mein aufgesetztes positives Gerede selbst.

Wir plauderten noch eine Weile, dann brachen nacheinander alle zu ihren jeweiligen Verpflichtungen auf. Parker ging zum

Schulbus, Nate in sein Arbeitszimmer zum Schreiben, Morgan in ihren Buchladen, Donovan ins Studio zu seinem Nebenjob. Diese Familie war wunderbar. Ein bisschen verrückt, aber das war ich auch. Und vor allem waren sie herzlich. Meine Bedenken, dass ich störte, hatten sich im Laufe des Morgens in Luft aufgelöst.

Nur Tristan und ich blieben übrig.

Plötzlich gehemmt saßen wir uns gegenüber und blickten verlegen umher, nur nicht dem anderen ins Gesicht.

»Sollen wir zusammen zur Academy fahren? Du kannst dir sicher Morgans Fahrrad leihen.« Automatisch verzog ich das Gesicht. Fahrräder und ich waren keine Freunde, seit ich mir als Kind bei einem Radunfall den Arm gebrochen hatte. »Oder wir nehmen den Bus. Sind nur ein paar Stationen«, fügte er schnell hinzu. »Ich zieh mich nur an, dann können wir los.«

Die Busfahrt war in angespanntem Schweigen verlaufen. Danach hatten wir uns verabschiedet und zu unseren jeweiligen Kursen aufgemacht. Erst am Nachmittag trafen wir uns auf der Probebühne wieder. Wir sollten uns in unseren Rollenkonstellationen zusammenfinden und besprechen, wie wir uns unsere Kostüme und Schminke vorstellen könnten, und das dann anschließend von Reginald absegnen lassen. Während meine Mitspieler, die anderen »Menschen«, lebhaft diskutierten, hielt ich mich zurück und beobachtete verstohlen Tristan. Es war immer wieder faszinierend, wie er aufblühte, wenn es um das Spielen ging. Die Bühne, die Interpretation von Stücken, das komplette Eintauchen in andere Rollen, das war sein Element.

»Wir können eigentlich in unseren normalen Klamotten auftreten. Wir müssen sie nur ein wenig dreckig machen und eventuell zerfetzen oder so«, schlug Angy vor. »Schließlich sind wir Menschen.«

Ich hörte nur mit halbem Ohr zu. Immer wieder schweifte mein Blick zu Tristan, der mit konzentriertem Gesichtsausdruck die Vorschläge notierte.

»Du musst aber bedenken, dass wir schon eine Weile unterwegs sind und es keine Geschäfte mehr gibt. Wir tragen also vermutlich Klamotten, die wir geplündert oder irgendwo gefunden haben«, meinte er gerade »Die passen vielleicht nicht immer hundertprozentig.«

Marie-Sophie, eine Gaststudentin aus Deutschland, nickte. »Da stimme ich dir zu«, sagte sie mit ihrem Akzent, von dem ich nicht wusste, ob ich ihn gut oder seltsam finden sollte. »Trotzdem sollte die Kleidung unsere Persönlichkeit widerspiegeln. Selbst bei geplünderten Sachen würde ich mich nicht mit allem zufriedengeben. So was, wie es Rylee trägt, zum Beispiel«, sie zeigte auf mich, »würde ich nicht einmal in der Apokalypse anziehen.« Sie lächelte schief. »Sorry, aber ist nun mal leider so. Ich mag dich, aber dein Style ist echt gewöhnungsbedürftig.«

Ich zuckte nur mit den Schultern, weil ich schon viel Schlimmeres gehört hatte. Mir musste es gefallen, niemand anderem. Außerdem gab es an der Academy viel größere Spinner als mich.

»Ich mag ihren Stil.« Tristan zwinkerte mir zu. »Trotzdem wird sie vermutlich nicht lange so etwas wie heute tragen. Das wäre im Apokalypsenalltag viel zu unpraktisch. Alice hat ja im letzten Camp als Pflegerin gearbeitet. Da wir spontan fliehen mussten, könnte sie noch ihre Uniform tragen«, schlug er vor.

Marie-Sophie zog den Kopf zurück. »Wo soll sie die denn herhaben?«

Da ich nicht wollte, dass über mich nur in der dritten Person gesprochen wurde, mischte ich mich jetzt doch ein. »Im Krankenhaus geplündert?« Marie-Sophie antwortete nicht. »Tristan hat recht. Uniform ist eine gute Idee. Ihr anderen könnt normale Sachen tragen. Aber Alice sollte von Anfang an für den Zuschauer als Heilerin erkennbar sein.«

Als Reginald sich zu uns gesellte, fasste ihm Tristan die Ergebnisse kurz zusammen.

Unser Regisseur schien zufrieden. »Einverstanden. Bis nächstes Mal bringt jeder eine Auswahl an Kleidungsstücken mit. Dann werden wir gemeinsam entscheiden. Bitte nichts Wertvolles, es ist fraglich, ob das bei der Apokalypse heil bleibt.« Er sah zu mir. »Rylee, hol dir bitte im Kostümfundus eine Krankenschwesternmontur. So etwas gibt es dort sicher. Weißt du, wo das ist?« Ich verneinte. »Tristan, zeig ihr bitte den Weg.« Er stand auf und rief: »Bitte alle wieder zusammenkommen. Wir steigen jetzt in die Probe des zweiten Akts ein. Alle auf ihre Plätze!« Und wieder zu uns: »Ihr seid zwar jetzt nicht dran, aber bitte trotzdem nicht unnötig herumtrödeln.«

Tristan führte mich in den Keller, an dem Zimmer vorbei, in dem wir zusammen gewesen waren. Damals, als alles noch in Ordnung und ich noch heil gewesen war. Unwillkürlich seufzte ich und verlangsamte meine Schritte. Tristan dachte offenbar das Gleiche, denn er blieb stehen und blickte mich sehnsüchtig an.

»So kann es wieder werden, Ry«, flüsterte er. »Wenn du mich lässt.«

»Tristan, ich ...«

Er schloss kurz die Augen. Auf einmal wirkte er traurig. »Komm, Reginald wartet. Der Kostümfundus ist da hinten.«

Ohne sich zu vergewissern, dass ich ihm folgte, stiefelte er los.

Vor einer Tür am Ende des Ganges stoppte er. *Lager* stand auf einem Schild. Tristan öffnete die Tür, und wir gingen hinein, wo uns der vertraute Theatergeruch von Stoff, Schminke und Keller empfing. Eine Frau im Alter meiner Großmutter saß an einer

Nähmaschine. Bei Tristans Räuspern drehte sie ihren Kopf in unsere Richtung.

»Oh, Tristan, wie schön, dich mal wieder zu sehen!«, rief sie. Ächzend stand sie auf, lief schwerfällig auf ihn zu und drückte ihn fest an ihren ausladenden Busen. Er keuchte leise, erwiderte aber ihre herzliche Umarmung. Dann schob sie ihn von sich und tätschelte ihm die Oberarme. »Wen hast du mir mitgebracht?« Sie lächelte mich freundlich an.

»Das ist Rylee. Sie ist im ersten Jahr«, stellte er mich vor.

Ich streckte meine Hand aus, aber sie zog mich zu sich und küsste mich rechts und links auf die Wangen. »Nicht so förmlich«, scherzte sie. »Ich bin Alberta. Das ist sozusagen mein Reich. Ich verwalte das alles hier.« Sie machte eine ausladende Bewegung, die den Raum einschloss. Die langen Reihen voller Kleider und Kostüme, Regale voller Hüte, Perücken, Kopfschmuck und Schuhen. Unterschiedlichste Requisiten stapelten sich auf dem Boden, auf Brettern oder lehnten an der Wand. Von Koffern über Möbel bis hin zu ausgestopften Tieren gab es hier alles. Ich entdeckte sogar ein Skelett, das einen Plastikblumenstrauß in den Knochenfingern hielt und ein gelbes, zotteliges Toupet aufhatte, das mich an die Frisur unseres Präsidenten erinnerte.

Sie rieb sich die Hände. »Was kann ich für euch tun, ihr Lieben?«

»Rylee braucht Krankenschwesternkleidung«, sagte Tristan, bevor ich selbst antworten konnte.

Alberta zwinkerte und blickte grinsend zwischen uns beiden hin und her. »Sexy Krankenschwester oder richtige? Privat oder für ein Stück?«

Tristan stutzte, seine Wangen verfärbten sich rosa.

»Normal bitte«, stellte ich klar, weil ich von Rollenspielen wirklich genug hatte.

»Okay.« Alberta neigte den Kopf und musterte mich mit zusammengekniffenen Augen. »Größe S?« Ich nickte. »Wartet einen Moment.«

Sie rauschte davon und schlängelte sich trotz ihrer Körperfülle erstaunlich anmutig durch die vollgestopften Reihen. Kurz darauf war sie aus unserer Sichtweite verschwunden, aber man hörte sie murmeln und rascheln. Während Tristan sich auf einen Thron aus Pappmaschee fläzte, schlenderte ich herum und stöberte durch die Sachen. Manches wies deutliche Gebrauchsspuren auf, anderes wiederum wirkte neu und unbenutzt. Spontan nahm ich einen goldenen Hut mit langer Feder von einem Styroporkopf und setzte ihn auf. Daneben lag ein grau melierter Bart, den ich ihn mir vors Gesicht hielt. Er roch nach Kosmetikkleber, aber ich liebte diesen Geruch, weil er »Bühne« bedeutete.

So verkleidet drehte ich mich zu Tristan herum. »Und? Wie steht mir das?«

Er lachte. »Ohne Bart gefällst du mir besser. Aber der Hut ist super.« Er sprang auf, schnappte sich ein Diadem aus einer offenen Kiste und drapierte es auf seinem Kopf. »O mein Prinz«, flötete er mit hoher Stimme und machte einen kleinen Knicks.

»Mylady«, brummte ich und verbeugte mich.

Ich hätte hier Stunden verbringen können. Leider kam Alberta in dem Moment zurück und reichte mir die gesuchte Schwesternkluft. Sie war blau, etwas ausgebleicht, mit V-Ausschnitt, der allerdings eingerissen war, ebenso wie die Naht an der Schulter.

»Ich muss das noch nähen. So kannst du das nicht anziehen.« Sie seufzte tonlos. »Wenn ich nur wüsste, wann.« Sie zeigte auf den Stapel Stoff, der auf dem Tisch neben der Nähmaschine lag.

»Professor Prunelli braucht zwanzig Kapuzenumhänge mit Schnürung unter dem Kinn. Am besten gestern!« Sie verdrehte die Augen. »Seit Eröffnung der Academy verspricht mir Direktor Miller, dass ich endlich Hilfe bekomme. Ich wäre ja schon mit ein paar Stunden zufrieden. Ich schaffe das nicht mehr allein. Seht euch doch mal um.« Alle drei blickten wir in den Raum. »Aber entweder findet er niemanden, oder er sucht gar nicht. So geht es auf jeden Fall nicht mehr lange. Meine Hände machen das an der Nähmaschine nicht mehr mit.« Sie krümmte die Finger und bewegte sie, wie um zu zeigen, dass sie nicht einwandfrei funktionierten.

»Ich kann das Oberteil selbst reparieren«, bot ich an. »Kein Problem. Außerdem darf es für das Stück ruhig ein wenig heruntergekommen aussehen.«

»Du kannst nähen?«, fragte Alberta erfreut. »Das ist großartig! Die jungen Frauen heutzutage können ja oft nicht einmal mehr selbst einen Knopf annähen. Geschweige denn sich selbst etwas entwerfen und umsetzen.« Sie nickte anerkennend und drehte ihren Kopf zu Tristan. »Halt sie dir warm, Junge. Ein Mädchen, das mit der Nähmaschine umgehen kann, darfst du nicht mehr gehen lassen. Vor allem nicht als Schauspieler. Da gibt es immer irgendetwas zu reparieren oder zu nähen.«

»Wir sind nicht zusammen«, klärte ich Alberta auf. Die schüttelte den Kopf und runzelte die Stirn. »Nicht? Ich dachte … Ihr strahlt so etwas aus.« Sie zuckte die Schultern. »Na gut. Dann eben nicht. Vielleicht verlässt mich nicht nur die Kraft in meinen Fingern, sondern auch mein Instinkt.«

Ich hätte sie gern gefragt, was wir denn konkret ausstrahlten, hakte aber nicht weiter nach.

»Du könntest hier arbeiten«, platzte Tristan heraus. Vor Aufregung schlug er mir auf den Arm. »Du suchst doch ohnehin einen Job. Das hier wäre ideal für dich.«

Tatsächlich war das kein schlechter Vorschlag. War es möglich, dass sich innerhalb weniger Tage zwei meiner Probleme lösten? Vorerst zumindest, denn das Jones-Haus war keine Dauerlösung.

»Das ist eine prima Idee«, rief Alberta. Mit breitem Grinsen eilte sie zu mir und nahm mein Gesicht in ihre Hände. »Wir werden uns prima verstehen, Liebes.« Ich hatte doch noch gar nicht Ja gesagt. Und Direktor Miller auch nicht. Als hätte sie meine Gedanken gelesen, versprach sie: »Miller, den alten Griesgram, lass meine Sorge sein, das bekommen wir schon hin. Er hat mich so lange hingehalten, er muss jetzt einfach zustimmen. Ich geh gleich nachher zu ihm und rede mit ihm. Wann kannst du anfangen?«

Ich saß gerade im Bus auf dem Weg in mein aktuelles Zuhause, als mich Alberta anrief und mich zu meinem neuen Job beglückwünschte. Direktor Miller hatte vorerst nur fünfzehn Stunden die Woche genehmigt, und der Stundenlohn war mies. Aber es war ein Anfang. Ohnehin hatte ich keine andere Wahl. Ich brauchte dringend Geld. Und Arbeit, die mir auch noch Spaß machen würde, war der Jackpot.

Vielleicht fügte sich ja auch alles andere in meinem Leben wieder zum Guten.

Mit meinem Schlüssel sperrte ich die Haustür auf. Morgan hatte mir eine Nachricht geschrieben, dass sie wegen der Inventur bis spätabends im Buchladen war, dass die Zwillinge und Parker ihr halfen, ihr Dad wieder Nachtschicht hatte und Nate nach dem Fitnessstudio ebenfalls in den Laden kommen würde. Und dass ich mich in der Küche bedienen solle.

Dementsprechend still war es im Haus. Im Kühlschrank fand ich einen Joghurt, den ich mit nach oben in mein Zimmer nahm.

Auf meinem Kissen fand ich einen Zettel. Also stellte ich den Joghurt auf das Nachtkästchen, faltete das Papier auseinander und blickte auf eine schöne Handschrift.

**13. September**

*Ich hole Danbi vom Wohnheim ab. Weil du Hunger hast, gehen wir in den Burger-Laden in der Nähe des Campus, zwei Blocks entfernt. In die Mensa willst du nicht, weil du sagst, das Essen dort schmeckt wie Pappmaschee. Ich frage dich, woher du denn weißt, wie Pappmaschee schmeckt, und du antwortest, dass du in einem Anfall von Veganismus aus Maiswaffeln Bolognesesoße hergestellt hast und dass das die gleiche Konsistenz und das gleiche Aussehen hatte wie das in Leim eingeweichte Papier, das ihr in der Grundschule um einen Luftballon geklebt habt, um Lampions zu basteln. Deine Erzfeindin Marlis forderte dich heraus, ein Stück von dem getrockneten Papier-Leim-Zeug abzubeißen. Weil du dir vor ihr keine Blöße geben wolltest, hast du es getan. Bis heute kannst du den ekligen Geschmack nicht vergessen.*

*Im Restaurant bestellst du dir einen Cheeseburger mit extra Bacon und doppelt Tomate. Aber ohne Essiggurke, weil du davon pelzige Zähne bekommst. Du trägst als Danbi einen kurzen rosa Rock und ein fast durchsichtiges Shirt, das deinen rosa Spitzen-BH erkennen lässt. Später bitte ich dich, den BH anzulassen, ebenso wie das Höschen. In Unterwäsche liegst du vor mir auf deinem schmalen Wohnheimbett, siehst zu mir hoch, die Wangen gerötet, dein Atem geht schwer und schnell. Mein Schwanz drückt schmerzhaft gegen meine Jeans, aber ich will dich zuerst verwöhnen. Du bist so wunderschön. Aber ich sage es dir nicht. Weil ich mich zwar als Donovan ausgebe, aber immer noch der feige Tristan bin. Das bedauere ich jetzt. Mehr als du dir vorstellen kannst.*

*An diesem Abend hast du drei Orgasmen, beim letzten Mal kommen wir zusammen, und nur weil unsere Kondome aus sind, schlafen wir nicht noch einmal miteinander. Obwohl ich gern bleiben würde, schiebe ich vor, dass ich zu Hause schlafe, weil ich am nächsten Tag früh aufstehen muss, um im Laden zu arbeiten. Die Wahrheit ist, dass ich Donovans Lederjacke zurückbringen muss, bevor er merkt, dass sie nicht da war. Er würde mich sonst killen.*

*Es war immer ich. XXX Tristan*

Tristan

Ich konnte mich nicht auf das Zählen konzentrieren, weil ich mich ständig fragte, ob Rylee den Brief schon gefunden hatte. Mein Plan war genial, fand ich: Jeden Tag würde ich ihr etwas zu unseren Treffen schreiben. Mit Details, die nur ich wissen konnte. Schwer fiel mir das nicht, denn ich erinnerte mich genau an jedes einzelne Mal.

Ich wollte sie zurück. Und dafür würde ich kämpfen.

Zwar war es schon spät, trotzdem rief ich Emily an. Bis morgen konnte Teil 2 meines ultimativen Rückeroberungsfeldzugs einfach nicht mehr warten. »Tris? Was gibt's?«, fragte sie mit verschlafener Stimme.

»Kann ich noch vorbeikommen? Du musst mir bei etwas helfen.« Sie brummte, was bedeutete, dass sie nicht begeistert war. Emily war ihr Schlaf heilig. »Bitte«, fügte ich hinzu. »Sonst werde ich vielleicht mein Leben lang unglücklich sein und meiner einzig wahren, großen Liebe hinterhertrauern. Und du bist dann schuld.« Natürlich war das übertrieben und emotionale Erpressung, aber manchmal musste man zu solchen Mitteln greifen.

»Ich hasse dich!«, murmelte sie. »Komm vorbei. Wenn ich gewusst hätte, dass du zur Nervensäge mutierst, wenn du verliebt bist …« Sie beendete den Satz nicht, aber ich hörte ohnehin nicht mehr zu.

Emilys Mom öffnete mir in Morgenmantel und Lockenwicklern. Sie lächelte, begrüßte mich überschwänglich und ließ mich dann herein. »Sie sind oben.«

Plural? Dann war Omar also auch da.

Meine Schuhe und meine Jacke ließ ich im Flur.

Ich fand meine beiden Freunde auf dem Bett lümmelnd. Emily in ihrem *101 Dalmatiner*-Pyjama, den sie seit der sechsten Klasse besaß, und Omar in Shorts, T-Shirt und weißen Tennissocken.

Weil ich mich nicht auch noch aufs Bett quetschen wollte, zog ich mir den Schreibtischstuhl heran, setze mich darauf und legte meine Füße auf der Matratze ab.

»Der Stoffladen gehört doch deiner Tante, oder?«, fragte ich, ohne um den heißen Brei herumzureden.

»Ja«, antwortete Emily langsam. Man sah ihr an, dass sie verwirrt war. Für Stoffe hatte ich mich bisher noch nie interessiert.

»Kann deine Tante auch gebrauchte Nähmaschinen besorgen? Morgan hat schon mal gefragt, aber da hieß es Nein. Aber vielleicht kann sie ja eine Ausnahme machen? Für die Liebe?«

Omar prustete. »Willst du Rylee ein Herzchenkissen nähen?«

»Haha. Nein. Rylee vermisst ihre Nähmaschine, hat aber kein Geld, sich eine zu kaufen. Deswegen will ich ihr eine schenken. Von dem Geld, das ich bei dem Zwillingscontestshooting verdient habe. Dann ist das Foto wenigstens zu etwas gut. Ihre eigene Nähmaschine ist zu Hause in Wooster bei ihrer Mom. Sie näht sich die meisten Klamotten selbst. Nicht zum Sparen, auch, aber vorwiegend, weil sie einfach Spaß dran hat. Sie liebt es, zu designen und zu nähen. Aus alten Stoffen, aber auch aus Secondhandklamotten. Sie stellt sie dann neu zusammen zum Beispiel.«

»Wow!« Emily klang wirklich beeindruckt.

»Und das sieht dann gut aus?«, fragte Omar nach. Im Gegensatz zu seiner Freundin war er eher skeptisch.

»Ja, tut es.«

»Wann lernen wir sie denn endlich kennen? Ich bin echt neugierig«, wollte Emily wissen, zog ihre Knie an, schlang die Arme darum und legte ihre Wange darauf. Von unten sah sie mich lächelnd an.

»Bald.« Sie ließ sich gegen Omar sinken, der seinen Arm um sie legte und mit den Fingern ihren Hals streichelte. »Kannst du sie jetzt fragen?«

Emily nickte.

»Du legst dich ja ganz schön ins Zeug«, sagte Omar beeindruckt. »Sie muss wirklich einzigartig sein.«

Ja, das war sie. Wenn er wüsste, was ich sonst noch alles vorhatte. Für keine andere Frau würde ich das alles tun.

Emily versprach mir, gleich morgen früh ihre Tante anzurufen. Hoffentlich hatte sie Erfolg.

Ich wollte unbedingt, dass Rylee glücklich war.

**14. September**

*Du trägst eine glänzende, karierte Männerpyjamahose in Rot und Silber und ein enges weißes Spaghettishirt. Ich bin ein wenig zu früh, weil ich es nicht erwarten konnte, dich zu sehen, deswegen konntest du dich noch nicht als Danbi verkleiden. Aber Rylee gefällt mir ohnehin viel besser. Ich wünschte, wir könnten ehrlich miteinander sein und einfach nur du und ich bleiben.*

*Donovans Lederhose drückt im Schritt und ist einfach nur unbequem. Wie kann er so etwas ständig tragen?*

*Nachdem du dich leider doch noch umgezogen hast, holen wir uns ein Eis im Stadtpark. Heute ist es für die Jahreszeit ungewöhnlich* heiß, weshalb wir uns im Schatten auf eine Bank setzen. Schweigend beobachten wir die spielenden Kinder auf dem Klettergerüst ein paar Meter entfernt. Du hast dir Himbeere und Kiwi ausgesucht und leckst mit geschlossenen Augen um die Waffel herum, weil das Eis durch die Wärme so schnell schmilzt. Ein grüner Tropfen rinnt dein Kinn hinab. Ich beuge mich vor und fange ihn mit der Zunge auf. Er schmeckt nach Kiwi und Sommer und nach dir. Eine Gruppe Spatzen pickt die Waffelkrümel zu unseren Füßen auf. Wir nennen sie die Spatzengang und stellen uns vor, dass sie sich für ihren Bandenkrieg mit den Amseleros stärken. Wie zur Bestätigung fliegt eine dicke, zottelige Amsel herbei und liefert sich mit drei Spatzen einen Kampf um ein besonders großes Stück Waffel mit Himbeereis. Die Spatzen gewinnen, und die Amsel flüchtet laut schimpfend auf den nächsten Baum. Wir lachen und gratulieren der Spatzengang zu ihrem fulminanten Sieg.

Ein Kind fällt vom Klettergerüst und weint, und du gehst hin, um es zu trösten. Du pustest auf sein Knie, nimmst das Aua weg und wirfst es in weitem Bogen fort. Genau so, wie es deine Umma früher gemacht hat, wenn du dir wehgetan hast. Dann nimmst du den Jungen an der Hand und suchst mit ihm seine Mom. Ihr findet sie am Kiosk, wo sie sich mit einer Freundin unterhält. Zum Dank umarmt sie dich und küsst dich auf die Wange.

An diesem Tag schlafen wir zum ersten Mal nicht miteinander, seit wir Danbi und Donovan sind. Bis es dunkel wird, sitzen wir auf der Bank, dein Kopf ruht auf meiner Schulter, mein Arm ist um dich geschlungen. Wir sind uns selbst genug.

Schon damals waren wir wir, konnten es uns nur nicht eingestehen.

Es war immer ich, und du immer du, XXX Tristan

**18. September**

Mit Dads Auto fahren wir aus der Stadt heraus zu einem Aussichtspunkt auf einem Hügel, der in Minot nur der Knutschberg genannt wird. Ich erinnere mich an unser erstes Mal im Wagen, damals auf Lamberts Academy-Party. Außer mit dir hatte ich noch nie Sex im Auto. Ich fand das immer irgendwie unromantisch. Prollig. Mit dir ist es all das nicht.

Wir kurbeln die Sitze herunter und kuscheln uns aneinander. Ich habe eine Decke eingepackt, die wir über uns breiten. Langsam fangen wir an, uns zu streicheln. Mit deinen kalten Fingern fährst du unter meinen Pullover, spielst mit meinem Bauchnabel und fährst zart mit den Fingerspitzen über meine Narbe hinab in meine Jeans. Im Radio läuft ein Lied von den Spice Girls, und du erzählst, wie du mit Sumi und Jasmin auf einer Kostümparty als Spice Girls unterwegs warst. Und wie ihr jedem, der sich beschwert hat, dass ihr nur zu dritt seid, gesagt habt, dass die anderen zwei gerade mit Magen-Darm-Grippe zu Hause sind, weil sie sich an den Muscheln im Hotel eine Lebensmittelvergiftung eingefangen haben. Du gestehst, dass du die Spice Girls eigentlich nicht ausstehen kannst. Trotzdem singst du lauthals »If you wanna be my Lover« mit, küsst mich zwischen Lachen und Singen und Lachen und Singen. Natürlich will ich dein Geliebter sein und dir das auch beweisen. Suche aber zuerst einen anderen Sender, weil ich Neunzigerjahre-Musik nicht besonders sexy finde. Wir finden nichts Passendes, deswegen schalten wir das Radio aus. Die Stille und die Dunkelheit der Nacht sind schön. Und für ein paar Minuten betrachten wir stumm die entfernten Lichter von Minot und die Sterne. Du erzählst von Wooster und dass du Kleinstädte liebst und dir niemals vorstellen könntest, in einer Metropole wie New York zu leben. Ich setze kleine Küsse auf deine Mundwinkel. Dein Lipgloss schmeckt nach Kirsch, und ich gestehe dir, dass ich den mit Himbeergeschmack lieber mag. Daraufhin holst du den Lippenstift aus deiner Handtasche und wirfst ihn kommentarlos aus dem Fenster. Von unserem Atem beschlagen die Scheiben. Als wir endlich nackt sind und ich mich auf dich lege, stoße ich aus Versehen mit dem Fuß ans Lenkrad und hupe. Du musst lachen, willst es mir aber nicht zeigen, weil mir meine Ungeschicktheit ohnehin schon peinlich ist. Sanft schiebst du mich von dir, kletterst über die Lehne auf den Rücksitz und empfängst mich mit geöffneten Schenkeln, und ich versenke mich erneut in dir. Als du kommst, krallst du die Finger in meine Schultern und hinterlässt einen blutenden Kratzer, der Tage später noch zu sehen ist. Auf die beschlagenen Scheiben malst du danach koreanische Schriftzeichen. Du behauptest, es sei der Name deines Lieblingsgerichts, aber das stimmt nicht. Ich habe nachgesehen. Es bedeutet Liebe. Danach kurbelst du schnell das Fenster herunter, als wolltest du verhindern, dass ich wegen der Zeichen genauer nachhake. Nur in die Decke eingewickelt, steigst du aus dem Wagen, richtest dein Gesicht zum Himmel. Vom nahen Teich hören wir das Quaken der Frösche und aus einem Auto ein paar Meter entfernt gedämpftes Stöhnen.

Es waren immer wir, XXX Tristan.

## 22. September

Heute treffen wir uns nur kurz in der Academy. Du riechst nach Lavendel und nach dem Apfel, den du gerade isst. Er ist rot, und du hältst ihn mir zum Abbeißen hin. Er schmeckt süß, und ich erzähle, dass ich lieber saure Äpfel mag, und du antwortest, das liege vermutlich daran, dass ich selbst süß genug sei.
Donovan hasst übrigens Äpfel, egal welche Farbe und Geschmack.

Auch an diesem Tag war ich nur ich, XXX Tristan

**27. September**

*Du erwartest mich als Danbi in deinem Wohnheimzimmer. Wir haben uns den ganzen Tag Dirty-Talk-Nachrichten geschrieben. Als Tristan hätte ich mich das nie getraut. Als Donovan gehört es dazu. Gehört es deswegen auch zu mir. Erstaunlicherweise macht es mich unheimlich an. Auch dich lässt es offenbar nicht kalt, denn du öffnest die Tür und ziehst mich sofort ins Innere. Du sagst, dass Cassidy in einer halben Stunde zurückkommt und dass du mich sofort willst. Hier und jetzt. Ich liebe es, wenn Danbi so fordernd ist. Das erleichtert mir das Donovansein. Wir küssen uns, hart und wild, und ich dränge dich zum Schreibtisch, drehe dich herum, und du beugst dich darüber und wackelst mit deinem fantastischen Po. Ich fummle meine Hose herunter, schiebe deinen Rock nach oben und zerre deinen Slip gerade so weit zur Seite, dass ich in dich eindringen kann. Wir vögeln ungehemmt und schnell. Du hältst dich an der Tischkante fest, von unseren Stößen wackelt der Tisch, Stifte rollen herab, ein Buch über das Leben William Shakespeares, das ich dir geliehen habe, fällt herunter. Auf Seite 23 habe ich dir einen Link zu einem YouTube-Video auf einem rosa Klebezettel in Autoform hinterlassen. Darin wird das Shakespeare-Stück* Der Widerspenstigen Zähmung *mit Playmobilfiguren in Kurzversion nachgestellt. Weil ich so verflucht heiß auf dich und jedes Mal, wenn ich bei dir und in dir bin, so aufgeregt bin, komme ich viel zu früh und breche keuchend auf dir zusammen. Du sagst, es macht dir nichts aus, dass du keinen Orgasmus hattest, aber ich revanchiere mich, indem ich dich umdrehe, auf die Knie sinke und dich lecke, bis du schreist. Deine Haare breiten sich um deinen Kopf aus wie ein Heiligenschein. Danach schleppe ich mich zu deinem Bett, falle ermattet drauf, schaffe es gerade noch, meine Hose hochzuziehen. Du richtest dich auf, steigst aus deinem Slip und wirfst ihn mir zu. Mit einer Hand fange ich ihn und stopfe ihn in meine Hosentasche, woraufhin du kicherst*

und deinen Rock und deine Haare richtest. Du legst dich zu mir. Wir berühren uns nicht, sehen uns nicht an, aber ich spüre dein Lächeln, deine Befriedigung, deine Zufriedenheit. All das spiegelt sich in mir. Nach ein paar Minuten haben wir uns ein wenig erholt, und gemeinsam räumen wir das Chaos um den Tisch herum auf. Gerade noch rechtzeitig, bevor Cassidy nach Hause kommt.
An diesem Tag hast du meine Narbe nicht gesehen. Aber sie war immer da. Genau wie ich.

Es war immer nur ich, XXX Tristan

**4. Oktober**
Wir sitzen im Charlie's, und du hast dir einen Schokocupcake mit Erdbeercreme bestellt. Ich frage dich, ob du auch die passende Unterhose anhast, weil mir dein Slip mit den kleinen Erdbeeren drauf so gut gefällt. Du lachst und zuckst die Schultern und zwinkerst mir zu und forderst mich auf, dir auf die Toilette zu folgen und selbst zu prüfen.
Doch bevor wir das tun können, steckst du dein Handy unter den Tisch, ich höre es klicken und kurz darauf zeigt mein Display eine Nachricht von dir an, die ich sofort öffne. Auf dem Foto liegt dein Zeigefinger auf einer der Erdbeeren, genau dort, wo ich dich so gern küsse und wo du zu wimmern anfängst, wenn ich dich dort berühre. Schnell zahle ich und zerre dich nach draußen und ein paar Häuser weiter in eine uneinsehbare Gasse, wo ich dich hochhebe und an eine Mauer gestützt nehme. Ein Hund schwänzelt um uns herum und schnüffelt an meinem Bein. Du hältst dich an mir fest, umklammerst mich mit deinen Beinen. Das gebrauchte Kondom entsorgen wir in einem Müllcontainer in der Gasse, sein Deckel ist kaputt, und an der Seite klebt ein Sticker, auf dem »Atomkraft nein danke« steht, daneben eine Sonne mit einem Gesicht. Jemand hat der Sonne einen

*Hut und einen Penis mit riesigen Eiern dazugemalt und eine Zigarette, die aus dem Grinsemund hängt.*

*Auch an diesem Tag war es ich. Nur ich. Wie die ganze Zeit. XXX Tristan*

# Rylee

Achtzehn Briefe hatte ich mittlerweile, und ich konnte mich nicht entscheiden, welcher mein liebster war. Seine Briefe lasen sich schön, beinahe poetisch. In jedem einzelnen bemühte er sich um Details, welche nur wissen konnte, wer dabei gewesen war.

Außer er und Donovan hatten sich wirklich haarklein alles erzählt. Jede noch so unbedeutende Kleinigkeit. Aber so ein Aufwand passte nicht zu Donovan. Der liebte es unkompliziert. So gut kannte ich ihn mittlerweile. Und Tristan? Traute ich ihm so etwas immer noch zu? Je länger ich bei dieser chaotischen, aber großartigen Familie wohnte, umso mehr schwanden meine Zweifel. Tristan und Donovan waren so verschieden wie zwei Brüder nur sein konnten. Tristan war ruhiger, reflektierter und sensibler, was nicht hieß, dass er langweilig war. Er dachte nur lieber zuerst nach, handelte mit Hirn und Herz, beobachtete und analysierte Menschen zuerst, bevor er sich öffnete. Rechnete bei allem, was er tat, stets die Folgen für sich und andere mit ein. Im Gegensatz zu seinen Geschwistern unterstützte er Morgan im Haushalt, ging einkaufen, räumte auf, half Parker bei Fragen zu ihren Hausaufgaben. An der Selbstverständlichkeit und seiner Routine merkte man, dass er das alles nicht nur tat, um mich zu beeindrucken oder um sich gut darzustellen. Tristan war von sich aus nett und hilfsbereit und empathisch und für andere da. Das liebte ich an ihm. Wie so vieles andere. Donovan dagegen war impulsiver, spontaner, lebte aus dem Bauch und der Situation heraus, in den Tag hinein, für den Augenblick. Tat grundsätzlich das, worauf er Lust hatte. Nach außen hin gab er den Bad Boy, obwohl er im Grunde ebenso wenig *bad* war wie sein Bruder. Es war leicht, ihn zu mögen. Gleichzeitig wirkte Donovan immer ein wenig getrieben, innerlich unruhig, musste sich ständig bewegen, machte gern Späße, brauchte Bestätigung von außen. Oft lief er zu Hause mit nacktem Oberkörper herum. Ob er das sonst auch tat oder weil er mir beweisen wollte, dass er nicht Tristan war, konnte ich nicht beurteilen.

Tristan behandelte mich höflich und aufmerksam, verbrachte Zeit mit mir in und außerhalb der Academy, bedrängte mich aber nicht. Ließ mir Zeit, aber auch keinen Zweifel daran, was er für mich empfand. Jemand anders wäre vielleicht bereits nach dem ersten, spätestens nach dem zweiten oder dritten Brief eingeknickt oder hätte zumindest das Gespräch gesucht. Ich nicht. Ich wollte sehen, wie lange Tristan das noch durchhielt. Wollte Briefe von jedem einzelnen Tag, an dem wir zusammen gewesen waren. Nur dann konnte ich mir absolut sicher sein. Noch war für mich nicht alles gut. Noch gab es offene Fragen. Außerdem waren die Briefe zu schön, um keine mehr zu erhalten.

Ich fühlte mich wohl bei den Jones' und war beinahe traurig, dass ich sie wieder verlassen musste. Eine neue Wohnung zu finden stellte sich jedoch tatsächlich als schwieriger heraus als gedacht. Es gab kaum freien Wohnraum, und wenn, dann war dieser unverschämt teuer, heruntergekommen oder sonst wie indiskutabel.

Dafür machte mir meine Arbeit bei Alberta im Kostümfundus unheimlich Spaß. Endlich konnte ich wieder nähen, wenn auch nicht das, was ich selbst designt hatte.

Es ging also aufwärts. Ich brauchte meinen Erzeuger und sein Geld nicht.

Weil ich meine positive Stimmung nicht verderben wollte, verzichtete ich sogar darauf, Cassidy zur Rede zu stellen. Hätte sie kein Misstrauen in mir gesät, hätte ich Tristan vermutlich schneller verziehen. Aber ich wollte mit der Sache abschließen und nach vorn schauen. Wollte das Vertrauen in Tristan wiederfinden.

Manchmal begegnete ich Tristan auf dem Flur, dann lächelten wir uns an, blieben kurz stehen, zögerten beide. Oft wanderte sein Blick auf meine Lippen, als wollte er mich küssen. Aber er hielt sich wie versprochen zurück. Wartete geduldig, bis ich den ersten Schritt machen würde.

Einmal sah ich ihn nackt, als Donovan ihn, um ihn zu ärgern, aus dem Bad gestoßen und ausgesperrt hatte. Tristan hämmerte gegen die Tür und fluchte, Wasser tropfte von seinen Haaren, lief seinen männlichen Körper hinab. Ich kam gerade mit einem Glas Wasser die Treppe hoch und erstarrte. Höflich wäre gewesen, mich umzudrehen und zu verschwinden und so zu tun, als hätte ich nichts mitbekommen. Doch ich schaffte es nicht. Ich konnte nur dastehen und seinen knackigen Po, seine breiten Schultern, seine glänzende, glatte Haut anstarren und mich nicht gegen die aufsteigenden Bilder wehren. Nach einer Weile gab er das Schimpfen auf und drehte sich um und ertappte mich beim Spannen. Doch statt sich mit den Händen zu bedecken oder sauer zu sein oder abzuhauen, musterte er mich, lächelte liebevoll und ein wenig anzüglich. Ich wollte gar nicht auf seinen Penis schauen, ganz ehrlich nicht, aber wie unter Zwang geschah es trotzdem. Er war halb hart, aber auch das störte ihn nicht. Unbeweglich und stumm ließ er es zu, dass ich ihn ungeniert betrachtete, als wollte er mir präsentieren, was ich verpasste. Dabei wusste ich das ganz genau. Jemanden wie Tristan konnte man nicht vergessen, weder als Mensch noch als Liebhaber.

In *Walking Dead* spielten wir weiterhin das glückliche Liebespaar, küssten uns, wie es das Stück verlangte. Unsere Leidenschaft war nicht gespielt. Wir fühlten sie. Er ebenso wie ich. Trotzdem konnte ich mich im realen Leben noch nicht wieder ganz auf ihn einlassen.

Zu Hause wie in der Academy verbrachten wir mittlerweile beinahe die ganze Zeit miteinander, ohne das abzusprechen, es ergab sich ganz natürlich. Allerdings nur als Freunde oder als etwas, das ich nicht definieren konnte.

Kein einziges Mal sprach Tristan mich auf die Briefe an, aber ich zweifelte nicht daran, dass sie alle von ihm waren. Donovan schrieb keine Briefe. Und auch ich schwieg.

Mit dem Handtuch um den Kopf kam ich in mein Zimmer. Während ich mit der einen Hand die Schublade der Kommode aufzog, um mir etwas zum Anziehen herauszuholen, rubbelte ich mit der anderen meine Haare trocken. Das Handtuch hängte ich über einen Stuhl, schlüpfte in Slip und BH und drehte mich zum Fenster um, wo mein Kleid vom Vortag hing. Erst da fiel mein Blick auf den Karton auf dem kleinen Tisch unter dem Fenster.

Ein dicker roter Pfeil, der nach oben zeigte, war darauf gemalt. Noch in Unterwäsche lief ich hin und linste darunter.

Eine Nähmaschine!

Auf dem Fensterbrett stand tatsächlich eine Nähmaschine!

Mit einem leisen Freudenquieken zog ich den Karton weg und warf ihn hinter mich. Die Nähmaschine war gebraucht, aber gut in Schuss, keine reine Haushaltsnähmaschine, sondern eine, wie sie Schneiderinnen verwendeten. Eine rosa Schleife war darum gewickelt, ein Brief mit meinem Namen in Tristans vertrauter Handschrift steckte unter dem Nähfuß. Mein Herz klopfte. Tristan hatte mir eine Nähmaschine gekauft? Das war einfach der Hammer! Der Kerl war der Wahnsinn! Und diese Nähmaschine auch. Ich liebte sie schon jetzt.

Und ich liebte ihn!

Meine Hände zitterten, als ich den Brief auffaltete.

*Guten Morgen,*
*ich mochte Danbi, und ihr körperbetonter Kleidungsstil gefiel mir. Weil er zur Rolle passte und weil er all das zeigte und betonte, was eine Zeit lang mir gehören durfte.*
*Aber ich liebe Rylees eigenen Style. Die selbst entworfenen oder zusammengestellten Stücke. Die Art, wie du ganz profane Dinge miteinander kombinierst. Oder sie durch einfache Änderungen aufwertest und sie zu deinen ganz speziellen Designs machst.*
*Jedes einzelne Teil symbolisiert dich, deine Persönlichkeit, deine besondere Erotik, deine Individualität, mit der du unter allen anderen Menschen heraussstichst.*
*Ich liebe es, wie du über das Nähen sprichst, über Stoffe und Farben und Flohmärkte und Secondhandläden und die Geschichten hinter den Dingen. Über das Kreieren neuer Dinge, sei es Kleidung oder Figuren. Wie du dich allem, was du tust, hingibst. Dem Leben, dem Schauspielen, dem Moment.*
*Mir.*
*Und ich liebe dich. Mehr, als du dir vorstellen kannst. Mehr, als es alle Briefe dieser Welt und alle Geschenke jemals ausdrücken können.*
*Ich erwarte keine Gegenleistung für diese Nähmaschine, ich wollte dir einfach nur eine Freude machen.*
*Ich hoffe, dass wir eines Tages gemeinsam über Antikmärkte schlendern können. Vielleicht nähst du mir ja auch irgendwann einmal etwas?*

*Und vor allem hoffe ich, dass wir eines Tages wieder wir sein können. XXX Tristan*

# Tristan

»Hast du alles?«, fragte Morgan zum hundertsten Mal.

Ich war alt genug, meine Tasche allein zu packen. »Mo, ich bin zwei Tage in Bismarck, ich wandere nicht aus. Außerdem bin ich nicht das erste Mal von zu Hause weg.« Sie seufzte. Noch immer nicht schaffte es meine große Schwester, uns loszulassen.

Morgen früh würden wir zu unserem Probenwochenende zur Hauptacademy nach Bismarck fahren. Wir würden dort weiter an unserem Stück arbeiten, uns mit der Drehbuchgruppe treffen, gemeinsam mit den Bismarck-Studenten Workshops zu verschiedenen Themen besuchen und uns ein Stück von ihnen ansehen. Eigentlich schlief ich am liebsten in meinem eigenen Bett (mit Ausnahme von Rylees), mochte mein gewohntes Umfeld und meinen geregelten Tagesablauf. Diesbezüglich war ich ein bisschen schwierig. Oder ein Monk, wie Donovan es ausdrückte. Aber diesmal freute ich mich auf den Ausflug, weil ich hoffte, dass Rylee und ich dort vielleicht wieder zusammenkommen würden. Keine Ahnung, warum ich mich der Illusion hingab, dass es genau da passieren könnte. Vielleicht, weil es so romantisch gewesen wäre. Oder weil ich ein unverbesserlicher Idiot war.

Donovan kam mit einer kleinen Schachtel herein und reichte sie mir. »Hier, nimm lieber Kondome mit. Man sollte immer vorbereitet sein.« Er zwinkerte. »Schließlich ist Rylee dabei.« Ich verkniff mir ein genervtes Augenverdrehen und auch den Hinweis, dass ich bereits vorsichtshalber Kondome eingesteckt hatte. Ich wollte vor Morgan nicht über mein Sexleben sprechen. Momentan existierte es nicht, aber das würde sich mit Glück bald ändern. Langsam hielt ich es kaum mehr aus ohne Rylee. Sie jeden Tag zu sehen, in allen möglichen Alltagssituationen, beinahe den ganzen Tag mit ihr zu verbringen und keine Reaktion auf meine Briefe und mein Geschenk zu bekommen, brachte mich an meine Geduldsgrenze.

Die Kondompackung warf Donovan in meine geöffnete Tasche und fläzte sich ungeniert auf mein Bett. Morgan steckte währenddessen eine Packung Kekse und zwei Flaschen Wasser dazu.

»Ich bin sicher, es gibt auch in Bismarck Supermärkte. Außerdem werden wir dort verpflegt. Vollpension quasi«, erklärte ich meiner Schwester.

»Wo wohnt ihr da überhaupt?«, fragte Donovan.

Auf einmal stand auch Parker im Zimmer, sodass es langsam eng wurde. Aber ich hatte mich schon als Kleinkind damit abgefunden, dass es in dieser Familie so gut wie unmöglich war, seine Ruhe zu haben.

»Kann ich deinen Laptop haben, solange du weg bist? Ich muss ein Referat vorbereiten, und den kann ich mit zu Gwen nehmen.«

Ich nickte. »Wenn ich ihn so zurückbekomme, wie er jetzt ist, schon.«

Sie lief auf mich zu und umarmte mich fest, was für Parker sehr untypisch war. »Danke! Du bist der Beste«, nuschelte sie an meinen Hals. Im letzten Jahr war unsere kleine Schwester ein gutes Stück gewachsen und war mittlerweile beinahe so groß wie Donovan und ich. Mit ihrem schmalen Körper und den ellenlangen Beinen, den vollen Lippen und den großen Augen war sie verdammt hübsch, selbst ich als Bruder bemerkte das. Nicht einmal ihr chronisch mürrischer Blick und ihr Gothic-Grunge-Kleidungsstil milderten das ab.

Sie küsste mich auf die Wange, schnappte sich meinen Laptop und verließ mit ihm mein Zimmer.

»Zum Academygebäude gehört ein Wohnheim«, griff ich Donovans Frage von vorhin auf. »Mit extra Gästetrakt, zusätzlichen Seminarräumen und Speisesaal. Da werden wir die Tage untergebracht.«

»Klingt wie in einem Jugendheim der Kirche.« Er runzelte die Stirn, als hätte ich etwas Ekliges gesagt. »Nicht besonders spannend. Habt ihr wenigstens Einzelzimmer, damit ihr nachts Spaß haben könnt?« Er grinste zweideutig. »Intensiver Austausch zwischen Studenten aus verschiedenen Akademien und so?«

Morgan stieß einen resigniert wirkenden Ton aus und verschränkte die Arme vor der Brust. »Gibt es bei dir kein anderes Thema?«

»Doch.« Er zuckte die Schultern. »Aber das ist mein liebstes. Und tu nicht so verklemmt. Man kann Nate und dich manchmal im ganzen Haus hören.«

Sie senkte den Kopf und wurde rot. Hustend eilte sie zu meiner Kommode, holte zwei Boxershorts heraus und stopfte sie in meine Tasche. Dachte sie wirklich, ich brauchte vier Unterhosen für zwei Tage? Ich nahm sie wieder heraus und räumte sie zurück in die Schublade.

»Nein, Zwei- oder Mehrbettzimmer.«

Morgan zog eine der Shorts wieder hervor und stopfte sie in die Tasche. »Eine Reserve braucht man immer«, bestimmte sie. Ich stieß genervt Luft aus, ließ sie aber. Sie würde ihr Mamading sonst noch ewig durchziehen. »Weißt du schon, mit wem du auf ein Zimmer gehst?«, wollte Morgan wissen.

Sie setzte sich zu Donovan aufs Bett und er pflanzte seine Füße auf ihre Oberschenkel. Während sie mich abwartend ansah, streichelte sie Donovans Fußrücken und er wehrte sich erstaunlicherweise nicht. Ich lehnte an meinem Schreibtisch und betrachtete meine Geschwister. Eine Welle der Zuneigung stieg in mir hoch. Ich liebte sie, auch wenn sie mir oft auf die Nerven gingen.

Donovan wackelte mit den Augenbrauen und deutete mit dem Daumen zur Zimmerdecke. »Mit ihr natürlich.«.

Ich zuckte die Schultern. »Ich denke nicht, dass gemischte Zimmer erlaubt sind.«

»Langweilig.« Mein Bruder schnaubte.

»Und ob Rylee das überhaupt will«, fügte ich hinzu.

»Klar will sie. Sieht doch ein Blinder, dass sie immer noch scharf auf dich ist.«

Ich war mir da leider nicht mehr so sicher.

Morgan schob Donovans Beine von sich und stand wieder auf. »Nate kann euch morgen zum Bahnhof bringen. Ich muss leider in den Laden, eine Lieferung entgegennehmen.«

Über uns polterte es, und gleichzeitig blickten wir hoch. Wahrscheinlich war Rylee etwas heruntergefallen. Da mein Zimmer genau unter ihrem lag, hörte ich oft, wie sie herumlief, wenn der Stuhl über den Boden scharrte oder wenn sie Musik hörte.

»Rylee und du scheint wirklich gut miteinander auszukommen«, stellte Morgan fest und lächelte. Ich zuckte die Schultern. Ja, als Freunde und Mitbewohner. Was ich wirklich wollte, verweigerte sie mir immer noch. »Der Rest kommt noch.« Damit wollte sie mich trösten, aber mich nervte das nur. *Wann?*, hätte ich ihr am liebsten ins Gesicht gebrüllt. Ich wollte und konnte nicht mehr warten.

»Könnt ihr jetzt bitte endlich rausgehen?«, fragte ich meine Familie, und zu meinem Erstaunen taten sie es.

Am späten Vormittag kamen wir an der Academy in Bismarck an. Die Fahrt über hatte Rylee neben Monica gesessen, Carl dafür bei mir, weil die beiden irgendeinen Streit hatten. Rylee und Monica tuschelten die ganze Zeit, ab und zu linsten sie zu uns nach hinten. Ihre Blicke konnte ich nicht deuten. Bestimmt sprachen sie über uns schreckliche Männer. Carl schlief die meiste Zeit und schnarchte mir ins Ohr, sodass ich mich nicht einmal aufs Lesen konzentrieren konnte. Gott sei Dank dauerte die Fahrt nur zwei Stunden.

Wir versammelten uns auf dem Platz vor dem Gästehaus, wo Reginald mit einer Frau die Zimmeraufteilung regelte. »Mir ist es vollkommen egal, wer mit wem aufs Zimmer geht. Hauptsache, keiner kommt schwanger nach Hause. Dann bekomme ich Ärger«, rief er in die Menge.

Ein paar lachten, aber die Warnung war nicht so weit hergeholt. Außer Monica und Carl gab es in unserer *Walking Dead*-Truppe noch drei andere Pärchen. Angel und Peter, Luna und Izahia, Liam und Finn. Zumindest konnte man sicher sein, dass Letztere nicht schwanger werden würden.

»Ich schlaf bei dir«, bestimmte Monica und zog an Rylees Arm. Ihren Freund funkelte sie wütend an.

Carl wirkte geknickt, bemühte sich aber um ein Lächeln. »Dann sind wir zwei Hübschen in einem«, sagte er zu mir und klopfte mir auf die Schulter.

»Sind alle versorgt?«, fragte Reginald. Alle nickten, und er verteilte die Zimmerschlüssel. »Um eins treffen wir uns im Speisesaal zum Essen mit den hiesigen Studenten. Danach finden wir uns zu den verschiedenen Workshops zusammen.« Er blickte in die Runde. »Alles klar?« Wieder bestätigten alle. War ja auch nicht sehr kompliziert, sich das zu merken.

Das Zimmer war klein, aber zweckmäßig eingerichtet, mit

holzgetäfelten Wänden und karierten Vorhängen, und wirkte tatsächlich wie eine Jugendherberge. Zwei schmale Betten standen an gegenüberliegenden Wänden, dazwischen war das Fenster, darunter ein kleiner Tisch. Einen Schrank gab es nicht, nur zwei Regalbretter über den Betten. Das einzige Bad am Ende des Flurs teilten wir uns mit den anderen Männern.

Ich deutete auf die zwei schmalen Betten. »Welches willst du?«

»Such dir eins aus. Ich bleibe ohnehin nicht hier. Ich werde bei Monica schlafen, ob sie will oder nicht. Dass sie sich wegen unseres Streits so aufführt, ist lächerlich.«

»Um was ging es denn eigentlich?«

Er winkte ab. »Egal. Frauen eben.« Die Aussage fand ich sehr pauschal und ein wenig sexistisch, aber ich hakte nicht nach. »Weißt du, in welchem Zimmer die beiden sind?«

Ich schüttelte den Kopf und legte meine Tasche auf eins der beiden Betten. »Wenn du bei Monica schläfst, wo schläft dann Rylee?«

Er hob die Augenbrauen. »Na hier. Ich kann mir nicht vorstellen, dass dir das was ausmacht.« Mir auf keinen Fall, aber Rylee vielleicht. Weil ich nichts antwortete, fügte er hinzu: »Auf eure Probleme kann ich da ehrlich gesagt keine Rücksicht nehmen. Ich werde heute Nacht bei und mit meiner Freundin schlafen.«

Ich machte eine besänftigende Geste, weil Carl mich sauer und entschlossen ansah, was ich nicht von ihm kannte. »Ja, klar, kein Problem«, versicherte ich. Mir blieb ja ohnehin keine Wahl. Außerdem wollte ich nicht an noch einer Liebesmisere schuld sein. Er griff sich seinen Rucksack und stiefelte zur Tür. »Aber vielleicht solltest du bis zum Abend warten und sie vor vollendete Tatsachen stellen. Dann hat sie weniger Gelegenheit, sich rauszuwinden.« Das Gleiche galt für mich. Ich hoffte so, dass sie mich zurückwollte. Ohne sie hielt ich es nicht mehr länger aus. Allerdings war ich mir nicht so sicher, ob das passieren würde, wie ich es mir wünschte.

Er zeigte mit dem Finger auf mich und nickte. »Gute Idee.« Dann legte er sich auf das freie Bett, verschränkte die Hände im Nacken und schloss die Augen. »Weck mich zum Mittagessen.«

Ein paar Sekunden später schnarchte er bereits. Wie konnte man so viel schlafen wie dieser Kerl? Wenigstens blieb mir durch seinen Umzug zu Monica sein Schnarchen erspart. Allerdings glaubte ich nicht, dass ich entspannter schlafen konnte, wenn Rylee neben mir lag. Falls sie sich überhaupt darauf einlassen würde. Nur, wo sollte sie sonst hin? Alle Zimmer waren voll, somit hätte sie bei jemandem auf dem Boden schlafen müssen. Carl würde sich nicht abwimmeln lassen.

Als ich mit meinem Zimmergenossen die Mensa betrat, stand bereits eine lange Schlange an der Essensausgabe. Wir waren spät dran, weil ich Carl kaum wach bekommen hatte. Erst als ich ihn in die Brustwarze gezwickt hatte, hatte er sich geregt und sich stöhnend aufgerappelt. Umso wacher und motivierter war er jetzt. Zielstrebig steuerte er auf den Tisch zu, an dem Monica mit Rylee und ein paar anderen Mädchen saß. Doch sobald er in die Nähe seiner Freundin kam, packte sie ihr Tablett, erhob sich und rauschte mit wehenden Haaren und erhobenem Kinn davon. Rylee zuckte die Schultern, sah uns entschuldigend an und folgte der eindeutig immer noch angepissten Monica.

»Babe«, rief Carl ihr hinterher. Er klang verzweifelt und wollte ihr nachlaufen.

Aber ich hielt ihn auf, indem ich seinen Unterarm packte. »Lass sie noch ein bisschen schmollen. Gib ihr Zeit, und heute Abend versöhnt ihr euch.«

Er schnaubte, blieb aber stehen. »Seit wann bist du Beziehungsexperte? Zwischen dir und Rylee läuft seit Wochen was falsch. Alle bekommen das mit. Ihr hängt zwar zusammen ab, aber sonst: gar nichts. Und offensichtlich kriegst *du* es nicht auf die Reihe, dich zu versöhnen. Muss echt heftig sein, was du dir geleistet hast. Oder du bist einfach zu feige. Denn dass ihr euch beide immer noch wollt, checkt jeder Idiot. Selbst ich. Und ich bin nicht gerade für meine Empathie berühmt. Wie man an Monica merkt. Also spar dir deine Tipps.« Er blickte in Monicas Richtung. Wäre er auf einer Bühne gewesen, hätte er in diesem Moment perfekt das Gefühl »Sehnsucht« symbolisiert. Da hatten wir etwas gemeinsam.

»Du hast recht«, gab ich zu. »Ich habe großen Mist gebaut. Aber ich arbeite dran. Ich bin nicht feige.«

»Na dann.« Das klang skeptischer als ich mir wünschte. Traute mir wirklich niemand zu, dass ich sie zurückerobern konnte? Was dachten sie, was für ein Würstchen ich war? Das verletzte mich. Aber ich wollte auch nicht weiter auf das Thema eingehen. »Dann tue ich dir ja sogar einen Gefallen, indem ich dir Rylee ins Zimmer und somit in deine Arme treibe.« Er grinste. »Also, streng dich an. Ich werde es auf jeden Fall.« Er klopfte sich wie ein einarmiger Gorilla auf die Brust.

»Ich habe Hunger, lass uns etwas zu essen holen«, schlug ich vor, weil ich keine Lust mehr auf dieses Gespräch hatte. Und da Essen eine von Carls Lieblingsbeschäftigungen war, musste ich ihn nicht überreden, sich mit mir in die Warteschlange zu stellen.

Die Pommes schmeckten noch schlimmer als die in unserer Mensa, und die vegetarischen Bällchen, die ich dazu gewählt hatte, waren matschig und ungewürzt. Während wir uns mit Bismarck-Studenten unterhielten, schweifte mein Blick immer wieder zu Rylee, ebenso wie Carls zu Monica. Die zwei aßen und lachten und verhielten sich, als wären sie nicht mit den Männern, die sie liebten, im Streit. Na ja, mit Rylee stritt ich ja im Grunde nicht mehr, wir waren bloß nicht mehr zusammen, was die Sache aber nicht besser machte.

Als Rylee bemerkte, wie ich sie verstohlen beobachtete, lächelte sie und winkte mir zu. Monica dagegen ignorierte ihren Freund standhaft.

»Für welchen Workshop seid ihr eingeteilt?«, fragte einer der Bismarck-Studenten, der sich als Hendrik vorgestellt hatte. Sein Akzent verriet, dass er nicht in den Staaten geboren war. Ein bisschen klang er wie der Koch aus der *Muppet Show*, deswegen vermutete ich, dass er ursprünglich von irgendwo aus Nordeuropa stammte. Noch dazu sah er aus, als wäre er direkt einem Wikingerfilm entstiegen.

»Gesang«, maulte Carl und verzog die Lippen. »Ich hasse das. Ich will Schauspieler werden, nicht in Musicals auftreten.«

»Deswegen hat dich Reginald vermutlich dazu verdonnert«, meinte Hendrik. »Unsre Profs stehen drauf, uns Dinge machen zu lassen, die wir nicht mögen oder nicht können.« Er verdrehte die Augen. »Außerdem war es ihnen wichtig, dass der Anteil der Studenten aus Minot und Bismarck in den Kursen in etwa gleich ist.«

»Nur indem man sich neuen, scheinbar unlösbaren Herausforderungen stellt, kann man sich weiterentwickeln«, sagte ich. Ich fand diese Strategie sinnvoll, auch wenn ich selbst immer wieder an meine Grenzen stieß. Aber das war ja auch Zweck des Ganzen. Rylee zurückzugewinnen war eindeutig meine größte Herausforderung.

Hendrik setzte eine wehleidige Miene auf. »Mich haben sie in Ausdruckstanz gesteckt.« Er streckte die Zunge heraus und machte Brechgeräusche. »Und jetzt mal ehrlich: Ist dieser Körper für Tanz oder irgendetwas anderes Anmutiges gemacht?«

Simon, der neben ihm saß, prustete und spuckte dabei aus

Versehen Suppe auf den Tisch. »Tanz? Echt jetzt? Du bist ungefähr so anmutig wie ein Grizzly.« Die Einschätzung war zwar nicht nett, passte aber. Hendrik war riesig, mit türbreiten Schultern und stämmigen Beinen, einem dichten Vollbart unter langen zottigen Haaren und Armen, die dicker waren als meine beiden zusammen.

Hendrik schnaufte nur und verengte die Augen. »Wo bist du denn eingeteilt?«

Simon lehnte sich zurück und verschränkte zufrieden grinsend seine Hände auf dem Bauch. »Camera Acting mit wenig Kleidung. Um die Scheu abzubauen, sich halb nackt zu zeigen.« Er wackelte mit den Augenbrauen. »Das heißt, jede Menge Mädchen in Bikinis.«

»Du hast überhaupt keine Scheu. Du schämst dich für gar nichts«, widersprach Hendrik. »Leider.« Er wandte sich an Carl und mich. »Wir wohnen zusammen, und Simon trägt zu Hause grundsätzlich nur Unterhosen.«

Das kannte ich von irgendwoher. »Ich mag's eben bequem«, erwiderte Simon lachend.

»Das ist unfair«, erwiderte Carl. »Warum darfst du so was Cooles machen, und ich muss singen?«

Ich schluckte meine lasche Fritte hinunter und schob den Teller mit dem restlichen Essen zur Seite. »Die Workshops dauern nur zwei Stunden. Das wirst du schon aushalten.«

Carl zog mein Tablett zu sich und steckte sich ein kaltes Gemüsebällchen zwischen die Lippen. »In Höllenqualen können einem zwei Stunden wie Jahre vorkommen.« Die anderen beiden nickten. »Bäh, ist das eklig«, fügte er hinzu und ließ das angekaute Gemüseetwas wieder aus seinem Mund auf den Teller fallen.

»Und du?«, fragte mich Simon, beugte sich vor und stützte seine Unterarme auf den Tisch.

»Tierstudien.«

Simon fing an zu gackern und seine Arme wie Flügel abzuspreizen und zu bewegen. Sein Kopf bewegte sich wie bei einem Huhn vor und zurück, lautes Krähen folgte. Er musste definitiv nicht in diesen Workshop. Ich dagegen bekam schon eine Sperre, wenn ich miauen musste. Tiere zu imitieren war das Einzige, das ich am Schauspielern nicht leiden konnte. Insofern war es der richtige Kurs für mich.

Wo wohl unsere Mädchen eingeteilt waren?

Hendrik brummte wie der Bär, der er war, und wackelte mit dem Oberkörper, während Carl mit zugehaltener Nase abwechselnd wie ein Elefant trompetete und kicherte.

Außer mir waren in dem Workshop noch vier andere, zwei Mädchen und ein Junge aus Bismarck und ein Erstsemester aus Minot, den alle nur Goofy nannten, weil er so lachte wie der Hund aus dem Comic und sich ähnlich elegant bewegte. Da er in *Walking Dead* nur eine kleine Nebenrolle spielte, die erst später im Stück auftauchte, hatten wir wenig miteinander zu tun. Natürlich kannte ich ihn vom Sehen, in der Academy kannten sich alle irgendwie, aber miteinander gesprochen hatten wir noch nie. Auch heute redeten wir nicht. Ich fragte mich, warum sich jemand wie er, der bis auf ein gelegentliches Lachen die meiste Zeit stumm war, auf einer Schauspielschule angemeldet hatte. Als Fisch wäre er die Idealbesetzung gewesen.

Der Dozent war ein Bismarckstudent aus dem letzten Jahr, der mir so unsympathisch wie der Kurs selbst war. Meine Laune sank in den Keller. Die hob sich allerdings schlagartig, als fünf Minuten zu spät jemand die Tür zu unserem Raum aufriss und Rylee hereinstürzte.

»Entschuldigung, ich habe den Raum nicht gefunden«, keuchte sie atemlos.

Der Dozent nickte gnädig und winkte sie zu uns. Wir saßen im Kreis auf dem Boden, Rylee schenkte mir wieder eines ihrer umwerfenden Lächeln und ließ sich neben mir nieder.

»Ich hasse diesen Kurs und diesen Typen jetzt schon«, flüsterte sie.

Ich musste mich zusammenreißen, nicht zu breit zu grinsen, deswegen beschränkte ich mich auf ein unauffälliges Nicken.

Der Dozent, dessen Namen ich mir nicht gemerkt hatte, holte hinter seinem Rücken einen Schaumstoffball hervor und knetete ihn.

»Wir steigen in die erste Übung ein. Ihr wisst alle, dass ihr hier seid, weil das Thema euer Schwachpunkt ist. Also nehmt die Sache ernst und macht mit. Genau wie ihr habe ich mir das hier nicht selbst ausgesucht.« Er stieß genervt Luft durch die Nase aus. »Also lasst uns das Beste daraus machen.« Er sah in die Runde, aber keiner schien begeistert.

»Können wir dann nicht einfach etwas anderes machen, wenn uns das allen hier zuwider ist?«, fragte das Mädchen aus Bismarck. Sie hatte ein unglaublich hübsches Gesicht und eine Glatze. Eigentlich mochte ich Glatzen bei Frauen nicht, aber ihr stand sie hervorragend. Mit Haaren konnte ich sie mir nicht vorstellen. Ihre Augen waren mit Kajal betont, und ihre vollen Lippen glänzten. Wäre ich nicht so unsterblich in Rylee verliebt gewesen, hätte sie mir vermutlich gefallen.

»Nein, können wir nicht. Das ist kein Wunschkonzert. Genau wie unser Beruf später«, blaffte der Typ.

»Deswegen werde ich berühmt, dann kann ich mir meine Rollen aussuchen«, murmelte jemand.

»Das werden wir sehen«, antwortete der Dozent und wirkte

dabei so arrogant, dass der arme Kerl zusammenzuckte. »So, starten wir. Ich mache ein Tiergeräusch, dann werfe ich den Ball jemandem zu und sage spontan ein anderes Tier, das der Fänger dann performt.«

Er bellte laut und tief wie eine Bulldogge oder ein Bernhardiner oder ein anderer großer Hund und warf den Ball Goofy zu. »Löwe.« Goofy erschrak, fing aber den Ball und hielt ihn verkrampft in seiner Hand. Dann öffnete er den Mund, um zu brüllen. Leider kam nur ein klägliches Maunzen heraus. »Noch mal«, befahl der Dozent. Weil er immer noch nicht zufrieden war, noch einmal und noch einmal, bis Goofys Löwenimitation endlich wenigstens ein wenig nach Brüllen klang.

Goofy atmete erleichtert aus und warf den Ball zu dem Mädchen mit der Glatze. »Igel«, sagte er leise.

»Igel machen keine Geräusche«, belehrte sie ihn. Es entspann sich eine Diskussion, ob und wenn ja, welche Geräusche Igel von sich gaben, allerdings ohne Lösung. »Sag einfach etwas anderes«, forderte sie ihn auf. Dabei lächelte sie freundlich.

Es folgten »Esel« und das erforderliche »Iiaahh«. Dann flog der Ball zu Rylee. »Frosch«, wies das Mädchen sie an.

Rylee errötete, die ganze Übung war ihr offenbar peinlich. Wie uns allen.

»Quak«, hauchte sie und senkte den Kopf. Normalerweise war Rylee nicht schüchtern. Wenn es um alberne Tierlaute ging, wohl schon.

Der Dozent schüttelte den Kopf. »Noch mal. Das war ein Frosch, der gerade überfahren wird.«

Einer der Bismarck-Jungs kicherte.

Also quakte Rylee erneut.

Wieder war der Seminarleiter nicht zufrieden. »Noch mal. Jetzt war er zwar noch nicht ganz tot, aber sterbend.«

»Quak«, wiederholte Rylee. Diesmal lauter und kräftiger.

Trotzdem musste sie wieder und wieder und wieder quaken. Insgesamt bestimmt zwanzigmal, konnte aber den Idioten nicht zufriedenstellen. Sie tat mir leid.

»Jetzt lass sie doch endlich in Ruhe! Wie lange willst du sie denn noch quälen?«, platzte ich heraus.

Sein Mund verzog sich zu einem Strich. Ohne mich aus den Augen zu lassen, machte er mit den Fingern eine auffordernde Geste Richtung Rylee. Sie übergab ihm den Ball, und er schleuderte ihn zu mir.

»Pfau«, befahl er.

Ich hatte keine Ahnung, wie ein Pfau klang. Alle warteten und sahen mich an, aber ich war wie gelähmt. Stimmlich gesehen.

Plötzlich stieß Rylee einen lauten Schrei aus. Alle starrten sie an, inklusive des Dozenten. Sie schrie noch einmal, hoch und klagend. Jetzt erinnerte ich mich auch daran, wie ich einmal mit meiner Familie im Zoo gewesen war und ich dort diesen Laut gehört hatte. Zuerst hatten wir nicht gewusst, woher der Schrei kam, bis ein Pfau den Weg entlangspazierte und immer wieder eben diesen Schrei herausgepresst hatte. Damals fragte ich mich, wie aus so einem schönen, majestätischen Tier so ein schreckliches Geräusch kommen konnte.

Rylee setzte erneut an, woraufhin ich ebenfalls tief Luft holte und meinen Mund öffnete. Gemeinsam performten wir die beste Pfauenimitation des Universums. Wir schrien und kreischten, während die anderen nur dasaßen und uns mit verwirrten Gesichtsausdrücken anglotzten.

»Das reicht«, rief der Dozent, doch wir achteten nicht auf ihn. Stattdessen erhob sich Rylee, stolzierte mit erhobenem Haupt durch den Raum und stieß erneut einen Pfauenlaut aus, schüttelte sich am ganzen Körper und wackelte mit ihrem Po. Man konnte regelrecht sehen, wie sie ihre Schwanzfedern auffächerte. Natürlich machten das in der Natur nur die männlichen Exemplare, aber das spielte keine Rolle. Sie war der wunderbarste und schönste Pfau, den die Welt jemals hervorgebracht hatte. Das Glatzenmädchen applaudierte und lachte, stand ebenfalls auf und stieg in Rylees Darbietung mit ein.

»Das reicht!«, wiederholte unser Dozent schärfer. Wieder zeigte seine Mahnung keine Wirkung.

Bereits im Sitzen fing ich an, mein Gefieder zu plustern, dann ging ich auf alle viere und stellte mir vor, wie ich mit meinem prächtigen Federkleid angeben wollte. Die anderen folgten, und auf einmal war der Raum voller sich gegenseitig in Aussehen und Lautstärke übertrumpfender Pfauen. Selbst Goofy machte mit, wenn auch sein Pfau eher einem altersschwachen Huhn glich. Nur unser Dozent machte nichts. Wenigstens versuchte er nicht mehr, uns aufzuhalten.

Erst nach ein paar Minuten hörten wir nach und nach auf, wurden langsamer und leiser und verwandelten uns wieder in Menschen.

Rylee lächelte mich an und zwinkerte, und ich formte mit den Lippen stumm *Danke*. Mein Herz pochte, wegen des Performens und wegen Rylees Anblick. Ihre Wangen waren gerötet, ihr Haar zerzaust, als wäre sie in der Mauser. Oder gerade aufgestanden. Oder wie nach dem Sex. Solche Gedanken waren nicht förderlich. Immer noch halb im Pfauenmodus griff ich an mein Hinterteil, rupfte eine imaginäre blau schimmernde Feder aus und reichte sie ihr mit einer angedeuteten Verbeugung. Strahlend nahm sie sie entgegen, senkte den Kopf und machte einen kleinen Knicks.

Das Bismarck-Mädchen kicherte und stieß mit dem Ellbogen ihren Kollegen an. »Pfauenliebe. Wie romantisch!«

»Gleich bauen sie sich zusammen ein Nest und brüten«, witzelte der.

Er wusste ja nicht, wie gern ich mich tatsächlich mit Rylee in ein Nest – oder besser noch in ein Bett – zurückgezogen hätte. Das Kinderkriegen konnte allerdings noch warten.

»Ich habe keine Lust auf diesen Scheiß«, brummte der Dozent, während wir uns alle wieder in den Sitzkreis begaben und durcheinanderschwatzten. Der Workshop machte auf einmal doch noch Spaß.

Später versammelten wir uns alle auf der Probebühne der Academy und tauschten uns mit dem Drehbuchseminar über *Walking Dead* aus. Es war spannend, das Stück aus einer anderen Perspektive zu betrachten. Fließend ging unser Arbeitstreffen irgendwann in eine Party über. Jemand von den älteren Studenten hatte Alkohol besorgt, und erstaunlicherweise tauchte keiner unserer Profs auf, um uns vom Trinken abzuhalten. Rylee und ich waren zwei der wenigen, die sich zurückhielten.

Um zwölf verabschiedeten sich Monica und Rylee ins Bett und Carl gab mir ein Zeichen, dass er den beiden folgen würde. Für mich bedeutete das: In Kürze würde Rylee obdachlos sein.

In meinem Zimmer zog ich mich aus und legte mich in T-Shirt und Unterhose ins Bett, stand aber dann wieder auf und schlüpfte in eine Jogginghose. Obwohl sie mich, seit sie bei uns wohnte, oft genug in Unterwäsche gesehen hatte, wollte ich sie nicht mit halb nackten Tatsachen überrumpeln. Ich schlug meinen Thriller auf, konnte aber keine Buchstaben erkennen. Immer wieder sah ich sehnsüchtig zur Tür, aber niemand klopfte. Entweder brauchte Carl länger als geplant, um Monica zu überreden, oder Rylee hatte woanders Asyl gefunden. Das Warten und die Ungewissheit machten mich wahnsinnig. Um mich abzulenken und zu beruhigen, schälte ich mich noch einmal aus dem Bett, lief mit meiner Zahnbürste zu den Gemeinschaftswaschräumen am Ende des Flurs, schaufelte mir kaltes Wasser ins Gesicht und putzte mir die Zähne. Falls sie doch noch kam – und wir uns vielleicht sogar küssten –, wollte ich wenigsten frischen Atem haben.

Schon von Weitem entdeckte ich Rylee vor meiner Tür. Das Herz schlug mir bis zum Hals, als ich langsam auf sie zuging und mich beherrschen musste, nicht vor Freude zu tanzen oder auf sie zuzustürmen und sie in die Arme zu schließen.

Schüchtern lächelte sie mich an. »Carl und Monica haben mich rausgeschmissen«, sagte sie leise. »Kann ich bei dir schlafen?«

Ja, ja, ja!, wollte ich schreien, nickte aber möglichst lässig und öffnete die Tür. Damit sie nicht bemerkte, wie ich innerlich jubelte und meine Fäuste vor Freude ballte, ließ ich sie vorauslaufen. Sie trug eine schwarze Leggings aus Nicki, die ich an ihr noch nicht kannte, dazu ein Feinripp-Männerunterhemd mit Batikmuster. Ihr Gesicht war ungeschminkt, die Haare noch feucht vom Duschen. Der vertraute Duft ihres blumigen Duschgels gemischt mit dem Waschmittel, das Morgan immer benutzte, umwehte sie.

»Welches ist deins?«

Ich zeigte auf das linke Bett, woraufhin sie nickte und sich auf das andere setzte.

»Carl hat es schon benutzt. Magst du lieber in meinem schlafen? Es ist noch ganz frisch.«

Sie schüttelte den Kopf. »Nein, schon in Ordnung.« Mit den Handflächen rieb sie über die zerknüllte Decke und sah sich im Zimmer um, obwohl es ihrem sicher ähnlich war. Ihr Blick fand meinen und hielt ihn fest. »Glaubst du, sie versöhnen sich?« Meinte sie damit Carl und Monica, oder vielleicht uns beide?

Langsam nickte ich. »Ja, das denke ich. Wenn beide es wollen. Er will es auf jeden Fall mehr als alles andere.«

Ich sprach definitiv über mich. Carls Beziehung war mir momentan egal.

Meine Beine fühlten sich an, als wären sie aus Gummi. Aber nicht aus diesem stabilen Autoreifengummi, sondern wie ein ausgeleierter Haushaltsgummi. Mein Herz stolperte, als sie mich intensiv musterte.

Ein paar Atemzüge lang schwieg Rylee.

»Sie will es schon. Aber ...«, sagte sie dann. Sie zog sich das Kissen auf den Schoß, vergrub ihre Finger darin und knetete es. Wandte den Blick ab und stieß langsam die Luft aus. Unheimlich traurig und verloren sah sie aus. Ganz anders als die selbstbewusste, immer fröhliche, lebenslustige, positiv denkende Rylee. Ich hatte sie zu diesem Häufchen Elend gemacht. Die letzten Wochen hatte sie weiter die starke Rylee gegeben, jetzt schien es, als würde sämtliche Fassade von ihr abfallen.

Es war nie meine Absicht gewesen, sie zu verletzen. Geschweige denn zu brechen. Ich wollte doch immer nur Tristan für sie sein. Sie lieben dürfen.

»Sie sollte es, denn es ist ihm wirklich ernst. Er liebt sie sehr«, versicherte ich. »Und er würde alles dafür tun, um seine Fehler rückgängig zu machen.«

»Warum hat er ihr dann so wehgetan? Warum hat er so wichtige Aspekte seines Lebens verschwiegen? Sodass sie nicht anders konnte, als zu glauben, er hätte sie nur ausgenutzt?«, flüsterte Rylee. Der Schmerz und die Trauer in ihrer Stimme waren unüberhörbar. Sie presste das Kissen wie einen Panzer an ihre Brust.

Immer noch stand ich unbeweglich zwischen unseren Betten und sah zu ihr hinab. Wir waren uns so nah, dass Rylee sich nur ein wenig hätte vorbeugen müssen, um sich an meinem Bauch anzulehnen. Aber sie machte nicht den Eindruck, als wünschte sie sich Körperkontakt. Deswegen trat ich einen Schritt zurück, bis ich an mein eigenes Bett stieß und aufs Fußende plumpste.

»Weil er ein verdammter Idiot ist.« Jetzt lächelte Rylee leicht, aber es wirkte aufgesetzt. Als Schauspielerin konnte sie das besser. Als Rylee jedoch konnte sie ihre Gefühle nicht verbergen. »Er hat nicht nachgedacht. Wollte sie nie verletzen. Er wollte nur ... Keine Ahnung, was er wollte. Er war einfach dumm. Aber er wollte immer nur sie. Die ganze Zeit wollte er nichts anderes.«

»Hm.« Mehr gönnte sie mir nicht.

Sie legte sich auf die Seite, stopfte sich das Kissen unter den Kopf, zog die Decke über sich und kuschelte sich ein. So schlief sie am liebsten. Rylee brauchte nachts immer das Gefühl, umhüllt und beschützt zu sein. Von mir oder einer Decke. Auch wenn sie deswegen schwitzte. Ich dagegen musste immer mindestens einen Arm oder ein Bein herausstrecken, damit ich mir nicht eingesperrt vorkam.

Sie schloss die Augen und drehte sich zur Wand.

Das lief ja prima.

Warum sperrte sie sich immer noch, wenn sie sich doch offensichtlich nach etwas anderem sehnte? Langsam nahm ihre Abwehrhaltung regelrecht lächerliche Ausmaße an. Innerlich seufzend stemmte ich mich noch einmal hoch, löschte das Licht und schlüpfte ebenfalls unter meine Decke. Der Mond schien herein, zeichnete Muster auf den Boden zwischen uns. An ihrem Atem hörte ich, dass sie noch nicht schlief. Obwohl es dunkel war und sie mir den Rücken zuwandte, wusste ich genau, wie sie in diesem Moment aussah. Wie ihre langen schwarzen Wimpern bei jedem Blinzeln die zarte Haut unter ihren Augen streichelten. Wie ihre kleinen Hände die Deckenzipfel umklammerten. Wie sich ihr Brustkorb dehnte, wenn sie atmete. Wie sie beim Nachdenken auf ihren vollen Lippen kaute und sich ihre Stirn runzelte. Ich erinnerte mich, wie kalt ihre Füße immer waren und wie sie sie zum Aufwärmen zwischen meine Beine geschoben hatte. Wie ihre Haare rochen. Wie ihre Haut. Wie weich ihre Brüste waren und wie sie genau in meine gewölbte Hand passten. Wie sich ihr weiblicher Körper perfekt an meinen schmiegte, wie sich ihre Wange auf meinem Oberarm anfühlte, wenn wir Löffelchen lagen. Wie ihr Po sich in dieser Stellung an meinen Schwanz drückte. Wie sich ihre Finger mit meinen verflochten.

Wie sie mich lebendig fühlen ließ.

Und mutig.

Und stark.

Wie alles in mir loderte, wenn sie mich berührte. Wie wahrhaftig und vollständig ich wurde, wenn ich bei ihr war, und wie sich das noch einmal ins Unendliche steigerte, wenn ich in ihr war.

Ich vermisste sie schrecklich, obwohl sie nicht einmal zwei Meter von mir entfernt lag.

»Warum hast du mir nicht erzählt, dass du einen Zwillingsbruder hast?«, fragte sie leise in die Dunkelheit. Endlich sprach sie über uns. Schon einmal hatte sie das von mir wissen wollen. Auch diesmal konnte ich nur das Gleiche sagen.

»Ich wollte immer nur ich sein. Nicht ein Teil von zwei. Nur Tristan. Als Zwilling, noch dazu als eineiiger, ist das verdammt schwer. Man wird immer als Einheit gesehen, als gäbe es uns nur zusammen. Wie siamesische Zwillinge. Ich liebe meinen Bruder, aber das hasse ich am Zwillingsein. Ich bin eine eigenständige Person, verstehst du? Ich bin Tristan. Der jämmerliche Angsthase, der sich nicht traut, das Mädchen, in das er unsterblich verliebt ist, klarzumachen, wie Donovan es ausdrücken würde. Dabei wollte ich dich so sehr. Für dich wollte ich mich neu erfinden und trotzdem der Alte bleiben. Und genau das habe ich versaut. Ich schaffte es nicht, nur ich zu sein. Offensichtlich bin ich nicht in der Lage, der zu sein, der ich gern für dich wäre. Von dem ich glaubte, dass du ihn willst. Das hat eine Eigendynamik angenommen, die ich nicht mehr unter Kontrolle hatte. Wenn ich geahnt hätte, was das auslöst, hätte ich dir Donovan nie verschwiegen«, erklärte ich ihr wieder. Wenn nötig, würde ich es auch noch eine Million Mal wiederholen. »Und wäre von Anfang an der wahre Tristan gewesen, auch auf die Gefahr hin, dass du dich dann nicht in mich verliebt hättest.« Ich zögerte. Am Rascheln erkannte ich, dass sie sich in meine Richtung wälzte. »Abseits der Bühne ist es nicht gut, jemand anders sein zu wollen. Das funktioniert nicht. Wir müssen uns als das annehmen, was wir sind. Das habe ich nun verstanden.«

Sie antwortete nicht sofort. Atmete ruhig und gleichmäßig, bis sie schließlich leise seufzte. »Aber in diesen wahren Tristan habe ich mich verliebt. Deswegen wollte ich das mit Donovan und Danbi nicht mehr. Ich wollte keine Lügen mehr.«

Durch die Dunkelheit klang ihre Stimme viel lauter und klarer.

»Ich weiß. Und genau dieser Tristan hat dich enttäuscht.«

Die Vergangenheit schwebte zwischen uns wie undurchdringlicher Nebel.

»Dachtest du, du könntest mir deinen Bruder für immer verheimlichen?«

»Keine Ahnung, was ich dachte. Gar nichts vermutlich«, gab ich zu. »Ich wollte einmal im Moment leben. Nicht immer alles durchdenken. Nur sein. Mit dir. Verstehst du?«

Auf die letzte Frage antwortete sie leider nicht, ließ mich erneut unsicher zurück. Ich versuchte, an ihren Atemgeräuschen zu erkennen, was in ihr vorging. Was natürlich nicht funktionierte.

»Erst durch das Verschweigen von Donovan hast du dich so

verdächtig gemacht. Ohne deine Lüge hätte ich vielleicht niemals vermutet, dass ihr beide ein fieses Spiel mit mir abgezogen habt.« Darauf konnte ich nichts erwidern, weil sie in allem recht hatte. Deswegen schwieg ich und betete, dass es nicht endgültig vorbei war. Warum glaubte sie mir nicht endlich? Hatten sie die Briefe nicht überzeugt? Trotzdem schwieg ich. Von meiner Seite aus gab es nichts mehr zu sagen. Sie wusste nun alles. Warum ich sie angelogen hatte und wie sehr ich es bereute. Wie sehr ich sie liebte. Jetzt war es an ihr, über unsere Zukunft zu entscheiden.

»Ich habe deine Briefe gelesen. Alle«, flüsterte sie nach einer quälenden Ewigkeit in die scheinbar unüberwindbare Distanz zwischen uns. »Mittlerweile glaube ich dir sogar, dass es immer nur du warst. Nur …« Sie stockte. Was hielt sie noch ab? »Da waren diese furchtbaren, nagenden Zweifel. Es sprach einfach so viel gegen euch. Warum hätte Cassidy mich anlügen sollen? Wir hatten uns endlich ein wenig angefreundet. Dachte ich. Dass sie so eine Schlange ist, konnte ich ja nicht wissen. Habe ich nicht erkannt. Menschen lesen ist nicht mein größtes Talent.« Sie lachte tonlos. »Sonst hätte ich von Anfang an gewusst, wer die Wahrheit sagt. Dann hätte ich mich nicht so beeinflussen lassen. Ich hätte dich eigentlich besser kennen müssen. Ich war genauso doof wie du.« Ich hörte sie schlucken und an der Veränderung ihrer Stimme, dass sie sich wieder anders positioniert hatte. »Aber alles, was sie erzählte, bestätigte meine Befürchtungen, erschien mir so logisch.« Ich fand es nicht logisch, dass Brüder sich eine Frau teilen, nur verabscheuungswürdig. »Aber meine miserable Menschenkenntnis war nicht das einzige Problem.« Sie schluckte. »Du fragst dich wahrscheinlich zu Recht, warum ich ihr, einer im Grunde Fremden mehr glaubte als dir, meinem Freund. Dem Mann, den ich liebe.« *Liebe*, im Präsens. Nicht im Präteritum. Das gab mir neuen Auftrieb. Und ja, das fragte ich mich tatsächlich.

»Mein Dad hat mir auch ständig Dinge versprochen, die er nicht gehalten hat. Egal, um was es ging. Er war nie da. Seine Worte waren nur leere Hüllen. So wie er meiner Mutter lange vorgelogen hat, dass er sie liebt und dass es nur die Umstände nicht zulassen, dass sie zusammen sind.« Sie schnaubte. »Als ob. Er ist ein Lügner, Tristan. Lediglich ein Blender und dreckiger Lügner. Anfangs habe ich darunter gelitten und mir einen richtigen Dad gewünscht, bis ich verstanden habe, dass er der nie wird. Er interessierte sich schlichtweg nicht für mich oder Mom. Und wird es auch nie. Sie war nur ein paar schnelle Ficks und ich eine Komplikation. Warum er sich nicht gleich komplett aus dem Staub gemacht hat, ist mir ein Rätsel. Das wäre wenigstens konsequent gewesen. Vielleicht ein winziger Rest Gewissen, auch wenn das unwahrscheinlich ist. Irgendwann habe ich beschlossen, dass ich mehr wert bin als das, und gelernt, dass er mir ebenso egal sein muss wie ich ihm. Es war schwer, nicht zu denken, dass alle Männer genau solche Schweine sind wie er. Zu vertrauen und loszulassen, auch über reine Freundschaft hinaus. Eigentlich ist mir das ganz gut gelungen. Bis ich dich traf. Bis dahin war ich tatsächlich trotz Gunner Rylee der Meinung, dass es auch gute Männer gibt. Du warst einer davon. Du warst so lieb und so sensibel und so perfekt und dazu noch so verflucht sexy. Und so zum Dahinschmelzen schüchtern. Schon nach unserem ersten ungeplanten Kuss wollte ich dich. Und dann geschah es tatsächlich. Wir hatten Sex. Wenn auch nicht als wir. Alles war so unkompliziert als Donovan und Danbi. Ich fühlte mich frei, weil wir als Danbi und Donovan keine Erwartungen aneinander hatten. So konnte ich nicht enttäuscht werden. Weil alles nur ein Spiel war, eine Hausaufgabe, die ein wenig aus dem Ruder gelaufen ist. Was mir egal war, weil ich dich lieber auf diese Weise wollte als gar nicht. Dummerweise war ich nämlich von Anfang an in dich verliebt.«

»Du hättest wissen müssen, dass Tristan nicht so ist.«

Sie stieß ein freudloses Lachen aus. »Das versuche ich dir ja gerade zu erklären. Ich bin genauso schuld an der Situation wie du. Nur konnte ich mir das nicht eingestehen. Ich war so glücklich, als wir endlich richtig zusammen waren. Kein Spiel mehr, nur noch wir zwei.« Sie seufzte. »Als ich euch beide dann auf diesem Cover entdeckte, kam alles wieder hoch. Die ganzen Enttäuschungen mit meinem Erzeuger. Und dass man Männern eben doch nicht trauen kann. Ich fühlte mich verraten und hintergangen. Cassidy hat das alles bestätigt. Wissen und fühlen passen eben nicht immer zusammen.«

»Ich bin nicht dein Vater«, entgegnete ich rau. Na toll! *Star Wars* lässt grüßen.

»Ich weiß.« Sie schniefte leise. »Meine Fähigkeit, Menschen einzuschätzen war nie gut. Sonst hätte ich nicht mein halbes Leben gehofft, dass mein Erzeuger mich vielleicht doch liebhat. Dass ich seinen Versprechungen glauben kann. Die meisten hätten ihn vermutlich schneller durchschaut. Das ist ein Grund, warum ich mir damit schwertue, anderen zu vertrauen. Ich kann sie nicht lesen, verstehst du? Ich weiß nie, wessen Worten ich trauen kann. Mir wurde schon zu viel versprochen, das nicht gehalten wurde. Und ich habe oft genug etwas in andere Leute hineininterpretiert, was sich dann als falsch herausgestellt hat. Insofern hätte ich keinem trauen dürfen. Weder dir noch Cassidy. Der erst recht nicht. Gefühle vernebeln den Verstand, redete ich mir ein. Wie bei meiner Mom. Deswegen erlaubte ich mir nicht, deine Version anzunehmen.«

Ich rollte mich auf den Rücken und legte meinen Unterarm über die Augen. Auf einmal hatte ich Kopfweh. Zusätzlich zu meinem Herzschmerz fühlte ich mich schrecklich mies.

»Und dann hast du mir diese ganzen Briefe geschrieben. Mit

diesen ganzen Details, und mir ist klar geworden, dass sich nicht einmal eineiige Zwillinge so exakt abstimmen können. Und je länger ich bei euch wohnte, desto mehr erkannte ich, wie verschieden ihr seid. Dass ihr nie so etwas Abartiges abziehen würdet. Dazu seid ihr beide zu gut.« Das war nicht das, was ein Mann hören wollte. Gute Jungs waren nicht die, die am Ende das Mädchen bekamen. Ich nahm meinen Arm weg und drehte meinen Kopf zu ihr. Im Mondlicht sah ich, wie sie mich musterte, konnte aber ihren Gesichtsausdruck nicht erkennen. »Von Brief zu Brief vergab ich dir ein Stück mehr. Obwohl es im Grunde nichts zu vergeben gab. Ich kann dein Handeln nämlich sogar nachvollziehen. Wir können eben alle nicht aus unserer Haut. Außer auf der Bühne.«

»Es tut mir so leid, Ry. Ich wünschte, ich könnte die Zeit zurückdrehen.«

Das war die reine Wahrheit. Nach nichts sehnte ich mich mehr, als dass wir noch einmal von vorn beginnen könnten.

»Tristan?«

»Ja?«

»Nimmst du mich bitte in den Arm?«, fragte sie leise.

Ohne zu zögern, strampelte ich die Decke weg, stemmte mich hoch und überbrückte mit zwei Schritten die Distanz zwischen uns. Sie rückte nach vorn an den Bettrand, und ich kletterte über sie und legte mich auf die Decke hinter sie. Schlang meinen Arm um ihren wunderbaren Körper und zog sie an mich. Meinen anderen schob ich unter ihren Kopf. Sie kuschelte sich auf vertraute Weise an mich, verflocht ihr Bein mit meinem und gab ein leises Geräusch von sich, das direkt in mein Herz, meine Seele und meinen Schwanz fuhr. Sie zu spüren war Qual und Segen zugleich. Hier gehörte sie hin. Zu mir. Sie war das Glück in meinem erbärmlichen Leben. Nicht die Academy, oder meine Familie oder mein Job. Das war alles gut, aber wirklich Sinn machte es nur durch sie und mit ihr.

»Ich will nicht mehr sauer auf dich sein«, gestand sie.

Sie drehte sich in meinen Armen herum und strich mit zwei Fingern zart über meine Wange, meinen Kiefer hinab zu meinem Kinn. Über meinen Hals und auf dem T-Shirt über die Rippen zu meinem Bauch. Zart, als würde sie zweifeln, ob sie mich anfassen dürften. Ich gierte danach. Meine Muskeln spannten sich an, als sie mit den Fingernägeln darüberfuhr. Wo sie mich berührte, prickelte meine Haut und entstand Gänsehaut. Meine Finger fanden ihre Taille, unsere Becken bewegten sich instinktiv aufeinander zu. Sicher spürte sie, wie hart ich war, aber das war richtig so. Sie sollte merken, was sie mit mir anstellte. Was ihre Anwesenheit in mir und meinem Körper auslöste. Wie verrückt ich sie liebte! Nie hatte ich sie so begehrt wie in diesem Moment.

»Versprichst du mir was?«, flüsterte sie.

»Alles«, gab ich ebenso leise zurück.

»Sei einfach nur Tristan für mich. Jetzt und für immer.«

Ich nickte, konnte keine Worte formen. Geschweige denn Sätze. Keinen Gedanken mehr fassen. Ich bestand nur noch aus Gefühl und Liebe und Feuer und Begehren. Aus Hoffnung und Dankbarkeit. Und aus Angst, dass sie mir den Neuanfang doch noch versagte.

Sie hob ihr Kinn, kam mir entgegen. Dann traf ihr Mund auf meinen. Ihre Lippen waren noch weicher, als ich sie in Erinnerung hatte, schmeckten süß und nach Rylee. Unsere Zungen tasteten sich viel zu zögerlich vor. Unsere Körper dagegen wussten genau, was sie wollten, durften und sollten – mussten –, drängten sich aneinander. Angezogen vom anderen, gefangen in unserer Liebe.

»Schlaf mit mir«, bat sie mich.

Ich rollte mich mit ihr herum, bis ich auf ihr lag und wir uns in der ganzen Länge berührten. Ohne ihre Augen von meinen zu nehmen, rieb sie ihren Unterkörper an mir, zeigte mir wortlos, was sie sich wünschte. Ich erwiderte ihre Bewegungen, und obwohl wir beide noch vollständig angezogen waren, fühlte ich mich wie im Himmel. Mit den Ellbogen stützte ich mich über ihr ab, senkte meinen Mund auf ihren und ließ meine Lippen das sagen, was ich nicht schaffte. Sie griff an meinen Po, fuhr mit den Händen zum Bund meiner Hose und schob sie samt Panty herunter. Um mich ihrer ganz zu entledigen, musste ich mich von Rylee lösen, was ich nur tat, weil ich wusste, dass das, was folgen würde, noch fantastischer sein würde. Aus der Tasche neben meinem Bett fischte ich die Kondome und streifte mir eins über. In der Zwischenzeit zerrte sie ebenfalls ihre Klamotten herunter. Mein lästiges T-Shirt warf ich hinter mich. Dann war ich wieder über ihr und spürte sie endlich wieder nackt und grenzenlos. Ohne Lügen, ohne Verstecken, ohne vorzugeben, nicht ich zu sein. Mit den Fingern reizte ich sie, streichelte die zarte Haut ihrer Mitte, huldigte ihrem Körper, leckte ihre Brustwarzen, bis sie sich vor Verlangen wand und mich anflehte, sie endlich zu nehmen. Während ich sie genüsslich mit den Lippen verwöhnte, drang ich in sie ein.

Und war wieder zu Hause.

Sie öffnete sich mir, ihre Knie fielen auseinander, und ein langes, so lange vermisstes Stöhnen entrang sich ihrem Mund und vermischte sich mit meinem.

»Es war immer nur ich«, versicherte ich ihr und küsste ihre erhitzte Stirn. »Immer nur ich.« Bewegte mich in ihr, wiegte mich in ihr, zärtlich und langsam, ihr wunderschönes Gesicht umrahmt von meinen Händen. »Immer nur ich.« Meine Worte im Rhythmus unserer Herzen und unserer Becken. Sie fixierte mich mit dunklen, vor Lust verschleierten Augen, hielt sich an meinen Schultern fest, die Beine um meine Unterschenkel geschlungen, die Lippen einen Spalt geöffnet.

»Immer nur du«, keuchte sie. Kam mir mit Becken, Körper, Herz und Seele entgegen. »Nur du.«

»Ich liebe dich«, raunte ich, vergrub meine Nase an ihrem Hals und beschleunigte mein Tempo. Sie seufzte meinen Namen, zog die Knie an und vergrub die Nägel in meinem Rücken.

»Tristan«, keuchte sie erneut. »Tristan. Tristan. Tristan.« Nie hatte sich mein Name so wundervoll angehört. So perfekt. Als ich merkte, wie sie sich dem Höhepunkt näherte, schob ich mich noch tiefer in sie und küsste sie, spielte mit ihrer Zunge, streichelte mit dem Daumen ihre vom Lieben geröteten Wangen. »Ich liebe dich«, stieß sie atemlos hervor. Flüsterte wieder und wieder meinen Namen. »Du. Es warst immer nur du.«

Wir kamen gemeinsam in einem gewaltigen Orgasmus, schrien unsere Lust und unsere Erleichterung und unsere allumfassende Liebe heraus. Zum ersten Mal in meinem Leben war es mir auch als Tristan egal, ob uns jemand hörte. Ich war dieser Frau verfallen, und dafür schämte ich mich nicht. Die ganze Welt durfte wissen, dass wir gerade den genialsten Versöhnungssex hatten, den das Universum jemals erlebt hatte.

Für sie brauchte ich niemand anders sein.

Ich war der, den sie wollte.

Nur ich.

Tristan Jones.

Und der würde ich von nun an für immer für sie bleiben.

# Epilog – sechs Monate später

# Rylee

Tristans verschwitzte Finger sind so fest um meine verkrampft, dass mir beinahe die Hand abstirbt. Ihn so verängstigt zu sehen, ist süß, aber auch ziemlich anstrengend. Er trägt eines der Shirts, die ich designt habe, und die schwarze Jogginghose, die ich an ihm so liebe, weil darin sein Knackarsch so gut zur Geltung kommt.

»Flugzeuge sind statistisch gesehen die sichersten Verkehrsmittel«, erinnere ich ihn zum x-ten Mal.

»Statistiken sind mir egal.« Seine Handfläche schwitzt, er ist blass, seine Brust hebt und senkt sich schnell unter seinen schweren Atemzügen.

»Bist du noch nie geflogen, Tristan?«, fragt Carl, der auf der anderen Seite des Gangs neben uns sitzt. Mein Freund schüttelt den Kopf. Er wirkt, als würde er sich gleich in einen der Spuckbeutel übergeben. Hoffentlich nicht. Er schluckt, starrt mit aufgerissenen Augen die Lehne vor sich an. Sein zappelnder Fuß stößt immer wieder gegen meinen, weshalb ich mich anders hinsetze, damit er mich nicht mehr erwischt. Ich beuge mich zu ihm und küsse ihn auf die Wange. Normalerweise hilft das, um ihn abzulenken. Heute nicht. Er tut mir leid.

»Halte dich an die Flugbegleiterinnen«, rate ich ihm. »Solange die entspannt sind, ist alles gut.«

Er brummt und lehnt sich zur Seite, um in den Gang zu lugen. »Da ist keine.«

Wie auf Kommando schiebt in dem Moment eine Stewardess ihren Wagen durch die Reihen und bleibt bei uns stehen. »Möchten Sie etwas trinken, Sir?«, fragt sie Tristan und setzt ein professionell höfliches Lächeln auf. Sie ist stark geschminkt, der pinke Lippenstift so exakt gezogen wie ihr Eyeliner und genau auf die Farbe des Halstuchs und ihres kleinen Huts abgestimmt.

»Wasser«, krächzt er. Vermutlich wäre ihm Alkohol lieber.

Sie schenkt ihm ein und stellt den Becher auf das kleine ausgeklappte Tablett. Mit zitternden Fingern nimmt er es und trinkt es ex. Mich lässt er dabei keine Sekunde los.

»Ist alles in Ordnung?«, will die Flugbegleiterin, deren Namensschild sie als Ophelia ausweist, wissen.

»Er fliegt zum ersten Mal und hat etwas Angst«, sage ich, weil Tristan nicht antwortet.

Ophelia nickt verständnisvoll. »Das gibt es häufig. Lenken Sie sich ab, wir haben tolle Filme im Angebot. Ich kann Ihnen Kopfhörer bringen.«

»Das wäre nett«, sage ich, und sie eilt davon und kommt mit in Plastik eingeschweißten Ohrhörern wieder. In knappen Worten erklärt sie uns die Bedienung des Displays, dann kümmert sie sich um die anderen Gäste. Während ich einen Film auswähle, höre ich zu, wie sich unsere Kommilitonen über unsere Reise unterhalten.

Erfreulicherweise haben wir tatsächlich den Schauspielwettbewerb gewonnen und sind nun zusammen mit der Drehbuchcrew aus Bismarck auf dem Weg nach Los Angeles, wo wir eine Woche in einem Luxushotel verbringen werden. Jeden Tag sind kulturelle Veranstaltungen und Ausflüge geplant, darunter ein Trip nach Hollywood zum Walk of Fame. Vielleicht werden eines

Tages die Handabdrücke von einem von uns dort zu bewundern sein. Momentan bin allerdings völlig zufrieden mit dem, was ich habe. Ruhm und Reichtum sind mir nicht wichtig. Das Einzige, was ich will, ist glücklich sein.

Tristan ist mein Glück.

Außerdem habe ich einen Job, der mir Spaß macht und mir neben der Academy sogar noch Zeit lässt, eigene Entwürfe umzusetzen. Das Studium erfüllt mich und bringt mich sowohl auf persönlicher Ebene als auch als Schauspielerin weiter. Und ich habe in Monica und Carl, Donovan, Emily und Omar und Tanner tolle Freunde bekommen. Kurz nach unserer Versöhnung habe ich eine kleine Wohnung in dem Block gefunden, in dem Morgans beste Freundin Laura wohnt und wo Nate früher lebte. Eine, die ich mir leisten kann, obwohl sie nicht in einer schäbigen Gegend liegt.

Tristan war traurig, als ich aus dem Gästezimmer ausgezogen bin, aber wir – beziehungsweise unsere Beziehung – sind schlicht noch zu jung, um zusammenzuziehen. Jeder braucht einen Ort, an den er sich zurückziehen und eine eigenständige Person sein kann. Wir verbringen ohnehin die meiste Zeit einschließlich der Nächte gemeinsam.

Tristan zuckt die Schultern, als ich ihn nach seinen Filmwünschen frage, also entscheide ich mich für eine seichte Komödie. Als der Film beginnt, rutscht Tristan auf seinem Sitz herum, bis sein Kopf auf meiner Schulter zu liegen kommt. Er schämt sich nicht seiner Gefühle oder seiner Verletzlichkeit, und dafür liebe ich ihn noch mehr.

Im Nachhinein betrachtet fällt es mir schwer, nachzuvollziehen, warum ich ihm nicht vertraut habe. Warum Cassidys Wort schwerer wog als seines. Trotz meines Arschloch-Erzeugers. Denn ich hätte wissen müssen, dass Tristan nicht Gunner Rylee ist. Andererseits hätte ich dann nie diese wunderbaren Briefe erhalten, hätte Tristan nie so um mich gekämpft, wie er es getan hat. Letztendlich ist unsere Liebe dadurch stärker geworden, weil wir beide verstanden haben, wie sehr wir uns wollen. Vielleicht müssen große Liebesgeschichten in großem Chaos beginnen.

»Der Film ist dämlich«, beschwert sich Tristan. Er klingt müde.

Ich streiche über seine Haare und küsse ihn auf die Stirn. »Schlaf ein bisschen. Wenn du wieder aufwachst, sind wir schon da.«

»Wenn wir bis dahin nicht abgestürzt sind«, murmelt er, schließt aber die Lider, wie ich aus dem Augenwinkel erkennen kann.

Kurz darauf ist er eingeschlafen. Ich lausche seinem ruhigen, regelmäßigen Atem und erinnere mich an unser erstes Zusammentreffen bei meinem Vorsprechen. Schon damals fühlte ich mich zu ihm hingezogen. Jetzt gehört er mir.

»Oh, unser Tristilein schläft wie ein Baby«, witzelt Carl und lacht. Das Lachen wird lauter, als mein Freund anfängt, leise zu schmatzen. Das tut er oft, wenn er schläft. Als schmeckte er noch im Traum dem Leben nach.

Seine Finger erschlaffen, sodass meine endlich wieder durchblutet werden, aber ich lasse ihn nicht los. Nie mehr werde ich ihn loslassen. Wir brauchen uns zu sehr. Als Partner auf der Bühne und im Leben.

Gemeinsam fliegen wir in eine Zukunft, die keine Apokalypse, sondern ein Paradies sein wird.

# Danksagung

In diesem Buch habe ich mich genauso oft wie Rylee und Tristan gefragt, warum sie ihm, obwohl sie ihn liebt, nicht glaubt, sondern Cassidy. Warum sie nicht einfach das Gespräch sucht. Aber wir handeln nicht immer logisch. Manchmal brechen alte Wunden auf, und wir können uns nicht dagegen wehren, auch wenn unser Verstand etwas anderes will. Wir alle haben verschiedene Persönlichkeiten in uns, nehmen unterschiedliche Rollen ein. Manche bewusst, manche, weil es die Situation oder die Gesellschaft verlangen. Dabei wollen wir nur wir selbst sein. Und genau das ist das Schwere am Leben: zu erkennen, wer wir eigentlich sind. Manche finden sich früh, andere später und mit Umwegen, andere nie.

Ich wünsche euch, dass egal, welchen Weg ihr wählt, ihr immer – oder zumindest die meiste Zeit – glücklich dabei seid, euer ICH spürt und es euch nie abhandenkommt. Tristan hätte seines fast verloren.

Danke an meine Familie, die mich in meinem Ichsein unterstützt und liebt.

Danke an meine Eltern, die mich von Geburt an haben spüren lassen, dass mein Ich, wie es ist, willkommen und geliebt ist.

Danke an euch Leser*innen, erst durch euch kann ein Autor diese Seite seines Ichs leben. Ein Buch ohne Leser ist nur halb so viel wert. Nicht wegen des Geldes, sondern wegen der Sinnhaftigkeit.

Danke an meine wunderbare Testleserin Triggermaus und ihre Anmerkungen.

Danke an alle Blogger, die dieses und andere Bücher so engagiert in die Welt tragen.

Und am Ende wie immer danke an das gesamte Team von Forever. Übrigens: Ich liebe die Cover dieser Reihe <3

Wer mich kontaktieren will, darf das gerne tun: www.christiane-boessel.de

Liebe Grüße und auf dass ihr immer der oder die sein könnt, die ihr sein wollt,
eure Christiane Bößel